MANUEL PRATIQUE

DES

MALADIES DE LA PEAU

BIBLIOTHÈQUE DE L'ÉLÈVE ET DU PRATICIEN

Collection publiée dans le format in-18 jésus. Cartonnage diamant, tranches rouges

OUVRAGES PARUS DANS CETTE COLLECTION :

Manuel pratique de Laryngoscopie et de Laryngologie, par le Dr G. Poyet, ancien interne des hôpitaux de Paris. 1 vol. de 400 pages avec 30 figures de texte et 24 dessins chromolithographiques hors texte. Prix.. 7 fr. 50

Histoire de la Médecine, d'Hippocrate à Broussais et ses successeurs, par J.-M. Guardia. 1 vol. de 600 pages. Prix........ 7 fr. »

Traité pratique de Massage et de Gymnastique médicale, par le Dr J. Schreiber, ancien professeur libre à l'Université de Vienne, membre des Sociétés d'Hygiène et d'Hydrologie de Paris. 1 vol. de 350 pages avec 117 figures dans le texte. Prix.................................... 7 fr. »

Traité pratique des Maladies des organes sexuels, par le Docteur Langlebert. 1 vol. de 550 pages avec figures.................... 7 fr. »

Manuel de Dissection des Régions et des Nerfs, par le Dr Charles Auffret, professeur d'Anatomie et de Physiologie à l'École de Médecine navale de Brest. 1 vol. de 471 pages, avec 60 figures originales dans le texte exécutées pour la plupart d'après les préparations de l'auteur. Prix.. 7 fr. »

Manuel pratique de Médecine mentale, par le Dr F. Regis, ancien chef de Clinique de la Faculté de Médecine de Paris à Sainte-Anne, précédé d'une préface de M. B. Ball, professeur de Clinique mentale à la Faculté de Médecine de Paris. 1 vol. de près de 600 pages avec planches. Prix.. 7 fr. »

Manuel pratique des Maladies de la Peau, par le Dr F. Berlioz, professeur à l'Ecole de Médecine de Grenoble. 1 vol. de 500 pages. Prix.. 6 fr. »

Manuel clinique de l'analyse des urines, par P. Yvon, pharmacien de Irᵉ classe, ancien interne des hôpitaux de Paris, 2ᵉ édition, revue et augmentée. 1 vol. de 320 pages, avec 37 figures dans le texte et 4 planches hors texte. Prix.. 6 fr. »

Hygiène de la vue, par le Dr G. Sous (de Bordeaux). 1 vol. de 350 pages avec 67 figures. Prix.................................... 6 fr. »

Manuel pratique de Médecine thermale, par le Dr H. Candellé, ancien interne des hôpitaux de Paris, membre de la Société d'hydrologie médicale. 1 vol. de 450 pages. Prix.............................. 6 fr. »

Manuel pratique des Maladies de l'Oreille, par le Dr P. Guerder. 1 vol. de 320 pages. Prix.................................... 5 fr. »

Guide thérapeutique aux Eaux minérales et aux Bains de mer par le Dr Campardon avec une préface de M. Dujardin-Beaumetz. 1 vol. de 350 pages. (*Sous presse*)...

Des Vers chez les enfants et des Maladies Vermineuses, par le Dr Elie Goubert. Ouvrage couronné (médaille d'or) par la Société protectrice de l'Enfance. 1 vol. de 180 pages, avec 60 figures dans le texte. Prix.. 4 fr. »

Manuel d'Ophtalmoscopie, par le Dr A. Landolt, directeur du laboratoire d'ophtalmologie à la Sorbonne. 1 vol. avec figures dans le texte. Prix.. 3 fr. 50

Manuel d'Hygiène et d'Education de la première Enfance, par le Dr Bourgeois, médecin-major de la Garde républicaine. 1 vol. de 170 pages. Prix.. 3 fr. »

MANUEL PRATIQUE

DES

MALADIES DE LA PEAU

PAR

LE Dr F^d BERLIOZ

Professeur à l'École de médecine de Grenoble.
Officier d'Académie.

———

PARIS

OCTAVE DOIN, ÉDITEUR

8, PLACE DE L'ODÉON, 8

——

1884

MANUEL PRATIQUE

DES

MALADIES DE LA PEAU

ANATOMIE ET PHYSIOLOGIE
DE LA PEAU

—

ANATOMIE

Nous avons à considérer dans la peau l'épiderme et le derme ou chorion.

I. — ÉPIDERME

L'épiderme est composé de cellules épithéliales disposées en plusieurs couches qui, de la profondeur à la superficie, sont les suivantes :

I. STRATUM DE MALPIGHI, à cellules dentelées, solidaires.

> 1º *Couche génératrice* à cellules prismatiques, verticales ;
> 2º *Couche rétiforme* (lacis de Malpighi) à cellules prismatiques, horizontales ;

II. STRATUM GRANULOSUM, à cellules indépendantes, sécrétoires.

> 3º Une ou deux rangées de cellules *granuleuses*, trapézoïdes ;

III. Stratum corneum, à cellules cornées, soudées, à noyaux atrophiés.

4° *Lame homogène profonde (stratum lucidum)*;
5° *Lame feuilletée*;
6° *Lame homogène superficielle*, desquamante.

I. Stratum de Malpighi. — 1° *Couche | génératrice*. Immédiatement au-dessus des papilles, mais séparée d'elles par une membrane anhiste (basement membran), on voit une rangée de cellules prismatiques, dont le grand axe est perpenticulaire à la surface de la peau. Au centre de la cellule est le noyau; autour du noyau, le protoplasma forme une zone claire, translucide; à la périphérie le protoplasma est dense et envoie dans toutes les directions des prolongements qui se continuent avec les prolongements venant des cellules voisines. Ces cellules sont donc dentelées et solidaires les unes des autres. Les espaces circonscrits par les dentelures sont remplis d'un ciment réfringent, mais facilement accessible aux liquides exsudés et aux leucocytes qui s'y trouvent d'une façon habituelle.

2° *Couche rétiforme*. Au-dessus des cellules prismatiques verticales se trouve une couche de cellules prismatiques *horizontales* qui possèdent également des dentelures et sont encore solidaires. Ces cellules ne sont très vraisemblablement que les cellules de la couche génératrice qui, dans leur évolution vers la périphérie, ont subi un mouvement de rotation de 90°. C'est dans cette couche que se trouvent les *granulations pigmentaires* incorporées dans les cellules.

II. Stratum granulosum. — 3° Les cellules de cette couche sont trapézoïdes ; leur protoplasma est rempli de granulations opalescentes et dépourvu de dentelures ; leur noyau présente des signes non équivoques d'atrophie. Elles sécrètent une substance particulière, liquide, *l'éléidine* qui, pour Ranvier, joue un rôle important dans la kératinisation des couches cornées (*couche kératogène de Ranvier*). Les granulations de ces cellules sont formées par l'éléidine (Ranvier). Le stratum granulosum manque quelquefois dans les portions lisses de la peau. Lorsque les papilles sont hypertrophiées, il est composé de plusieurs rangées de cellules (Renaut).

III. Stratum corné. — 4° Au-dessus du stratum granulosum, les cellules ne sont plus qu'une mince lame de protoplasma desséché, transparent, renfermant de l'éléidine, dont le noyau s'atrophie de plus en plus. C'est la lame homogène profonde, le *stratum lucidum*.

5° Au-dessus du stratum lucidum les cellules sont parfaitement cornées, soudées par l'éléidine, disposées en couches horizontales, entre lesquelles existent des fissures accessibles aux liquides venus du dehors, c'est la *lame feuilletée*.

6° Enfin, au-dessus de la lame feuilletée se trouve une dernière couche de cellules très aplaties, translucides, ne présentant plus que des traces de noyaux et desquamant incessamment.

L'épiderme est sans cesse en mouvement, les cellules profondes tendent à se rapprocher de la périphérie en subissant les modifications successives de chaque couche. C'est le phénomène de la *desquama-tion*. (Voy. *Anatomie pathologique*.)

Le pigment de l'épiderme est vraisemblablement apporté par les leucocytes (Renaut).

II. — DERME

Nous avons à considérer dans le derme sa charpente, ses muscles, ses vaisseaux sanguins, ses lymphatiques, ses nerfs et ses glandes.

CHARPENTE DU DERME. — Le derme est composé de tissu fibreux disposé par couches horizontales dont les faisceaux s'entrecroisent de manière à former des mailles; les différentes couches sont reliées entre elles par des prolongements obliques.

Par sa face profonde, le derme se continue avec l'hypoblaste auquel il adhère intimement. Sa face superficielle est hérissée de petites saillies dont la hauteur est en moyenne de 7 dixièmes de millimètre. Ce sont les *papilles*. Elles sont formées de tissu dermique refoulé par des vaisseaux (*papilles vasculaires*) ou par des nerfs (*papilles nerveuses*). C'est sur les papilles que repose la couche profonde de l'épiderme.

MUSCLES. — Les muscles *striés* ne se voient que dans la peau du visage. Les muscles *lisses*, au contraire, sont assez nombreux. Ils sont disposés tantôt en membranes, comme dans le dartos, tantôt en bandelettes, comme les muscles des follicules pilo-sébacés. Les muscles de ces follicules s'attachent dans le derme ; de là ils se dirigent obliquement, de la superficie vers la profondeur, sur les glandes pileuses auxquelles ils s'insèrent. Chaque glande n'a habituellement qu'un seul de ces muscles ; c'est à leur contraction qu'est due la *chair de poule*.

Vaisseaux sanguins. — Dans le tissu conjonctif sous-cutané, les vaisseaux forment un réseau à mailles serrées qui serpentent sur les parois de ses cavités virtuelles, cavités qui lui ont fait donner le nom de tissu cellulaire.

De ce tissu partent des rameaux qui, sur la limite inférieure du derme, s'anastomosent de manière à former un réseau horizontal à larges mailles (*réseau planiforme profond*).

De ce réseau se détachent des rameaux grêles qui traversent obliquement l'épaisseur du derme pour se diriger vers sa face superficielle (*réseau anastomatique intra-dermique*) et qui vont former immédiatement au-dessous des papilles un dernier réseau horizontal à mailles très serrées (*réseau planiforme sous-papillaire*).

Enfin, de celui-ci naissent verticalement ou obliquement des bouquets qui occupent l'axe des papilles (*plan des bouquets papillaires*). (Pour le mode de circulation du sang dans ces réseaux, voyez : Hyperémie.)

Vaisseaux lymphatiques. — Dans le derme, les vaisseaux lymphatiques sont représentés uniquement par les lacunes, les espaces interfasciculaires du tissu conjonctif tapissés par un endothélium.

Ce n'est qu'en arrivant dans le tissu conjonctif sous-cutané que les lymphatiques se constituent des parois propres (Renaut [1]).

Cette disposition explique comment les exsudats et les produits imflammatoires peuvent se résorber avec facilité par ces bouches béantes.

NERFS. — Les nerfs pénètrent la peau pourvus de leur périnèvre et, arrivés au-dessous des papilles, forment un réseau serré duquel se détachent des fibres qui se rendront dans les corpuscules de Pacini, ou dans ceux de Meissner, ou bien encore qui se termineront par une cellule (épithéliale ou nerveuse?) immédiatement au-dessous de l'épiderme, d'aucuns disent dans l'épiderme même.

GLANDES. — On en connaît trois espèces différentes : sudoripares, pileuses, sébacées.

1º *Glandes sudoripares.* — Un tube cylindrique enroulé en peloton (glomérule) au niveau de la couche profonde du derme, traversant le derme et l'épiderme et s'ouvrant à l'extérieur ; tel est l'aspect d'une glande sudoripare. Comme toute glande en tube, elle possède un canal sécréteur et un canal excréteur.

Le canal *sécréteur* est formé d'une membrane anhiste (*basement membran de Bowman*) renforcée en dehors par des couches concentriques de cellules plates du tissu conjonctif et tapissée, à l'intérieur, par une couche unique de cellules épithéliales cylin-

---

[1] Art. *Dermatoses*, in *Dict. des Sciences médicales.*

driques, finement striéés, sans membrane d'enveloppe et sans cuticule à leur surface libre. Ranvier a découvert entre cette couche épithéliale et la membrane anhiste une rangée de fibres *musculaires lisses* dont la direction oblique à l'axe du tube décrit des spires très allongées. La contraction de ces fibres lisses, insérées sur la membrane propre, a donc pour effet de diminuer à la fois les diamètres longitudinal et transversal du tube et d'en chasser la sueur. L'extrémité adhérente des cellules épithéliales écarte ces fibres lisses pour s'insérer directement sur la basement membran.

Les vaisseaux du canal sécréteur forment autour de lui un réseau fin et serré, indépendant du réseau sous-papillaire et du réseau hypodermique.

Le canal *excréteur* est, à sa naissance, enroulé comme le tube sécréteur auquel il fait suite; il fait donc partie du glomérule pendant la première partie de son trajet; puis il s'en détache, monte à peu près verticalement dans le derme, passe entre les papilles, arrive dans l'épiderme où il décrit deux à seize tours de spire, et vient s'ouvrir à la surface de l'épiderme par un orifice arrondi ou infundibuliforme. Dans le glomérule même, le canal excréteur se distingue du canal sécréteur par une brusque diminution de calibre.

Les parois du canal excréteur sont constituées comme celles du canal sécréteur par une enveloppe extérieure de cellules conjonctives, une membrane anhiste et un revêtement épithélial. C'est ce revêtement épithélial qui établit la différence entre les deux canaux. En effet, au lieu d'une seule couche de cellules cylindriques, le canal excréteur en a deux qui sont superposées. La plus interne porte à sa surface libre une cuticule. Le canal excréteur ne renferme pas de fibres lisses.

Sur les limites du derme et de l'épiderme le canal excréteur se dépouille de ses deux parois; sa couche conjonctive se confond avec le tissu dermique et sa basement membran se fond avec la basement membran de l'épiderme. Le revêtement épithélial seul subsiste, mais les cellules prennent, chemin faisant, les caractères des cellules des couches épidermiques que le canal traverse; elles ne diffèrent de ces dernières que par leur direction qui est verticale au lieu d'être horizontale.

Le canal excréteur est entouré d'un réseau vasculaire à mailles longitudinales. D'après Heynold, la partie profonde de ce réseau proviendrait du réseau du canal sécréteur, tandis que la partie qui confine à l'épiderme serait fournie par le réseau papillaire. Il n'y aurait même pas de communication entre ces deux systèmes.

Nerfs des glandes sudoripares. Les nerfs qui se rendent aux glandes sudoripares forment un réseau de fibres dépourvues de myéline qui suivent en général les rameaux vasculaires. Coyne a observé sur ces réseaux, en dehors de la basement membran, des cellules nerveuses multipolaires; mais on n'a pu suivre les fibres nerveuses jusqu'à l'épithélium.

Modifications de l'épithélium pendant la sécrétion. Le professeur Renaut (de Lyon) a constaté qu'une sudation prolongée amenait, chez le cheval, les modifications suivantes de l'épithélium du tube sécréteur :

la cellule épithéliale s'est aplatie, son volume a diminué, son protoplasma, de strié qu'il était est devenu granuleux. C'est en cet état que, chez l'homme, on trouve l'épithélium des glandes sudoripares, lorsqu'on l'examine après la mort, car la glande a été fatiguée par la sueur agonique.

2° *Glandes pileuses et poils*. Pour se faire une idée nette de la structure des follicules pileux et des poils, il suffit de se représenter une invagination en doigt de gant de toutes les couches de la peau, la couche cornée de l'épiderme se redressant au fond du cul-de-sac pour former le poil.

Ainsi, le derme replié sur lui-même formera la paroi fibreuse de la glande ;

La basement membran de l'épiderme sera la paroi anhiste du follicule ;

La couche de Malpighi sera la gaîne radiculaire externe du poil ;

La couche granuleuse sera la gaîne radiculaire interne ;

La lame cornée homogène profonde sera la substance médullaire du poil.

La lame feuilletée sera la substance corticale du poil ;

La lame superficielle sera la cuticule du poil ;

Mais ces divers éléments ont subi des modifications que nous allons examiner.

Follicule pileux. Sa direction est oblique, par rapport à la surface de la peau ; sa forme est celle d'un tube cylindrique fermé à son extrémité profonde, laquelle ne dépasse pas les limites du derme.

1.

Il est composé de dehors en dedans de trois membranes ou parois :

1° La membrane *externe* composée de tissu conjonctif dont les faisceaux sont parallèles à l'axe du follicule ;

2° La membrane *moyenne*, formée également de tissu conjonctif, mais dont les faisceaux sont perpendiculaires à l'axe du follicule (*tunique de Kölliker*). A la base du follicule, ces deux membranes s'épaississent et font, dans sa cavité, une saillie conique de 10^{mm}, la *papille* du poil ;

3° La membrane *interne* anhiste, ou basement membran.

L'*épithélium* est représenté par les couches épidermiques réfléchies.

Le follicule pileux est entouré d'un réseau vasculaire et nerveux qui ne pénètre pas la membrane anhiste. Deux artérioles et deux veinules vont se ramifier dans la papille.

Poil. Le poil présente, à considérer sa tige, sa racine et les gaînes de la racine.

La tige, ou partie émergeante, est composée de trois couches :

1° L'*épidermicule* ou *cuticule* est formée d'une couche de cellules plates, minces, cornées, incurvées dans le sens longitudinal, sans noyau, vitreuses, granuleuses, disposées à la manière des tuiles d'un toit, soudées entre elles et à la couche sous-jacente.

2° La *substance corticale* se compose de cellules allongées, soudées bout à bout et munies d'un noyau en voie d'atrophie. C'est dans ces cellules que se trouve le pigment des cheveux noirs, les poils blancs n'en renfermant point.

3º La *substance médullaire* renferme des cellules cylindriques superposées, formant un cordon central. On y trouve souvent des bulles d'air, dont la présence est généralement considérée comme un artifice de préparation. La substance médullaire manque dans les poils follets.

La *racine* du poil (portion renfermée dans le follicule) a la même structure que la tige, mais à son extrémité inférieure, elle se renfle (*bulbe du poil*) et se creuse de manière à coiffer la papille.

Gaînes radiculaires. Dans l'intérieur du follicule, le poil est entouré de deux gaînes : l'une *interne*, l'autre *externe*.

1º *Gaîne interne*. La gaîne interne embrasse étroitement la racine du poil ; elle prend naissance sur le bulbe, s'amincit progressivement et se confond avec l'externe au niveau de l'embouchure des glandes sébacées. Elle se compose de deux couches. L'une, *interne* (*gaîne de Huxley, épidermicule de la gaîne*), est formée de cellules plates, desséchées, vitreuses, sans noyaux, se recouvrant à la manière des tuiles d'un toit, mais en sens inverse des cellules de la cuticule du poil, de sorte qu'elles s'engrènent avec ces dernières. La couche *externe* (*gaîne de Henle*), est composée de cellules allongées, sans noyaux, parallèles à l'axe du poil.

Les cellules de ces deux couches, mais principalement de la couche interne renferment des granulations de matière kératogène analogue à celle de l'épiderme. Ce sont elles qui, vraisemblablement, fournissent la matière nécessaire à la kératénisation du poil.

2° *Gaîne externe*. La structure diffère à sa partie supérieure et à sa partie inférieure.

Depuis l'orifice du follicule pileux, jusqu'au point où s'abouchent les follicules sébacés, la gaîne externe est composée de toutes les couches épidermiques de la peau ; les cellules granuleuses sont très riches en éléidine; mais, à partir de ce point, jusqu'au fond de la glande pileuse, elle ne se compose plus |que de deux couches : l'une *interne*, formée de plusieurs rangées de cellules épithéliales polyédriques et dentelées ; l'autre *externe*, formée de cellules cylindriques, également dentelées et implantées sur la basement membran du follicule. Dans aucune de ces couches on ne trouve l'éléidine.

3° *Glandes sébacées*. Les glandes sébacées sont des glandes acineuses dont le canal excréteur vient s'ouvrir dans le follicule pileux, vers sa portion supérieure. Leurs dimensions sont en raison inverse de celles du follicule pileux. Si ce dernier est volumineux et fournit un poil parfait, il portera appendu sur ses côtés, comme des sacs, deux ou trois petites glandes sébacées. Si, au contraire, il est petit et ne produit qu'un poil follet, ses glandes sébacées seront volumineuses et c'est lui qui en deviendra une dépendance, lui qui viendra s'ouvrir dans leur canal excréteur.

Pas plus que les follicules pileux, les follicules sébacés ne se trouvent à la paume des mains, à la plante des pieds, à la face dorsale des deuxième et troisième phalanges du doigt.

Les follicules sébacés sont composés d'un nombre plus ou moins considérable d'acini, dont les canaux propres viennent se déverser dans un canal commun, le canal *excréteur*. Ce dernier, ainsi que nous l'avons dit plus haut, s'ouvre lui-même tantôt dans un follicule pileux, tantôt à la surface de la peau.

Leur structure comprend : 1° une membrane *externe* de tissu conjonctif, 2° une membrane *anhiste*, 3° un revêtement épithélial sur deux rangées.

La rangée externe, appliquée contre la membrane anhiste, est composée de cellules cylindriques à noyaux distincts. La rangée interne est formée de cellules polyédriques, chargées de granulations graisseuses. La lumière du follicule et du canal est occupée par la matière sébacée, qui est formée de matières grasses et surtout de cellules épithéliales. On y trouve fréquemment des microbes variés (Balzer) et notamment le *demodex folliculorum*.

Un réseau vasculo-nerveux, serré, entoure chaque follicule sébacé ; les nerfs n'ont pas été suivis au-delà de la membrane anhiste.

ONGLES.— L'ongle est, comme le cheveu, un produit épidermique. Ses bords postérieurs et latéraux sont enchâssés dans une rainure, ou pli semi-lunaire de la peau. Sa face profonde est intimement unie au derme sous-jacent, sauf en avant. Pour se rendre compte des rapports de l'ongle avec les divers éléments de la peau, il suffit de jeter un coup d'œil sur une coupe longitudinale ou transversale de l'extrémité du doigt. On voit alors que la couche cornée de l'épiderme ne prend aucune part à la réflexion de la peau, qu'elle se termine simplement sur la face supérieure de l'ongle, tout près des bords et sans y adhérer. La couche granuleuse chargée d'éléidine et la couche de Malpighi accompagnent le derme dans son repli, passent sous les bords de l'ongle et tapissent le derme sur lequel repose la face profonde de l'ongle.

Quant à l'ongle lui-même, il est composé de deux couches. L'une, *superficielle* ou cornée, est formée de plusieurs rangées de cellules aplaties, kératinisées, à noyaux atrophiés ; l'autre, *profonde* ou *muqueuse*, n'est autre que la couche granuleuse et la couche de Malpighi du lit unguéal. Ces deux couches ne sont pas très intimement unies, car, lorsqu'on arrache un ongle, la couche cornée seule cède et s'enlève.

PHYSIOLOGIE

PROPRIÉTÉS DE TISSU. — Nous ne ferons que rappeler les propriétés de tissu. L'épiderme et le tissu cellulo-adipeux sous-cutané, étant mauvais conducteurs de la chaleur, conservent la chaleur animale et nous préservent, dans une certaine mesure, de la chaleur extérieure. L'épiderme est également mauvais conducteur de l'électricité, surtout quand il est sec ; aussi, lorsqu'on applique l'électricité sur la peau dans un but médical, doit-on d'abord la mouiller. L'épiderme par sa cohérence comprime les papilles et sert de contrepoids à la pression vasculaire ; lorsqu'il fait défaut dans une région, le sérum transsude jusqu'à ce qu'il se soit reformé (Kaposi).

L'épiderme enfin, par sa couche cornée, est un

obstacle presque infranchissable à la pénétration des liquides. L'importance de l'absorption cutanée en dermatologie mérite qu'on rappelle l'état de la science sur ce sujet.

Si l'épiderne est *intact*, il ne laisse passer aucune substance liquide, mais il peut être traversé par les substances volatiles et gazeuses, qu'elles viennent de l'intérieur ou de l'extérieur. Les orifices glandulaires sont perméables aux substances liquides, mais l'absorption y est insignifiante.

Si l'épiderme est *enlevé*, ou seulement sa couche cornée, les choses changent du tout au tout et les substances liquides s'absorbent avec la plus grande facilité. Aussi le médecin doit-il être alors très circonspect dans l'emploi des topiques dangereux.

FONCTIONS RESPIRATOIRES. — La peau est perméable aux gaz, ainsi que nous venons de le dire ; elle laisse passer en effet l'acide carbonique du sang et l'oxygène de l'air. Mais cette fonction respiratoire est d'une minime importance, comparée à celle du poumon.

Les substances gazeuses ou volatiles : sulfureux, baumes, térébenthine s'éliminent par la peau.

ACTION THERMIQUE. — Le rôle de la peau sur la chaleur animale est beaucoup plus important. En effet, par son étendue et la richesse de ses réseaux vasculaires, la peau est l'intermédiaire entre le sang et le milieu atmosphérique.

La température du sang est presque toujours supérieure à la température extérieure, aussi ce liquide vient-il se rafraîchir dans la peau. Cl. Bernard a montré que le sang veineux de la peau est plus froid que le sang artériel, et l'on sait que le sang qui revient de tous les autres organes est plus chaud que le sang qui s'y rend.

Dans certains cas, la température extérieure se rapproche sensiblement de la température du corps, ou lui est même supérieure; mais alors la transpiration s'établit et son évaporation produit un refroidissement de la peau qui compense l'excès de calorique extérieur. Le rôle de l'évaporation de la sueur est bien mis en évidence dans les expériences qui consistent à se placer dans des étuves chaudes. On supporte bien plus facilement une étuve d'air sec qu'une étuve d'air humide, parce que, dans celle-ci, l'étuve est saturée de vapeur d'eau, l'évaporation cutanée ne peut alors se produire et la température du sang s'élève.

La perte du calorique par la peau équivaut aux quatre-vingt-dix centièmes de l'absorption totale de la chaleur.

Sécrétions. — 1° *Sécrétion sudorale*. Nous venons de voir que la sueur jouait un rôle purement physique sur la température du sang ; elle en possède un autre qui consiste à éliminer de ce liquide certains produits de la nutrition : vapeur d'eau, acide carbonique, urée, sels. Le glomérule sudoripare ressemble au glomérule du rein, non seulement par sa morphologie, mais encore par ses fonctions. Il existe même entre ces deux organes une sorte de balancement physiologique, dont le résultat est un excès de fonctionnement chez l'un quand l'autre est arrêté.

Il est assez curieux de constater que l'on n'a pas encore pu s'entendre sur la question de savoir si la *réaction* de la sueur est alcaline ou acide. D'après l'opinion ancienne, la sueur était acide, sauf dans certaines régions (aisselle, pli inguinal) où elle était rendue alcaline par la matière sébacée. Puis on vint dire (Gillebert d'Hercourt, Favre, Alb. Robin) que la sueur, acide au début, devenait ensuite neutre et alcaline. Puis, Trumpy et Luchsinger constatent que la matière sébacée est acide, que la sueur est alcaline à son début, et qu'elle ne devient acide que lorsqu'elle est mélangée à la matière sébacée. Vulpian a constaté cette alcalinité chez le chat et Strauss chez l'homme. Enfin Tourton nous paraît avoir résolu la question en explorant la sécrétion de la sueur dans une région où il n'y a pas de glandes sébacées, la paume des mains. Là, il a constaté que la sueur était acide à son début, mais devenait alcaline, quand la sécrétion était forcée.

On peut donc dire que la réaction normale de la sueur est acide et qu'elle ne devient alcaline que lorsque les glandes, étant fatiguées, ne fournissent plus une sueur normale.

Le *mécanisme* de la sécrétion sudorale est entré dans une nouvelle phase depuis les expériences de Vulpian, Luchsinger, Ostrumoff, Kendall, Strauss, etc. Ces expérimentateurs ont constaté que la sécrétion sudorale peut être absolument indépendante de la circulation. Les glandes sudorales possèdent des nerfs sécréteurs comme la glande sous-maxillaire. Ces nerfs suivent en général le trajet des nerfs sympathiques et il existe dans la moelle plusieurs centres sudoraux échelonnés.

La sécrétion sudorale paraît être, comme, celle de l'urine une sécrétion par simple sélection.

2° *Sécrétion sébacée*. La matière sébacée est composée de matières grasses et de cellules épithéliales. Les matières grasses jouent un rôle physique, en fournissant à la peau un enduit qui lui donne sa souplesse et diminue encore son pouvoir conducteur de la chaleur. D'autre part, elles sont des produits de désassimilation destinés à être éliminés.

Certaines substances absorbées s'éliminent de préférence par les glandes sébacées et les irritent au passage. Tel sont l'iodure, le bromure de potassium.

La sécrétion sébacée est continue et l'épithélium se renouvelle constamment. Les cellules épithéliales se chargent de graisse, deviennent globuleuses, s'ouvrent et mettent la graisse en liberté. C'est ce qui explique l'abondance de cellules épithéliales dans la matière sébacée.

3° *Sécrétion pileuse*. Les poils ont surtout un rôle protecteur. Nous avons vu, en étudiant l'anatomie, comment ils n'étaient qu'une émanation de l'épiderme dont les cellules ont subi un arrangement différent et une kératinisation plus solide.

PREMIÈRE PARTIE

PATHOLOGIE GÉNÉRALE

ANATOMIE ET PHYSIOLOGIE PATHOLOGIQUES

Il va sans dire que les divers processus morbides qui s'attaquent à la peau sont absolument les mêmes que ceux que l'on observe dans d'autres organes ; mais en vertu de la structure particulière et complexe de la peau, les lésions y revêtent un cachet spécial, et sont d'autant plus intéressantes qu'elles se passent |à portée de l'observateur qui, s'aidant de la vue et du toucher, peut les apprécier dans une certaine mesure.

Nous glisserons sur l'hypertrophie, l'atrophie, les néoplasmes et les hémorrhagies pour nous étendre davantage sur l'hypérémie et l'inflammation dont l'importance est bien plus grande.

I. — HYPERTROPHIE

L'hypertrophie est caractérisée par l'augmentation de volume des éléments anatomiques normaux, ou par la formation de nouveaux éléments analogues aux anciens. L'un et l'autre de ces mécanismes exigent, pour se produire, une irritation des éléments anatomiques. Le processus hypertrophique s'établit quelquefois lentement, insidieusement, il est alors *primitif*; dans beaucoup de cas il est la conséquence d'un processus inflammatoire (hypertrophie *consécutive*). L'hypertrophie peut atteindre tout ou partie du derme. Localisée à l'épiderme, elle produit les *durillons* et les *cors*.

L'hypertrophie des papilles n'existe guère sans se communiquer à l'épiderme, car la nutrition de celle-ci étant sous la dépendance des vaisseaux papillaires, l'irritation formative se transmet aisément à l'épiderme. Les *verrues*, les *condylomes*, les *cornes* résultent de ce processus. L'hypertrophie du pigment produit les macules pigmentaires (*lentigo*, *éphelides*). L'hypertrophie totale de la peau se rencontre dans l'*ichthyose*, l'*éléphantiasis*, la *sclérodermie*.

II. — ATROPHIE

Dans l'atrophie les éléments anatomiques sont diminués de volume ou de nombre. Tantôt ils ne présentent d'autre altération que le ratatinement, tantôt on constate leur dégénérescence granulo-graisseuse. L'atrophie s'étend à tous les éléments de la peau (atrophie sénile), ou se localise dans les cellules pigmentaires (vitiligo), dans les produits épidermiques : ongles, cheveux (canitie).

III. — HYPÉRÉMIE

L'hypérémie cutanée est une réplétion des vaisseaux sanguins plus considérable qu'à l'état normal. La cause première de cette réplétion est la dilatation paralytique des vaisseaux, artérioles et veinules. Tout d'abord, le sang se précipite avec plus de vitesse dans ces vaisseaux dilatés; mais, comme la circulation capillaire se fait principalement par les contractions des artérioles et veinules et que ces vaisseaux sont paralysés, le sang ne tardera pas à ralentir sa course, à s'accumuler sous un excès de pression.

Exsudation. — Par suite de cette pression anormale, le sérum sanguin transsude et se répand dans les tissus voisins ; d'où œdème de la région. Mais ce n'est pas tout. La circulation étant ralentie, les hématies ont le temps de se décharger de leur oxygène dans le liquide sanguin. Or, l'oxygène a la propriété de réveiller au plus haut degré les propriétés locomotrices des leucocytes ; ceux-ci donc, excités par sa présence, entrent en mouvement, perforent les parois des capillaires et sortent des vaissaeux pour aller se répandre dans le sérum exsudé (*diapédèse des globules blancs*). Rien n'empêche les hématies de profiter de l'ouverture temporaire pratiquée par les leucocytes et de les suivre dans leur émigration. C'est ce que quelques-uns d'entre eux s'empressent de faire. Ces hématies émigrées se mélangent à l'exsudat et subissent les métamorphoses régressives du sang épanché. Dans les congestions intenses l'émigration des hématies est plus considérable, aussi le tégument prend-il une teinte ecchymotique.

L'exsudat de l'hypérémie est séreux, non spontanément coagulable, mélangé de leucocytes et d'hématies. L'exsudat et les leucocytes sont résorbés par les lymphatiques; les hématies sont morcelées, détruites par les leucocytes (Renaut [1]).

Elévation de la température locale. Si l'on applique la main sur une région hypérémiée, on perçoit une augmentation de chaleur. Cette hyperthermie ne peut être produite que par excès de production ou par défaut de déperdition du calorique. La production n'est pas augmentée. En effet, les deux sources principales du calorique sont la combustion des tissus par l'oxygène et le frottement du sang contre les parois des vaisseaux. Or, d'une part, la combustion est plutôt diminuée qu'augmentée, puisque le sang qui revient des régions hypérémiées contient plus d'oxygène et moins d'acide carbonique qu'à l'état normal (Vulpian [2]); d'autre part, les frottements sont moins durs, puisque les vaisseaux sont dilatés et que la circulation est ralentie.

La déperdition de colorique est en rapport avec la quantité de sang qui traverse la peau dans un moment donné et comme le ralentissement de la circulation diminue cette quantité, il s'en suit que la déperdition du calorique est également diminuée.

Congestion simple. On peut considérer deux degrés dans l'intensité de l'hypérémie. Dans un premier degré,

---

[1] Renaut. — *Ana. path. des Dermat.*, in *Dict. des Sc. méd.*
[2] *Leçons sur les vaso-moteurs*, p. 95.

la congestion existe seule ; il n'y a pas d'œdème. Ce premier degré s'observe dans les rougeurs fugaces de la peau, celles qui ne durent que peu de temps, comme la rougeur émotive, l'érythème réactionnel que produit l'impression légère du froid. Mais ce ne sont pas là des maladies de la peau.

Congestion œdémateuse. Dans le second degré, l'œdème a suivi la congestion. Cette hypérémie œdémateuse existe dans tous les érythèmes de quelque durée et dans toutes dermatoses inflammatoires.

L'hypérémie se traduit à la peau par une rougeur tantôt pointillée, tantôt lenticulaire ou nummulaire, tantôt diffuse. A quoi tient cette forme lenticulaire qui a si longtemps embarrassé les dermatologistes? Le professeur Renaut va nous l'expliquer. Les vaisseaux superficiels de la peau sont distribués sous forme de cônes dont la base, tournée du côté de l'épiderme, est naturellement arrondie ; chaque cône est commandé par une artériole et se met en communication avec ses voisins par des anastomoses moins facilement perméables que leurs vaisseaux propres.

Si maintenant on injecte avec du bleu de Prusse les vaisseaux d'un doigt fraîchement enlevé, voici ce qu'on observe : les cônes vasculaires se remplissent d'abord un à un et la peau se couvre de taches bleues arrondies, isolées, à fleur de peau; ainsi se forment les *macules congestives*. Si l'on poursuit l'injection, les anastomoses des cônes se remplissent à leur tour et la peau devient uniformément bleue; c'est l'*érythème diffus*. Enfin si, l'injection étant achevée, on maintient la pression pendant un certain temps, on voit, au niveau des points qui se sont injectés les premiers (les cônes, les taches), se produire une élevure arrondie saillante (*papule*).

Ainsi les taches, les papules isolées des dermatoses tiennent à l'hypérémie des cônes vasculaires, et les érythèmes diffus, à la réplétion des cônes et de leurs anastomoses; les papules sur fond érythémateux indiquent une réplétion encore plus considérable des cônes. Il résulte de cela que les cônes sont toujours les premiers pris et les derniers libérés par la congestion. C'est pourquoi les dermatoses affectent si souvent la forme de taches arrondies.

Pathogénie. Ainsi que nous l'avons vu, l'hypérémie est la conséquence de la dilatation des artérioles qui, ne se contractant plus, ne peuvent pas chasser le sang des capillaires. (On sait que la circulation du sang dans les capillaires est précisément produite par les contractions des artérioles, l'impulsion cardiaque n'y entrant que pour une faible part.) Mais quelle est la cause de cette dilatation? C'est une action nerveuse réflexe.

Le point de départ de ce réflexe est une irritation sentie ou non sentie qui se produit dans la peau ou dans tout autre organe.

Si le point de départ est à la peau, l'irritation est transmise par les nerfs sensitifs, jusqu'au point de réflexion où elle produit une action d'ordre paralytique. Ce point de réflexion est dans [les centres nerveux ou dans les ganglions qui se trouvent sur le trajet des vaisseaux cutanés. La voie centrifuge est fournie par les nerfs vaso-moteurs dont la paralysie est suivie de la dilatation des artérioles et des veinules. C'est par ce mécanisme que se produisent toutes les hypérémies et inflammations cutanées consécutives aux irritations du tégument (parasites, substances chimiques appliquées directement sur la peau ou s'éliminant par elle, etc.

Si le point de départ se trouve ailleurs que dans la peau (tube digestif, organes des sens), l'irritation se transmet forcément à l'un des nombreux centres vaso-moteurs échelonnés dans la bulbe et la moelle, puis se réfléchit par les vaso-moteurs en les paralysant.

Hypérémie passive. L'hypérémie telle que nous venons de la décrire est l'hypérémie *active*, c'est-à-dire celle qui est produite par une dilatation paralytique des artérioles, celle qui s'observe dans les dermatoses. Mais dans certains cas, la peau offre une coloration livide ou bleuâtre qui indique une accumulation de sang dans les veines et les capillaires. Cette accumulation est la conséquence d'un obstacle apporté au cours de la circulation veineuse. C'est la congestion *passive*, la cyanose, qui n'a rien à voir avec les affections cutanées. Anatomiquement, ces deux congestions, active et passive, diffèrent par ce fait, que la circulation est ralentie, dans la première, par insuffisance de propulsion (paralysie des artérioles) et, dans la seconde, par un obstacle à l'écoulement du sang par les veines.

Les différences cliniques sont également sensibles, dans l'hypérémie active, la peau est rosée ou rouge sombre et plus chaude qu'à l'état normal. Dans l'hypérémie passive elle est livide, bleuâtre, moins chaude que normalement.

IV. — INFLAMMATION

Rappelons d'abord que toute inflammation est caractérisée par : 1º l'hypérémie avec exsudation de sérum et de leucocytes ; 2º le retour à l'état embryonnaire des cellules fixes et leur multiplication, une exsudation fibrineuse spontanément coagulable ; la dissolution de la substance fondamentale ou intercellulaire. 3º L'organisation des cellules embryonnaires et la reconstitution de la substance fondamentale.

Lésions du derme. — Comment se présentent ces diverses lésions observées dans la peau ? Nous connaissons déjà l'hypérémie ; nous savons que, suivant son intensité, elle est diffuse ou circonscrite (voy. plus haut) ; elle nous annoncera, par conséquent, une inflammation diffuse ou circonscrite. Le processus inflammatoire s'affirme d'abord dans les régions hypérémiées par une diapedèse beaucoup plus abondante de leucocytes etpar la nature fibrineuse de l'exsudat. Ces leucocytes se répandent dans tous les espaces laissés vides par les éléments de la peau et sont toujours plus nombreux autour des vaisseaux sanguins auxquels ils forment comme une gaîne cellulaire.

Bientôt les cellules fixes du tissu conjonctif s'altèrent, leur protoplasma se gonfle et devient granuleux, leur noyau s'étrangle et se divise, entraînant avec lui la division du protoplasma. La cellule plate est revenue à l'état embryonnaire. Ces cellules embryonnaires vont se multipliant de plus en plus et, comme les leucocytes, s'infiltrent entre les faisceaux conjonctifs. A ce moment elles peuvent se résorber par les lymphatiques et l'inflammation est terminée par *résolution*. Mais si le processus se continue, les faisceaux conjonctifs ne tardent pas à disparaître par liquéfaction, les parois des vaisseaux reviennent également à l'état embryonnaire, si bien que le derme n'est plus alors constitué que par un amas de cellules embryonnaires creusé de cavités irrégulières dans lesquelles circule le sang.

Que deviennent ces cellules embryonnaires? Les unes se résorbent par les lymphatiques, les autres s'organisent, redeviennent des cellules plates et reconstituent autour d'elles les faisceaux conjonctifs et élastiques *(cicatrisation)*. D'autres enfin meurent sur place et deviennent les globules purulents. Nous verrons plus loin comment s'opère l'élimination de ces globules. (Voy. *Pustules*.)

Lésions de l'épiderme. — Il s'agit maintenant d'examiner comment se comporte l'épiderme, car il ne peut rester indifférent au processus qui se passe au-dessous de lui. Il peut être le siège de trois lésions différentes : la desquamation, la phlycténisation, la vesico-pustulation.

1° Desquamation. — Elle se produit de la façon suivante. A l'état normal, l'épiderme est le siège d'une desquamation insensible dont le mécanisme a été signalé par Ranvier. Il consiste dans la dilatation des nucléoles des cellules épithéliales et l'atrophie consécutive du noyau. Normalement cette atrophie se fait lentement et régulièrement des couches profondes vers les couches superficielles de l'épiderme. Mais si le derme est enflammé, l'atrophie débute et s'accentue dès la couche la plus profonde, celle des cellules cylindriques, et se propage rapidement aux couches superficielles. Les cellules ainsi altérées sont incapables de sécréter la substance kératogène et ne peuvent, par conséquent, se souder suffisamment entre elles, d'où leur chute prématurée, leur desquamation.

Si l'atrophie des noyaux ne porte que sur quelques cellules cylindriques, la desquamation sera *furfuracée*; si, au contraire, un grand nombre de cellules cylindriques sont envahies, la desquamation sera *lamelleuse*.

2° PHLYCTÉNISATION. — Lorsque l'exsudat séreux ou fibrineux est abondant il s'infiltre dans l'épiderme, mais il ne tarde pas à rencontrer une barrière formée par la couche cornée dont les cellules sont intimement soudées entre elles. Pour peu que la pression de l'exsudat soit un peu forte, la couche cornée se décolle et le liquide se collecte au-dessous d'elle; la *phlyctène* ou la *bulle* est formée. Bulle et phlyctène ne sont, en effet, qu'une même lésion; la première est seulement plus grande que l'autre.

La voûte de la phlyctène est constituée par les trois couches de la zone cornée ; son plancher, par la zone granuleuse dont les cellules sont dissociées; sa cavité est occupée par l'exsudat séreux ou fibrineux englobant une grande quantité de leucocytes et quelques globules rouges. Dans certains cas, le nombre de ces derniers est considérable ; on a alors une *phlyctène* ou *bulle hémorrhagique*.

Au début de sa formation le liquide de la bulle est citrin, malgré la présence des leucocytes. La raison en est que les leucocytes sont encore vivants et qu'en cette qualité leur indice de réfraction ne diffère pas de celui du liquide ambiant. Mais ces cellules ne tardent pas à mourir, elles se chargent de granulations graisseuses, leur indice de réfraction change et le liquide prend une teinte opalescente.

Si les leucocytes morts sont en très grand nombre le liquide est devenu purulent.

Il est rare que le liquide de la phlyctène se résorbe. Si celle-ci n'est pas rompue, la voûte s'imbibe, se perfore, le contenu s'écoule, les parois s'affaissent et se détachent en squames *foliacées* [1].

Les phlyctènes ou bulles s'observent dans certains érythèmes et dans le pemphigus.

Dans les régions où l'épiderme est très épais, (plante des pieds, paume des mains,) le liquide le décolle en entier, en sorte que la base de la phlyctène est formée par les papilles, (*phylctène profonde*).

3° VÉSICO-PUSTULATION. — Le mécanisme par lequel se forment les vésicules et les pustules diffère complètement de celui des phlyctènes.

Si, d'après Leloir [2], on examine une papille variolique ou une syphilide varioliforme avant l'apparition de la vésicule, on observe les altérations suivantes.

---

[1] La desquamation foliacée est donc produite tantôt par l'atrophie du noyau, tantôt par une phlyctène.

[2] *Arch. de physiol.*, 1880.

Le *derme* est congestionné, infiltré comme dans toute inflammation.

Dans l'*épiderme* on voit se produire une altération spéciale des cellules superficielles et moyennes du corps de Malpighi. Chacune de ces cellule est à l'état normal composée de deux substances, l'une claire, hyaline, entoure le noyau, l'autre foncée et dense est à la périphérie. Sous l'influence de l'irritation inflammatoire la substance périnucléaire se gonfle, augmente de volume et refoule à la périphérie, sous forme de membrane, la substance dense et foncée. Le noyau et le nucléole ne sont pas altérés. La cellule épithéliale est alors sphérique, distendue par la substance périnucléaire et le protoplasma dense, qui fait office d'enveloppe cellulaire, finit par se rompre. Comme beaucoup de cellules voisines ont subi la même altération et se sont rompues, il en résulte qu'elles constituent des cavités sphériques ou polyédriques par pression réciproque, dont les parois sont formées par l'enveloppe même de la cellule (transformation *cavitaire*). A ce moment, le contenu des cavités est formé de la substance périnucléaire dans laquelle se trouvent les noyaux des cellules et des granulations que, dans la variole, Renaut a reconnu être des microbes. Cette période est la *prépustulation* (Renaut).

C'est alors que l'exsudat inflammatoire du derme se précipite dans ces cavités, les distend, rompt quelques-unes de leurs cloisons et augmente leur capacité. La *vesicule* est formée. La voûte est composée de dedans en dehors par la zone granuleuse et la zone cornée; sa base est formée par la couche la plus profonde du corps de Malpighi, les cellules cylindriques; sa cavité est cloisonnée par les cellules altérées de la couche de Malpighi. Le liquide est un exsudat séro-fibrineux mélangé de leucocytes.

Si le nombre des leucocytes est peu considérable, la vésicule reste vésicule ; le liquide, d'abord citrin, devient opalescent lorsque les leucocytes sont morts (voy. plus haut) puis il se dessèche et forme une croutelle grisâtre au-dessous de laquelle l'épithélium se reforme. La guérison se fait sans cicatrice. Mais si l'inflammation est intense ou si le malade présente une disposition particulière à la suppuration (scrofule), le nombre des leucocytes augmente et la vésicule se transforme en pustule ; le liquide desséché forme une croûte jaunâtre. La pustule peut également guérir sans cicatrice (*impetigo*), mais le plus souvent le derme a été détruit par l'inflammation suppurative et il ne peut se réparer que par une cicatrice.

Ombilication. Les pustules sont quelquefois *ombiliquées*. Ce phénomène peut être produit par plusieurs mécanismes. D'après Cornil, il tient à la dessiccation du centre de la pustule alors que les parties périphériques continuent à s'accroître. D'autres fois elle est due à l'affaissement de la voûte par suite de la résorption d'une partie du liquide (Vulpian). Aussi peut-on ombiliquer facilement une pustule en retirant un peu de liquide avec une seringue de Pravaz ; de même on fait disparaître l'ombilication en injectant du liquide. D'autrefois enfin l'ombilication est due à la présence d'un poil.

En décrivant le processus inflammatoire en général, nous avons étudié assez longuement ses variations pour n'avoir pas besoin d'insister sur les lésions élémentaires des dermatoses inflammatoires. Quelques mots suffiront pour les définir.

La *macule* hypçrémique ou inflammatoire est la lésion la moins avancée du processus morbide ; elle est uniquement constituée par la congestion et l'infiltration cellulaire.

Dans la *papule*, les lésions sont déjà plus profondes ; on observe le gonflement et l'allongement des papilles.

La *phlyctène* et la *bulle* ne sont qu'un soulèvement de la couche cornée par l'exsudat.

La *vésicule* et la *pustule* sont formées par une altération spéciale des cellules du corps de Malpighi, l'altération cavitaire.

Il nous reste encore à décrire les lésions inflammatoires des glandes et les terminaisons de l'inflammation.

Inflammations glandulaires. GLANDES SUDORIPARES. — L'inflammation du glomérule ne paraît jamais être primitive, mais elle est très fréquente dans les cas où les parties profondes du derme sont le siège d'une inflammation prolongée (Renaut). Cette inflammation est l'*hydrosadenite* de Verneuil.

Les leucocytes s'insinuent entre les replis des glomérules, l'épithélium glandulaire revient à l'état embryonnaire, les parois se dissolvent et en fin de compte le glomérule n'est plus qu'un amas de cellules embryonnaires. Ces cellules peuvent se résorber, mourir ou s'organiser ; mais dans aucun cas la glande ne se reproduit. C'est ce qui explique l'absence de sécrétion sudorale sur les cicatrices.

GLANDES SÉBACÉES ET PILEUSES. — L'inflammation des glandes sébacées est quelquefois primitive, lorsque, par exemple, elles sont irritées directement par une substance s'éliminant par la peau (iodure, bromure de potassium); mais le plus souvent elle est la conséquence de la rétention de la matière sébacée (comédons). Quelle que soit la cause, les lésions sont à peu près les mêmes. Le follicule est entouré de cellules embryonnaires qui témoignent d'une inflammation du derme adjacent. L'irritation se transmet au corps muqueux de Malpighi dont les cellules offrent des altérations semblables à celles de la pustulation ordinaire. Le processus inflammatoire se passe, dans les cas ordinaires, uniquement autour des glandes (périfolliculité). Il aboutit soit à l'atrophie de la glande, par suite de l'organisation des cellules embryonnaires soit à l'hypertrophie des papilles si la périfolliculité s'est étendue jusqu'à ces organes (*acné hypertrophique*).

Les mêmes altérations se rencontrent dans les *follicules pileux*.

Formes et terminaisons de l'inflammation. — La *restitutio ad integrum* n'est plus possible lorsque les faisceaux conjonctifs du derme ont été détruits. Les cellules embryonnaires meurent en partie en formant du pus, le reste s'organise. Cette organisation aboutit à une cicatrice (voyez plus bas), ou, si le derme n'a pas été détruit, à une hypertrophie de la peau. Le processus inflammatoire qui produit l'hypertrophie de la peau est quelquefois aigu; tel est le cas dans l'éléphantiasis, l'eczéma, l'acné hypertrophique.

Ailleurs, l'inflammation hypertrophique s'établit et évolue lentement, insidieusement, et, pour ainsi dire, à l'insu du malade ; c'est ainsi que se produisent l'ichthyose et la sclérodermie.

Dans tous ces cas, les cellules embryonnaires ont produit un tissu normal cutané ; mais, dans beaucoup d'autres, leur organisation aboutit à la formation de produits étrangers à la peau : tubercules du lupus, de la syphilis, de la lèpre, du mycosis fongoïde, etc. Ces produits peuvent persister indéfiniment, mais, le plus souvent, ils sont voués à la mort, par suite de la dégénérescence granulo-graisseuse, colloïde ou amyloïde de leurs éléments cellulaires.

ULCÉRATIONS. — Ces éléments morts sont des corps étrangers ; ils déterminent autour d'eux une inflammation secondaire de la peau qui aboutit à la destruction du derme et à la formation d'un perte de substance qui n'a aucune tendance à se réparer tant que le produit morbide n'est pas éliminé.

L'*exulcération* n'est qu'une entamure plus ou moins profonde de l'épiderme. Elle est produite par une desquammation active, la vésiculation, la pustulation.

CICATRISATION. — Lorsque le derme a été détruit par une cause quelconque, inflammation ou traumatisme, il se sépare de la façon suivante : le premier phénomène de la cicatrisation est l'organisation des cellules embryonnaires (bourgeons charnus) en cellules plates de tissu conjonctif. Bientôt après, il se forme autour de ces cellules une substance intercellulaire qui se transforme en fibres conjonctives et élastiques.

La cicatrice est uniquement formée de tissus fibreux dont les faisceaux ne présentent pas la régularité du tissu dermique. Les vaisseaux ne récupèrent pas toujours leurs tuniques et sont, par conséquent, le siège d'une congestion habituelle, d'où l'aspect rosé des cicatrices récentes. Plus tard, le tissu cicatriciel se rétracte, les vaisseaux sont comprimés et la cicatrice anémiée prend une teinte blanchâtre.

L'épiderme n'attend pas pour se reformer que l'ulcération soit comblée par la cicatrice. A mesure que le processus cicatriciel avance, l'épiderme des bords entre en prolifération, et de nouvelles cellules épithéliales se forment qui s'avancent progressivement vers le centre et finissent par recouvrir l'ulcère d'une pellicule épidermique.

Nous ne ferons que mentionner ici le procédé qui consiste à hâter la cicatrisation au moyen des *greffes épidermiques* et dont la découverte est due au Dr Reverdin, de Genève.

Les exulcérations guérissent sans laisser de cicatrice, puisque le derme n'a pas été attaqué. Il arrive quelquefois, principalement chez les scrofuleux, que la cicatrice s'hypertrophie, devient saillante, inégale ; c'est la *cicatrice hypertrophique*. D'autres fois, il se développe dans la cicatrice une tumeur fibreuse, un fibrome, c'est la *kéloïde*.

V. — HÉMORRHAGIES

Théoriquement, le mécanisme des hémorrhagies est facile à comprendre. En effet, les globules rouges peuvent sortir des vaisseaux soit par rupture de leurs parois, soit par diapedèse. Mais les conditions qui produisent la rupture des vaisseaux (le traumatisme excepté), telles que l'augmentation de pression vasculaire, les altérations des parois, favorisent également la diapédèse. D'autre part, en pratique, il est impossible, sauf dans certains cas déterminés (hémorrhagies par contusions, par diminution de la pression atmosphérique, par augmentation de pression vasculaire à la suite d'un effort), de savoir quelle est la condition première, rupture, diapédèse, altérations des parois, modifications du sang, qui a présidé à l'hémorrhagie. Pour ces motifs, il nous paraît impossible de classer pratiquement les hémorrhagies d'après leur mécanisme. On devra donc, à propos de chaque cas en particulier, la cause étant connue, rechercher l'action de cette cause sur les parois vasculaires, sur la pression sanguine et la composition du sang.

Que le sang soit sorti des vaisseaux par un mécanisme ou par un autre, il subit des modifications qui sont toujours les mêmes et qui ont pour résultat sa décoloration et sa résorption.

L'extravasat sanguin présente généralement plus d'épaisseur au centre qu'à la périphérie ; cette disposition explique les changements de coloration qu'il va subir. En effet, la couleur du sang est en rapport direct avec la quantité d'hématine ou, si l'on veut, de globules rouges qu'il renferme. Une solution concentrée d'hématine examinée au spectroscope ne laisse passer que les rayons rouges et orangés, aussi a-t-elle une couleur rouge ; diluée, elle laisse passer les rayons verts et prend une couleur verdâtre ; diluée plus

encore, elle laisse passer les rayons bleus et prend
cette coloration. Puisque l'épaisseur de l'extravasat
diminue graduellement du centre à la périphérie,
cette diminution représente des dilutions également
graduelles d'hémoglobine qui donneront à l'extravasat une couleur rouge au centre, verdâtre dans la
zone du milieu et bleuâtre à la périphérie.

La résorption de l'extravasat se faisant de la périphérie au centre, les couleurs verdâtre et bleuâtre se
rapprochent concentriquement du centre qui, le dernier, subit les mêmes métamorphoses.

La partie liquide du sang épanché se résorbe par
les lymphatiques ; mais les hématies ne disparaissent
point de cette façon. Elles sont morcellées, brisées,
détruites par les leucocytes qui se les incorporent, les
digèrent ou les transportent au loin (Renaut). Et comme
ces leucocytes exsudent des vaisseaux voisins du foyer
hémorrhagique, ils l'attaquent naturellement par la
périphérie et ne pénètrent le centre qu'en dernier lieu.
C'est pourquoi la disparition du foyer se fait de la périphérie au centre.

VI. — NÉOPLASMES

Les néoplasmes ne se prêtent guère à une étude
d'ensemble ou du moins cette étude de pathologie générale ne peut trouver place dans un livre de la
nature de celui-ci.

Le processus qui aboutit à la formation des tumeurs
est vraisemblablement de nature irritative. L'inflammation y joue-t-elle un rôle ? C'est une question

obscure que nous n'avons ni le temps ni le loisir de traiter.

Quoiqu'il en soit, les néoplasmes cutanés peuvent se diviser en deux classes :

1° Néoplasmes dont les éléments anatomiques ont leur représentant dans la peau :

Néoplasmes fibreux : molluscum, kéloïde;
—   vasculaires : angiomes ;
—   nerveux : névrômes;
—   épithéliaux : épithéliômes.
—   musculaires : myômes.

2° Néoplasmes dont les éléments anatomiques n'ont pas de représentant dans la peau :

Néoplasmes cellulaires : sarcôme;
—   réticulés : mycosis fongoïde;
—   myxomateux : myxôme.

Certaines tumeurs persistent indéfiniment après avoir acquis un certain volume, c'est le cas ordinaire des néoplasmes fibreux; d'autres ont une tendance continuelle à s'accroître et récidivent quand on les enlève : épithéliôme, sarcôme.

L'étude particulière de chaque néoplasme renseignera le lecteur sur leurs particularités respectives.

Il en sera de même pour les *parasites*.

ÉTIOLOGIE GÉNÉRALE DES MALADIES DE LA PEAU

Combattre une maladie en s'attaquant à sa cause, c'est remporter un succès certain. Aussi, la thérapeutique étiologique prime-t-elle toutes les autres méthodes. Malheureusement les causes morbifiques sont parfois difficiles à découvrir, à isoler et, d'autre part, elles ont souvent disparu en frappant l'organisme ; c'est pourquoi la thérapentique étiologique n'est pas toujours applicable. Au moins ne doit-on négliger aucune occasion de s'en servir.

Les causes qui provoquent les maladies de la peau peuvent se diviser en :

1º Causes externes, qui ont une action directe sur le tégument ;

2° Causes internes, qui agissent sur la peau par l'intermédiaire de l'organisme.

Causes externes. — Elles produisent toutes une irritation de la peau. On peut les subdiviser en : causes physiques, chimiques, parasitaires.

Causes physiques. — La *chaleur* produit des érythèmes simples ou compliqués de phlyctènes. Ces affections s'observent fréquemment dans les pays chauds et chez les individus qui, par profession, sont exposés à des sources de chaleur intense : cuisiniers, boulangers, etc.

Le *froid*, lorsque la réaction s'est produite, détermine aussi des érythèmes avec ou sans phlyctènes; l'engelure en est un exemple.

L'application de l'*électricité* est ordinairement accompagnée d'érythème. Mais, dans ce cas, on doit faire intervenir aussi une action chimique; en effet, l'électricité décompose les sels, les acides se rendant au pôle positif, les bases au pôle négatif. Or, acides et bases sont des corps irritants et capables d'engendrer un érythème. Cette action chimique est beaucoup plus à craindre avec l'électricité galvanique qu'avec l'électricité d'induction.

La *lumière* elle-même, quand elle est intense, irrite la peau au point de l'hypérémier. Les touristes qui fréquentent les glaciers sont habitués à voir leur visage rougi et pelé par la réflexion de la lumière sur les tapis neigeux.

Les *pressions*, les *frottements* exercés sur la peau sont des causes fréquentes de dermatoses. Tels sont l'érythème intertrigo qu'on observe dans les plis de la peau, l'érythème paratrime occasionné par le décubitus prolongé, l'acné, le prurigo provoqués par les vêtements de laine appliqués directement sur la peau.

Causes chimiques. — Nous n'en finirions pas s'il fallait citer toutes les substances capables de produire, par irritation, une affection cutanée; nous nous contenterons de citer les plus communes.

Parmi les substances médicamenteuses, nous trouvons la pommade mercurielle, l'huile de cade, les emplâtres divers, le diachylon, l'huile de croton, etc., qui déterminent souvent des éruptions érythémateuses ou vésiculo-pustuleuses.

Les professions qui exigent la manipulation de substances irritantes exposent à des affections cutanées. Telles sont la fabrication de l'acide chromique, des préparations arsénicales, etc., la mégisserie, la tannerie, la boulangerie, la teinturerie, etc.

Les *professions* n'exposent pas aux maladies de la peau seulement par le contact de substances irritantes, mais aussi par suite de l'absorption de produits nocifs. C'est ainsi que l'absorption de la moisissure des roseaux, de l'essence d'oranges amères, du sulfate de quinine, est suivie d'éruptions vésiculo-pustuleuses. Mais ces éruptions rentrent dans les maladies de cause interne.

CAUSES PARASITAIRES. — Nous ne faisons que mentionner ici cette cause, puisque chaque parasite dermatogénétique sera l'objet d'une étude spéciale.

Causes internes. — Ces causes sont inhérentes à l'organisme lui-même. Nous les divisons en *physiologiques* et *pathologiques*.

CAUSES PHYSIOLOGIQUES. — Elles consistent dans les modifications apportées à l'organisme par des influences diverses, modifications qui constituent les degrés de la santé.

Hérédité. Les dermopathies ne sont pas précisément héréditaires. Ce qui est héréditaire, c'est la diathèse, état morbide qui crée de toutes pièces les dermatoses ou expose à les contracter.

Le *tempérament*, la *constitution*, exempts de tout vice morbide, peuvent prédisposer aux dermatoses, modifier leur forme, leur évolution, les entretenir, mais ils ne nous paraissent pas pouvoir jouer à leur égard le rôle de cause déterminante.

Suivant l'*âge*, on est prédisposé à diverses dermopathies.

La peau si fine et si délicate des enfants est fréquemment le siège d'affections suintantes : eczéma, impétigineux, érythème intertrigo.

Les adolescents sont sujets à l'acné. Chez le vieillard, l'eczéma squameux, le lichen, le prurigo sont fréquents.

Le *sexe* fait aussi sentir son influence.

La femme, aux époques menstruelles, est sujette à contracter des eczémas, des érysipèles.

La grossesse expose à l'eczéma, au prurigo, à l'urticaire. Il en est de même de la ménopause.

Les *passions violentes* : la colère, la peur, les chagrins sont de véritables causes déterminantes d'affections cutanées : psoriasis, purpura, urticaire.

Aliments. L'ingestion de certains aliments est fréquemment suivie d'éruptions. Ainsi la charcuterie, les épices, les coquillages, les fraises, le poisson, produisent des poussées d'eczéma, d'urticaire, d'herpès. Les boissons excitantes : café, thé, les boissons alcooliques ont une grande importance dans la genèse et dans l'évolution des dermatoses. Tout le monde connaît la couperose des buveurs.

L'influence des *climats* et des *saisons* est manifeste. On sait que c'est surtout au printemps que se produisent les efflorescences cutanées. Certaines maladies de la peau, la lèpre, par exemple, ne se voient que dans les climants chauds.

CAUSES PATHOLOGIQUES. — Dans certaines *maladies générales aiguës*, les éruptions cutanées font partie du cortège symptomatique : telles sont les éruptions de la rougeole, de la variole, de la scarlatine, de l'érysipèle, de la fièvre typhoïde, de la septicémie.

Diathèses. Mais de toutes les causes des dermopathies les diathèses sont, sans contredit, les plus importantes.

La *diathèse* étant une maladie générale qui altère tout l'organisme, il n'est pas étonnant qu'elle place le malade dans les conditions les plus propices à contracter toutes espèces de lésions. Or les affections cutanées, comme degré de fréquence, se présentent au premier rang.

La *diathèse* n'agit pas seulement comme cause prédisposante ou déterminante des dermopathies, c'est elle surtout qui les rend si tenaces, si difficiles à guérir; aussi toute dermopathie jugée diathésique doit-elle être attaquée d'abord dans la diathèse. Dans la troisième partie de cet ouvrage, nous nous occuperons plus amplement de cette question des rapports des diathèses avec les dermopathies. Qu'il nous suffise de faire ressortir maintenant l'importance de l'étiologie diathésique et de signaler les diathèses qui s'accompagnent d'affections cutanées, ce sont la syphilis, la scrofule, l'arthritisme, la lèpre.

Affections diverses. Les maladies du *foie*, de l'*estomac* sont souvent accompagnées de prurigo, de lichen, d'érythèmes. Mais, dans ces cas, il faut avoir soin de s'assurer que les lésions viscérales ne sont pas à leur tour des manifestations diathésiques.

Dans le cours des *néphrites* albumineuses, on observe des éruptions érythémateuses ou pustuleuses.

Les maladies du *cœur* avec gêne circulatoire produisent des érythèmes, des pétéchies, du purpura.

Maladies du système nerveux. L'influence du système nerveux sur la nutrition s'exerce de deux façons : par les nerfs trophiques et par les vaso-moteurs. Or la richesse de la peau en nerfs est telle qu'on peut la considérer comme une véritable membrane nerveuse ; il n'est donc pas étonnant que les maladies du système nerveux produisent des troubles vasculaires et trophiques du tégument.

On a signalé dans l'*épilepsie* et l'*hystérie* des éruptions de pemphigus, de prurigo.

Les *hémiplégiques* sont sujets à l'érythème, au zona, aux phlyctènes. Ces mêmes lésions s'observent également chez les *paraplégiques*. Charcot a signalé le lichen, l'urticaire, le zona, l'ecthyma, dans l'*ataxie locomotrice.*

Les lésions traumatiques, inflammatoires des nerfs et les *névralgies* s'accompagnent fréquemment d'érythème, d'herpès, de pemphigus, d'eczéma, d'ecthyma.

Indépendamment des éruptions, les maladies nerveuses déterminent des troubles de sécrétion (modifications quantitative et qualitative de la sueur, hypertrophie ou atrophie des ongles, hyposécrétion ou hypersécrétion pileuse) et des altérations profondes de nutrition (amyotrophie, raréfaction des os, mal perforant, trophonévroses).

Cachexies. Les éruptions que l'on observe le plus com-

munément chez les individus atteints de détérioration
organique profonde sont : l'ecthyma et le pemphigus.

Empoisonnements. Dans l'empoisonnement par
l'oxyde de carbone, on a signalé des éruptions érythémateuses, vésiculeuses et bulleuses, consécutives probablement aux altérations du système nerveux[1]. L'empoisonnement par le phosphore entraîne une altération
profonde des vaisseaux et du sang qui se traduit par
des pétéchies et du purpura.

Absorption des médicaments. L'administration d'un
certain nombre de médicaments est suivie de phénomènes irritatifs du côté de la peau. Ces phénomènes
sont dus tantôt à l'action directe du médicament qui,
s'éliminant par la peau, l'irrite au passage ; tantôt à
des altérations du sang, tantôt à des troubles nerveux.

Parmi les médicaments qui agissent par élimination nous citerons, les térébenthines, le copahu, le
cubébe, qui produisent des érythèmes papuleux et
scarlatiniformes, l'urticaire ; l'arsénic, des éruptions
ortiées, papuleuses et pustuleuses ; le tartre stibié, des
pustules ; le brôme et les bromures, l'iode et les
iodures, l'acné ; le mercure, l'eczéma.

Les solanées vireuses, l'opium, le nitrite d'amyle
produisent des érythèmes par troubles nerveux. Nous
avons déjà parlé des éruptions vésiculo-pustuleuses
consécutives à l'absorption de sulfate de quinine.

Fournier a signalé le purpura succédant à l'usage de
l'iodure de potassium. Il s'agit dans ce cas d'altérations vasculaires ou sanguines.

---

[1] Hillairet signale la seborrhée généralisée dans l'empoisonnement par l'oxyde de carbone. (Hillairet, *Traité théorique et
pratique des maladies de la peau*, 1881.)

SÉMEIOLOGIE GÉNÉRALE DES AFFECTIONS CUTANÉES

Les symptômes des affections cutanées sont locaux et généraux. Les symptômes locaux se divisent en objectifs et subjectifs.

I. — SYMPTÔMES OBJECTIFS

En pathologie cutanée, lésions et symptômes se confondent pour ainsi dire, puisque le processus morbide se passe sous les yeux de l'observateur. Nous avons donc à étudier le processus morbide lui-même. Or, son évolution nous offre à considérer des lésions primitives et des lésions secondaires.

1º Lésions primitives

Ces lésions sont les plus importantes, car elles servent fréquemment de base à la détermination de la maladie. Ce sont : les *macules*, les *papules*, les *vési-cules*, les *bulles*, les *pustules*, les *tubercules*, les *tu-meurs*.

MACULES. — Les macules ou taches sont des changements de coloration de la peau, sans élevure ni dépression. Elles peuvent être *pigmentaires*, *vasculaires*, *hématiques*, *congestives* et *inflammatoires*.

Macules pigmentaires. Ces macules sont circonscrites, indolentes, lisses, ne provoquent pas de démangeaisons, ne disparaissent pas par la pression. Elles tiennent soit à un excès, soit à un défaut de pigment.

L'excès de pigment se rencontre dans le *lentigo* (taches de rousseur); la *nigritie*, ou coloration en plaques noires, isolées, de peau; les *éphilides*, les *taches ardoisées;* le *chloasma*, masque des femmes enceintes; la *lèpre*; la *pellagre*; la *maladie d'Addison*.

Nous rapprochons des macules pigmentaires les altérations de coloration de la peau qui succèdent aux affections inflammatoires de la peau, au grattage, aux affections parasitaires, à l'administration du nitrate d'argent, de l'arsenic, des sels d'aniline.

Le défaut de pigment produit, s'il est général, l'*albinisme*, s'il est local, le *vitiligo*. Dans le vitiligo on voit des taches blanches, irrégulières, autour desquelles la pigmentation est exagérée; de sorte qu'on peut le considérer comme le résultat d'une inégale distribution de pigment.

La décoloration de la peau se voit aussi sur les cicatrices, sur les régions atteintes par la teigne pelade ou comprimées longtemps par un bandage.

Macules vasculaires. Elles portent le nom d'angiectasies, de nœvi vasculaires. Elles sont dues à une dilatation des capillaires de la peau accompagnée de stase sanguine. Leurs dimensions sont variables, leur coloration varie du rose vif au brun noirâtre.

Macules hématiques. Elles sont produites par une extravasation du sang; elles constituent les *pétéchies* et le *purpura*. On connaît les variations de coloration que subit le sang extravasé dans les ecchymoses. Ces mêmes variations s'observent dans le purpura.

Macules congestives et inflammatoîres. Ces macules sont des taches à fleur de peau ou légèrement saillantes, de couleur rosée, rose vif ou livide, s'accompagnant fréquemment de prurit ou de chaleur. Leurs formes et leurs dimensions sont variables. Quelquefois arrondies et de la dimension d'une tête d'épingle ou d'une pièce de monnaie, elles n'ont souvent aucune forme déterminée et recouvrent des régions plus ou moins grandes (*érythème diffus*). Dans certains cas, elles prennent une forme géométrique, cerclée, hémi-cerclée (*érythème annulaire, marginé, circiné*).

Les macules disparaissent tantôt sans laisser aucune trace de leur passage (*roséole émotive*), tantôt en produisant une desquamation plus ou moins abondante.

Il serait intéressant, à coup sûr, de pouvoir distinguer les macules en hypérémiques et inflammatoires, mais les lésions propres de l'inflammation (retour des cellules à l'état embryonnaire) ne sont pas perceptibles à l'examen clinique. Aussi, en présence d'une macule, est-il impossible de se rendre compte si l'on a devant soi un processus hypérémique ou un processus inflammatoire.

Les macules congestives et inflammatoires existent dans tous les érythèmes, et dans toutes les dermatoses inflammatoires.

PAPULES. — Les papules sont de petites élevures solides, tantôt coniques, tantôt aplaties, de couleur

normale, rosée ou rouge, s'accompagnant généralement de démangeaisons et se terminant par résolution ou desquamation. Les papules excoriées par le
grattage deviennent sécrétantes et donnent lieu à la
formation de croûtes.

Les dermatoses pour qui la papule constitue la lésion primitive sont le *lichen*, le *prurigo*, le *strophulus*,
l'*urticaire*, les *syphilides papuleuses*.

L'urticaire présente ceci de particulier, que le centre
de la papule est pâle, anémique, et que la rougeur
n'existe qu'à la périphérie. Les papules se reconnaissent facilement quand elles sont isolées, mais si elles
se touchent par leurs bords, elles forment une plaque
érythémateuse, hérissée de petites saillies perceptibles au toucher.

VÉSICULES. — Les vésicules sont de petites élevures
arrondies ou acuminées, de la grosseur d'un grain
de millet à celle d'un petit pois, contenant un liquide
transparent ou opaque, habituellement réunies en
groupe, se terminant par résorption du liquide ou
par rupture de la paroi vésiculaire.

Les vésicules siègent habituellement sur une surface érythémateuse, comme dans l'eczéma, l'herpès,
la varicelle ; d'autres fois, elles reposent sur la peau
normale (*sudamina*).

Le liquide séreux des vésicules peut devenir purulent, ainsi que cela se voit dans l'impétigo.

Lorsque la vésicule disparaît par résorption du
liquide, l'épiderme se détache en fines squames ; si
les parois se rompent, il reste à la place de la vésicule de petites excoriations suintant de la sérosité

ou du pus. Ces liquides en se desséchant forment des croûtes grisâtres ou jaunâtres qui donnent à la maladie un tout autre aspect. (Voy. *Croûtes*.)

PHLYCTÈNES ET BULLES. — Les phlyctènes sont des élevures épidermiques liquides, de la grosseur d'un pois ou d'une noisette, transparentes ou opaques, de forme sphérique ou irrégulière, généralement isolées, se terminant par résorption du liquide ou par rupture des parois. Les phlyctènes volumineuses prennent le nom de bulles. La phlyctène et la bulle ne diffèrent donc cliniquement de la vésicule que par la grosseur de l'élevure et son isolement, mais la pathogénie de ces deux affections est bien différente. (Voy. *Anatomie pathologique*.) Tantôt la bulle est [précédée par une tache érythémateuse qui lui sert de base, tantôt elle se développe sur la peau normale.

La bulle caractérise le pemphigus; mais on peut la rencontrer dans d'autres maladies : l'érysipèle, la brûlure, la gangrène, la lèpre, ainsi qu'à la suite d'applications vésicantes.

Après la résorption du liquide séreux ou séro-purulent de la bulle, il se produit des squames plus larges et plus épaisses que celles qui proviennent des vésicules. Quand la bulle s'est déchirée, on voit une ulcération large et plus ou moins profonde, sécrétant du pus qui, en se desséchant, forme des croûtes noirâtres, encastrées et adhérentes.

PUSTULES. — Les pustules sont des élevures acuminées ou hémisphériques, de couleur jaune paille, de la grosseur d'une tête d'épingle à un pois, reposant sur une surface érythémateuse, renfermant du pus, se terminant par dessication de son contenu avec ou sans rupture des parois. Elles ne sont que des vésicules dont le contenu est devenu purulent, le mécanisme de leur formation est le même.

Le siège anatomique de la pustule est très important à reconnaître, car il sert à la détermination de plusieurs maladies cutanées. Les pustules simplement épidermiques se voient dans la *variole*, l'*impétigo*, l'*ecthyma*; les pustules des glandes sébacées constituent *l'acné*; celles des glandes pileuses, le *sycosis.*

Au-dessous des croûtes pustuleuses peut exister une ulcération plus ou moins profonde qui, après la guérison, laisse souvent une cicatrice indélébile.

Tubercules. — Les tubercules sont de petites tumeurs solides, indurées, ordinairement circonscrites, dont le volume varie depuis un pois jusqu'à une grosse noisette, reposant ou non sur une surface érythémateuse et se terminant par résorption simple, par suppuration ou par ulcération.

Cette définition montre que nous donnons à l'expression de tubercule son sens le plus étendu, le plus vulgaire et non celui qui lui a été réservé en anatomique pathologique.

Aussi les affections se traduisant par un tubercule sont-elles nombreuses. Nous citerons : le *lupus*, les *tubercules syphilitiques*, les *gommes scrofuleuses* et *syphilitiques*, le *furoncle*, qui aboutit généralement à la suppuration, le *molluscum*, le *mycosis*, les *kéloïdes*, les *tubercules anatomiques*, les *verrues*, etc.

Les tubercules ulcérés se recouvrent de croûtes profondément enchâssées, épaisses, et très adhérentes.

Tumeurs. — Les tumeurs qui envahissent la peau soit primitivement, soit secondairement, sont plutôt du ressort de la pathologie externe, puisqu'elles réclament le plus souvent un traitement chirurgical. Nous citerons néanmoins les plus communes : l'épithéliome, le sarcome, le névrome, les tumeurs érectiles, les lymphangiomes.

2° Lésions secondaires

Les lésions secondaires ou deutéropathiques sont consécutives au processus morbide ; on peut donc les rencontrer comme épiphénomène dans beaucoup de dermatoses. Ce sont les *squames*, les *croûtes*, les *ulcérations* et les *cicatrices*.

Squames. — Les squames sont constituées par des lamelles épidermiques.

Tantôt elles se présentent sous forme de poussière de son, comme dans le pityrisis, l'eczéma et, dans ce cas, elles sont peu adhérentes ; tantôt elles sont larges, adhérentes, comme dans le psoriasis. Elles sont habituellement blanches, quelquefois jaunâtres (pityriasis versicolore) ou noirâtres (icthyose noire).

La squame prend dans certains cas une importance telle qu'elle suffit à déterminer une famille naturelle ; les affections squameuses renferment le psoriasis, le pityriasis, et la dermatite exfoliatrice.

Dans tous les autres cas, les squames ne sont que l'indice vulgaire de la terminaison du processus inflammatoire. C'est ainsi qu'on les voit, à la fin des érythèmes, de l'eczéma, de l'herpès, du pemphigus, etc.

CROUTES. — Produites par la dessication des liquides exsudés, les croûtes sont souvent, à un moment donné, le seul symptôme objectif d'une dermopathie. Il est donc nécessaire de les bien connaître pour les faire servir au diagnostic. Leur coloration est grise, (eczéma, herpès), jaune (impétigo, acné) ou noirâtre (ecthyma, rupia). Superficielles, peu adhérentes et molles, elles indiquent une éruption vésiculo-pustuleuse ou pustuleuse.

Epaisses, profondément enchâssées, formées de couches stratifiées, elles sont l'indice d'une ulcération sous-jacente dont il restera à déterminer l'origine.

Elles sont creusées en forme de godet dans la teigne faveuse. Dans l'acné, le favus et le sycosis elles sont souvent traversées par un poil.

EXCORIATIONS. — Les *excoriations* sont des pertes de substance qui ne dépassent pas en profondeur la couche papillaire ; le plus souvent elles n'atteignent que le corps muqueux. Ce sont donc de simples pertes épithéliales. Leurs dimensions sont très variables ; petites comme une tête d'épingle dans l'eczéma, elles atteignent de vastes proportions dans l'érysipèle, la brûlure au second degré. Elles sécrètent un liquide séreux ou séro-purulent. Elles peuvent s'observer dans toutes les éruptions vésiculeuses et pustuleuses, et même dans les affections papuleuses accompagnées de prurit : lichen, prurigo, urticaire. Elles sont, dans ce cas, la conséquence du grattage.

ULCÉRATIONS. — Ce sont des pertes de substance qui entament l'épaisseur du derme et quelquefois les tissus sous-jacents. Leur fond est à nu ou bien recouvert d'une fausse membrane (chancre), d'une croûte, (ecthyma, rupia).

Les bords sont tantôt taillés à pic ,comme dans le chancre mou, les syphilides ulcérées, tantôt en forme de talus, comme dans le chancre syphilitique, tantôt décollés des parties sous-jacentes et irréguliers, comme dans les ulcérations scrofuleuses.

Dans les ulcérations carcinomateuses, cancroïdales, les bords sont saillants, renversés en dehors. La base est molle et souple (chancre simple) ou indurée (chancre syphilitique, ulcérations cancroïdales).

Si elles ont de la tendance à s'étendre en surface ou en profondeur, elles sont dites *phagédéniques*.

CICATRICES. — Les cicatrices cutanées sont formées par le développement du tissu conjonctif nouveau destiné à réparer les pertes de substance du derme. On ne les voit donc qu'après des maladies ayant détruit le derme plus ou moins profondément. Elles sont généralement blanches, d'autres fois livides, comme dans la scrofule. Leur surface est tantôt lisse, tantôt parcheminée (syphilis), gauffrée (scrofule). Elles sont généralement à fleur de peau, mais en se rétractant, elles se dépriment ; quelquefois aussi elles s'hypertrophient régulièrement ou irrégulièrement, on a alors la *cicatrice hypertrophique*.

II. — SYMPTÔMES SUBJECTIFS

Les symptômes subjectifs consistent dans les troubles sensitifs : douleur, prurit, cuisson, brûlure éprouvés par le malade.

La *douleur* proprement dite est rare dans les dermopathies. On ne l'observe que dans les affections qui intéressent les filets nerveux (chancre mou, carcimome, cancroïde) ou dans celles qui sont produites par une altération du système nerveux (zona, pellagre).

Le *prurit* ou démangeaison est beaucoup plus fréquent. On l'observe dans toutes les éruptions de nature inflammatoire, principalement dans les papules. Il est très marqué dans les dermatoses parasitaires et très rare dans les syphilides.

Le prurit n'est habituellement qu'un symptôme ennuyeux ou gênant ; mais, dans certains cas, il prend une intensité telle que les malades se déchirent la peau, sont pris de délire, de convulsions et même d'idées de suicide. Tel est le cas pour le prurigo formicant.

Le prurit qui n'est lié à aucune dermophathie est une névrose que Hardy désigne sous le nom d'*hypéresthésie cutanée*. Elle est générale ou locale (prurit de l'anus, de scrotum, de la vulve).

Les *sensations de cuisson, de brûlure*, accompagnent généralement le prurit. Elles existent dans les dermatoses inflammatoires à des degrés divers.

L'*anesthésie* de la peau a besoin d'être cherchée par

le médecin, car le malade souvent ne s'en aperçoit pas. Elle se voit surtout après les dermopathies d'origine nerveuse, zona, lèpre. Les cicatrices restent souvent insensibles.

III. — SYMPTÔMES GÉNÉRAUX

Les symptômes généraux consistent dans la fièvre, l'embarras gastrique. On les rencontre comme symptômes secondaires dans certaines éruptions aiguës : eczéma, pemphigus; mais, le plus souvent, ils sont une conséquence de la cause même de l'éruption. Il en est ainsi dans les fièvres éruptives, dans les éruptions produites par absorption médicamenteuse.

Indépendamment des symptômes généraux, les dermatoses sont souvent accompagnées d'affections chroniques diverses. Telles sont les dyspepsies, l'ictère, la constipation, la diarrhée, la migraine, l'asthme, la goutte. Ces affections ne sont pas la conséquence de la dermatose, mais de la maladie générale qui l'a engendrée elle-même. Néanmoins les dermatoses peuvent réagir sur la santé et l'altérer diversement. Ainsi une éruption qui couvre de vastes régions, supprime les fonctions émonctoriales de la peau; le prurit intense cause quelquefois des convulsions du délire; l'abondance des sécrétions est une cause d'épuisement.

DIAGNOSTIC DES MALADIES DE LA PEAU

Il n'est pas besoin d'insister sur ce fait que, pour appliquer un traitement raisonné et efficace il faut faire un bon diagnostic.

Pour faire un bon diagnostic, il est très important d'examiner toute la surface du corps, car généralement le malade n'attire l'attention du médecin que sur certains points qui le préoccupent plus particulièrement. Or, les points signalés au médecin pourront avoir perdu les caractères objectifs des lésions primitives, alors qu'il sera souvent possible de les retrouver ailleurs. D'autre part, l'examen de la peau tout entière peut faire reconnaître des cicatrices, des anomalies de sécrétion, indices précieux pour révéler une maladie constitutionnelle.

Le diagnostic doit dégager les trois points suivants : le genre, l'espèce, la cause.

Le *genre*, c'est la lésion anatomique primitive. En général, son diagnostic n'est pas difficile ; on reconnaîtra sans peine des macules, des taches, des papules, des vésicules ou des pustules, etc.

L'*espèce* ou variété du genre est plus difficile à établir. Voici, par exemple, deux malades atteints d'éruption vésiculeuse. L'un a un eczéma, l'autre un herpès, Dans ce cas, le diagnostic s'appuie sur la forme, le volume des vésicules, l'évolution de la maladie, sa durée. Ce diagnostic sera fait avec soin à propos de chaque maladie.

La *cause* doit être dégagée aussi nettement que possible, puisque l'indication causale est la plus importante en thérapeutique.

Il faut tout d'abord s'assurer si la maladie tient à une cause externe ou à une cause interne. Les commémoratifs, les antécédents personnels ou héréditaires du malade, sa profession, les causes accidentelles auxquelles il a pu être exposé, les maladies locales ou générales dont il est actuellement porteur, ses aliments, son hygiène, les médicaments qu'il a pris, tels seront les renseignements nécessaires.

Le diagnostic des maladies de la peau est parfois entouré de sérieuses difficultés. Ainsi, lorsque la lésion primitive a disparu, qu'il ne reste plus que les lésions secondaires : squames, croûtes, cicatrices, il faut rétablir par celles-ci la lésion primitive.

D'autres fois, l'aspect des dermatoses a été modifié par un traitement antérieur et il faut attendre que les effets de ce traitement aient disparu pour retrouver les caractères de la maladie.

Le siége d'une lésion suffit souvent pour modifier complètement ses caractères objectifs. Combien un chancre de l'anus est différent d'un chancre du pénis et combien celui-ci ressemble peu au chancre des muqueuses.

Enfin des lésions d'espèce différente peuvent se superposer. C'est ainsi qu'une croûte d'impétigo peut recouvrir des tubercules de mentagre. Dans ce cas, la lésion profonde n'apparaît que lorsque l'on s'est débarrassé de la superficielle.

PRONOSTIC DES MALADIES DE LA PEAU

Les maladies cutanées ne sont pas souvent mortelles par elles-mêmes. Mais le pronostic doit être fait à d'autres points de vue : la durée, la récidive, les altérations consécutives de la peau.

La *durée* de la maladie dépend : de sa *cause* (les maladies de cause externe durent moins longtemps que celles de cause interne ;) de la *nature* de la lésion, les lésions érythémateuses sont les plus fugaces, les lésions vésiculo-pustuleuses durent plus longtemps, les hypertrophies, les atrophies ont une durée encore plus longue, les néoplasmes persistent pour ainsi dire indéfiniment ; de l'*état général* du sujet, l'alcoolisme, l'impaludisme, les maladies concomittantes et qui affaiblissent l'organisme sont autant de causes qui prolongent les dermopathies ; enfin du *traitement*.

Les *récidives* sont subordonnées à la récidive de l'action des mêmes causes pour les dermopathies d'origine externe, à la persistance des altérations fonctionnelles et organiques pour les dermopathies d'origine interne (Voy. *Étiologie*).

Les *altérations* consécutives de la peau, telles que cicatrices, épaississement, perte de souplesse, modifications de coloration dépendent de la nature de la lésion. (Voy. *Sémeiologie*.)

THÉRAPEUTIQUE GÉNÉRALE DES MALADIES
DE LA PEAU

Une première question se pose. Doit-on toujours guérir une affection cutanée ? Certains auteurs, dominés par la crainte d'une répercussion viscérale, d'une métastase, par suite de la disparition brusque d'une dermatose, ont répondu par la négative. Or, nous ferons remarquer que les dermatoses dont on redoute le plus les métastases (eczéma, psoriasis) sont précisément celles qu'il est le plus difficile de guérir.

« La suppression brusque, dit Fournier, n'est pas à craindre ; on ne sait pas guérir brusquement un « eczéma. » Fournier dit encore : « Un eczéma est un «mal, il faut le guérir *toujours* ». On peut en dire autant du psoriasis.

Du reste, les observations véridiques de métastase sont assez rares pour que l'on n'ait pas à s'en préoccuper dans l'immense majorité des cas.

Il faut bien l'avouer, ce n'est pas toujours chose facile que de guérir une dermopathie ; aussi, ne doit-on négliger aucune des indications thérapeutiques.

Les indications thérapeutiques d'une dermopathie se tirent de la cause, de l'état local et de l'état général.

Indications causales. — L'on comprend sans peine que la suppression de la cause soit la première chose à obtenir. C'est ce que l'on fait dans tous les cas où la cause est encore en possession de l'organisme : dermatoses parasitaires, affections produites par la compression, les frottements de la peau. Mais dans un grand nombre de cas, la cause n'est que passagère ; elle a cessé d'exister après avoir frappé l'organisme. La thérapeutique devient alors de la prophylaxie, en cherchant à en empêcher le retour. Dans les dermatoses diathésiques, la thérapeutique étiologique trouve de nombreuses occasions de s'exercer en combattant la diathèse elle-même.

INDICATIONS LOCALES. — Les indications fournies par l'état local ont trait à la nature du processus morbide, à son siége, à son évolution, à la période où il se trouve, aux lésions consécutives qu'il peut entraîner, aux symptômes subjectifs dont il s'accompagne. Les lésions inflammatoires réclament une médication tantôt émolliente, tantôt révulsive, tantôt caustique. Les hypertrophies (cornes, verrues), les tumeurs sont généralement justiciables d'un traitement chirurgical. L'intensité du prurit nécessite souvent des applications sédatives et anesthésiques. Quand les ulcérations siégent au pourtour des orifices naturels, il est nécessaire de prendre des précautions afin d'éviter l'occlusion de ces orifices par le travail de cicatrisation.

INDICATIONS GÉNÉRALES. — L'état général a fréquemment besoin d'être modifié ; car c'est lui qui, le plus souvent, est la cause directe de la dermatose ou qui l'entretient indéfiniment.

Nous allons passer en revue les diverses médications générales, leurs agents thérapeutiques, leurs indications.

4

Les eaux minérales seront traitées à part, en raison de leur importance thérapeutique et parce qu'elles sont à la fois des agents de médication générale et de médication locale.

MÉDICATION GÉNÉRALE

La médication générale a pour objet tantôt de conjurer des phénomènes fébriles (médication antifébrile), tantôt de remédier à une diathèse (médication antidiathésique), tantôt de remonter un organisme débilité par des causes quelconques (médication tonique, reconstituante). Comme bien l'on pense, les médications antidiathésique et reconstituante ne sont nullement exclusives l'une de l'autre, elles se prêtent, au contraire, un mutuel appui.

Médication antifébrile. — C'est elle qui joue le plus grand rôle dans les fièvres éruptives où l'éruption n'est que secondaire.

Les poussées d'urticaire, d'eczéma, d'érythème, de pemphigus se font souvent avec un cortège de symptômes fébriles qu'il est nécessaire de calmer.

On emploiera pour cela les médicaments antifébriles ordinaires : digitale, vératrine, dans les cas communs ; sulfate de quinine, si le malade est sous l'empire de l'intoxication paludéenne ; salicylate de soude dans les éruptions rhumatismales (érythème noueux).

Un vomitif ou un purgatif combattra l'embarras gastrique causé par la fièvre et opèrera de plus une dérivation utile. L'hygiène et le régime seront ceux de toute affection fébrile.

Médication antidiathésique. — Les principales diathèses dermatogénétiques sont la syphilis, la scrofule et l'arthritisme. Seule la syphilis procède d'une cause toujours la même, la contagion; aussi a-t-elle une médication spécifique; les autres, provenant d'une association de causes, ne peuvent, par conséquent, avoir une semblable thérapeutique.

Examinons rapidement les indications et les agents thérapeutiques de chacune de ces diathèses.

SYPHILIS. — Des recherches nombreuses faites dans ces dernières années ont établi que beaucoup de maladies n'étaient contagieuses que par la présence d'organismes inférieurs parasitaires. Le microbe de la syphilis n'a pas encore été isolé; mais il le sera tôt ou tard, nous en sommes convaincus. Quoiqu'il en soit, la syphilis a un traitement spécifique basé sur l'emploi du *mercure* et de *l'iodure de potassium*. (Voyez, à la troisième partie, le traitement des syphilides.)

SCROFULE. — La scrofule n'est pas à proprement parler une diathèse (voy. *Scrofulides*), mais elle est en tout cas l'indice d'un mauvais état général qui nécessite un traitement sérieux. La médication reconstituante et ses agents sont en tous points applicables au traitement de la scrofule. L'iode passe pour spécifique dans la scrofule, il n'en est rien; et la preuve, c'est que les eaux minérales chlorurées sodiques et chlorurées sulfurées, qui ne renferment généralement point d'iode, sont de beaucoup plus efficaces que l'usage le plus prolongé des préparations iodiques.

ARTHRITISME. — L'arthritisme est, d'après le professeur Bouchard, un état constitutionnel caractérisé par le retard des mutations nutritives.

Si l'oxydation incomplète porte sur les matériaux azotés, on a la diathèse urique (goutte et gravelle) et la diathèse rhumatismale; s'il porte sur les matériaux sucrés, on a le diabète; s'il porte sur les matières grasses, l'obésité et la lithiase biliaire. (Voy. *Arthritides*). Après l'élimination des causes du ralentissement de la nutrition, l'indication de stimuler les mutations nutritives est évidente.

On y parvient par l'exercice, la gymnastique, la vie au grand air, l'hydrothérapie, par l'emploi du chlorure de sodium, des sulfureux, principalement sous forme d'eaux minérales. Les alcalins sont utiles dans la diathèse urique en neutralisant l'excès d'acidité du sang, mais ils ne s'opposent nullement à la formation de cet excès. Ils sont donc, sous ce rapport, bien inférieurs au chlorure de sodium.

Le lecteur s'étonnera sans doute de ne pas nous entendre parler de l'*herpétisme*, c'est que nous n'admettons pas cette diathèse. Les motifs de cette exclusion sont exposés à la troisième partie, au chapitre des herpétides.

Médication reconstituante. — Cette médication a pour agents principaux : l'hygiène et le régime, puis la série des médicaments qui stimulent l'appétit et la digestion : amers, eupeptiques, les peptones, etc. On nous permettra de ne pas nous étendre sur cette médication bien connue.

L'ARSENIC est un médicament très employé dans le traitement des dermatoses; nous devons donc l'étudier particulièrement.

L'arsenic modère la nutrition, car il abaisse le chiffre de l'urée et la température. A ce titre, il peut être employé comme reconstituant dans les cas où, faute d'appétit ou de digestion, les malades ne peuvent pas suffire par l'alimentation à la dépense nutritive ; C'est un médication d'épargne. D'autre part, l'arsenic est un corps irritant et, en s'éliminant par les muqueuses et par la peau, il les modifie au passage. Ainsi on observe des conjonctivites, de la bronchite, des éruptions érythémateuses, vésiculeuses, papuleuses et pustuleuses.

. L'arsenic est *indiqué*, dit Gailleton[1], dans les affections cutanées chroniques de cause interne dans lesquelles on rencontre comme symptômes principaux : l'hypérémie, le prurit, un léger épaississement de la peau, l'exagération de la sécrétion épidermique. Les affections qui rentrent dans cette classe sont : le psoriasis, le pityriasis, le lichen, l'eczéma, le prurigo, l'urticaire, l'érythème et l'herpès chroniques.

Il y a deux manières d'administrer l'arsenic : à doses progressivement croissantes, à doses élevées et progressivement décroissantes. Gailleton, qui a expérimenté les deux méthodes, affirme qu'avec les doses progressivement croissantes on n'obtient ni phénomènes physiologiques, ni effets curatifs. En débutant, au con-

[1] *Traité élémentaire des maladies de la peau*, p. 72.

traire, par cinq milligrammes d'arsénite de potasse ou d'arséniate de soude, en atteignant en cinq ou six jours dix à douze milligrammes et s'y maintenant jusqu'à production de phénomènes irritatifs du côté des muqueuses, puis en diminuant les doses, on arrive à des résultats thérapeutiques rapides et marqués.

La dose quotidienne devra être fractionnée et prise pendant les repas, afin d'éviter l'irritation de l'estomac.

MÉDICATION LOCALE

Il faut se bien convaincre de ceci : qu'il n'y a pas de médicament local applicable dans tous les cas à une même dermatose. La médication doit nécessairement varier suivant la période de la maladie. Ce n'est qu'à cette condition que le succès couronnera les efforts du médecin.

La médication locale comprend les médications émolliente et sédative, astringente ou résolutive, excitante ou substitutive, caustique, parasiticide.

1° Médication émolliente, sédative.

AGENTS. — Le type des émollients est l'*eau tiède* employée en bains ou en lotions, pure ou additionnée de mauve, de guimauve, de son, de gélatine, etc.

Les *cataplasmes* de farine de lin, de fécule[1] agissent

---

[1] Les cataplasmes de fécule s'emploient généralement froids. Pour les faire, on se sert d'eau bouillante et de fécule que l'on fait cuire jusqu'à consistance de la colle; on laisse refroidir avant d'appliquer.

par l'humidité qu'ils entretiennent sur les surfaces
malades et en préservant ces surfaces du contact
de l'air et autres corps irritants. Les pansements
par *occlusion*, au moyen de l'ouate ou de la toile
caoutchouctée, forment, en arrêtant la vapeur d'eau
et la sueur qui s'exhalent de la peau, une atmosphère
humide qui équivaut à un bain local. L'enveloppement par le caoutchouc est aujourd'hui de pratique
courante dans le traitement de l'eczéma à la période
aiguë et suintante. Les parties malades et le caoutchouc doivent être lavés tous les jours avec soin.

Les *poudres* d'amidon, de riz, de vieux bois, agissent
comme absorbants et protecteurs.

Les *corps gras* sont aussi des enduits protecteurs.

Dans les cas où le prurit est intense, des compresses
imbibées de solutions d'alcool, de bromure de potassium, d'éther, de chloroforme dilué, de laudanum,
de camphre sont souvent indiquées. Ces médicaments
peuvent aussi être pris à l'intérieur puisqu'ils agissent
directement sur l'élément nerveux.

INDICATIONS. — La médication émolliente est indiquée dans les affections aiguës et dans les affections
chroniques pendant leurs périodes d'exacerbation.
Elle convient surtout aux éruptions humides et prurigineuses. C'est elle que l'on emploie pour faire tomber les squames et les croûtes.

2° Médication astringente, résolutive

La médication astringente a pour effet de resserrer
les tissus, de diminuer la congestion et les exsudations.

AGENTS. — Le *tannin* et les végétaux qui en renferment: *noix de galle*, écorces de *chêne*, de *noyer*, *quinos*, *ratanhia* s'emploient en pommade, glycéré, décoction, à la dose de 1 à 20 p. 100.

L'*acétate de plomb*, l'*alun*, l'*oxyde de zinc*, les *sulfates de fer*, de *zinc*, de *cadmium*, s'emploient de la même façon et aux mêmes doses.

Le *perchlorure de fer* en solution Beaumé (26 gr. de sel pour 74 gr. d'eau), mitigée d'eau par moitié, est un très bon astringent. En solution plus forte il devient caustique.

Le *nitrate d'argent* dans la proportion de 1 à 15 p. 100 est, d'après Nothnagel et Rossbach, le meilleur des astrigents.

INDICATIONS. — La médication astringente convient aux dermatoses inflammatoires aiguës quand la résolution tarde à se faire, aux dermatoses chroniques à forme exsudative.

3º **Médication irritante, substitutive**

Cette médication a pour but de ramener un certain degré d'acuité dans une inflammation chronique, parce que les inflammations aiguës guérissent plus facilement que les inflammations chroniques. Elle est utilisée encore lorsqu'il s'agit de stimuler une sécrétion: sécrétion des poils, des glandes sébacées.

AGENTS. — Huile de cade pure, goudron;
Acide chrysophanique, acide pyrogallique, 5 à 10 p. 100 en pommade;

Mercuriaux : protoiodure, iodure de chlorure mercureux, 1 à 4 p. 30 en pommade, biiodure, 0,50 à 2 p. 30, bichlorure, 1 à 4 p. 100 en lotion, 15 à 30 gr. pour un bain ;

Carbonates de soude, de potasse, 4 à 6 p. 30 en pommade, 5 à 10 p. 100 en lotion, 100 à 1000 gr. pour bain ; potasse caustique, 10 à 50 p. 100 en lotion ; savon mou de potasse ;

Chlorure de zinc, 2 à 5 p. 100 ;

Azotate d'argent 1 à 4 p. 30 en pommade ;

Sulfureux : soufre, 4 à 8 p. 30 en pommade ; sulfure de potasse, 100 à 150 gr. pour un bain ;

Teinture d'iode pure ou étendue de quatre à cinq fois son poids d'eau ;

Acides chromique, phénique, 2 à 5 p. 100 ;

Chlorure de sodium, 500 à 1000 gr. pour un bain ;

Bains et douches à haute température.

Ces divers agents sont appliqués directement sur la peau, mais il en est d'autres qui, pris à l'intérieur et s'éliminant par la peau, sont également irritants et substitutifs. Telles sont : l'arsenic, le copahu, la térébenthine , les cantharides, le tartre stibié, les iodures et bromures alcalins, les mercuriaux.

INDICATIONS. — La médication substitutive est indiquée dans les éruptions sèches et squameuses, dans les éruptions humides à leur période squameuse, et dans les cas où il y a épaississement de la peau.

L'effet des médicaments a besoin d'être surveillé, car il faut atteindre l'acuité désirée et non la dépasser.

4° **Médication caustique**

Elle a pour but de modifier les surfaces malades en les détruisant en tout ou en partie. La destruction par formation d'eschares est toujours suivie d'un peu d'inflammation aiguë favorable à la guérison.

Les *agents* de cette médication sont connus : pâte de Vienne, de Canquoin, acides divers, etc. Elle s'emploie principalement dans les affections ulcéreuses, néoplasiques et hypertrophiques.

5° **Médication parasiticide**

Cette médication répond à une indication de premier ordre, l'indication causale.

Les principaux agents employés contre les parasites animaux sont : les *mercuriaux*, les *sulfureux*, les *carbures d'hydrogène*, sous forme d'*huiles essentielles* de lavande, de thym, de girofle, de pétrole, de schiste, etc., etc.

Contre les parasites végétaux on se sert des mercuriaux, des sels de plomb, de cuivre, de la créosote, des acides phénique, chromique, etc. La solution de bichlorure de mercure à 1 p. 500 est applicable dans le plus grand nombre de cas.

EAUX MINÉRALES

Quand une dermatose a résisté à tous les traitements pharmaceutiques, on la dirige vers une eau minérale, et celle-ci l'améliore presque toujours, la guérit souvent. C'est là une bonne preuve d'efficacité. A quoi tient cette efficacité? A ce que la médication thermale, dit Durand-Fardel[1], fournit le moyen de remplir à la fois des indications multiples.

Ainsi que nous l'avons vu, les trois grandes indications des dermopathies se déduisent de la cause, de l'état général et de l'état local.

L'influence des eaux minérales sur la cause est peu apparente, sauf celle des eaux sulfureuses sur les dermatoses parasitaires. Nous ne nous occuperons donc que de leur action comme médication générale et locale. Toutefois, ne pouvant parler ici de toutes les eaux minérales, nous nous contenterons des plus importantes.

Médication générale. — Nous avons déjà fait ressortir à plusieurs reprises l'importance de l'état général, soit dans la cause, soit dans l'évolution, la durée, la gravité des dermopathies chroniques. Si donc les eaux minérales sont efficaces pour la cure de ces maladies, il est à présumer que le résultat est dû à une modification profonde de l'organisme, et ce qui le prouve, c'est que les manifestations morbides variées qui accompagnent la dermatose et qui sont aussi sous la dépendance de l'état général disparaissent avec elle.

Les eaux minérales les plus puissantes par leur action constitutionnelle, antidiathésique, sont : les *chlorurées sodiques*, les *sulfureuses*, les *chlorurées sulfureuses*, les *bicarbonatées sodiques*.

[1] Durand-Fardel. — *Traité des eaux minérales*, 1883.

EAUX CHLORURÉES SODIQUES. — Le chlorure de sodium est un puissant excitateur de la nutrition ; ainsi que Rabuteau l'a constaté, il élève la température et le chiffre de l'urée.

Ce résultat est obtenu de plusieurs façons :

1° Le chlorure de sodium détermine dans la bouche, l'estomac et l'intestin, une irritation des nerfs sensitifs. Cette irritation a deux conséquences. Elle produit d'abord une hypersécrétion réflexe des glandes buccales, stomacales et intestinales ; les liquides digestifs deviennent donc plus abondants et la digestion plus facile. D'autre part, elle accentue la soif et la satisfaction de ce besoin fait introduire dans l'estomac une plus grande quantité d'eau, qui a l'avantage de diluer les aliments et de rendre le suc gastrique plus actif. Corvisart a montré en effet qu'un excès d'eau accroît le pouvoir digestif du suc gastrique. Heidenhain a reconnu de plus que l'addition de chlorure de sodium à la pancréatine accélère là dissolution de la fibrine.

2° Dans le sang, le chlorure de sodium conserve les hématies, retarde leur destruction. Si les hématies se détruisent moins vite, le nombre de celles qui se forment restant le même, il arrivera un moment où le nombre total sera augmenté. Cette augmentation a été vérifiée par Plouviez et Poggiale. Puisque les hématies sont les vecteurs de l'oxygène, il est évident que les combustions organiques seront activées.

3° Le chlorure de sodium possède à un haut degré la propriété purement physique d'attirer à lui les substances dialysables. Dans le sang donc il exerce sa puissance aspiratrice et favorise l'absorption des li-

quides alimentaires contenus dans l'intestin et la résorption des déchets de la combustion qui se trouvent
dans les liquides extra-vasculaires.

Indications. — Cet aperçu physiologique montre
que les eaux chlorurées sodiques sont indiquées dans
tous les états où les actes de la nutrition languissent,
où l'organisme appauvri, débilité, a besoin d'un sti-
mulus qui le réveille de sa torpeur.

Cet état d'alanguissement général se rencontre, au
plus haut degré, dans la scrofule. Aussi est-ce dans
cette maladie que les eaux chlorurées sodiques montrent toute leur puissance.

Il est un groupe de maladies, celles que le professeur Bouchard a appelées maladies par ralentissement de la nutrition, dans lesquelles ces eaux sont
rationnellement indiquées. La lithiase biliaire, l'obésité, le diabète, la goutte et le rhumatisme forment ce
groupe qui procède de la diathèse *arthritique*.

On sait le rôle important que joue l'arthritisme
dans les maladies de la peau; combattre la diathèse,
le ralentissement de la nutrition, c'est donc remplir
l'indication causale.

Les principales eaux chlorurées sodiques sont :

	CHLORURE DE SODIUM PAR LITRE
Salies de Béarn (Basses-Pyrénées) . .	229 gr.
Salins (Jura)	22
Salins-Moutiers (Savoie)	11
Balaruc (Hérault)	7
Bourbonne (Haute-Marne)	5
Lamotte (Isère)	3
Bourbon-l'Archambault (Allier) . . .	2

EAUX SULFUREUSES. — Nous savons peu de choses sur la physiologie des sulfures alcalins. On note, après leur absorption, de l'excitation générale, l'accélération de la circulation et de la respiration, l'*élévation de la température*. Ces phénomènes, dont le mécanisme n'a pas été analysé, témoignent d'une stimulation des fonctions de nutrition. Les sulfureux ont donc, à ce point de vue, une action analogue à celle du chlorure de sodium, mais beaucoup moins marquée.

Les sulfures alcalins se transforment dans l'organisme, partie en hydrogène sulfuré, partie en sulfates. Les sulfates s'éliminent par les urines, l'acide sulfhydrique par les voies respiratoires et par la peau. Cet acide étant un corps irritant, son passage à la surface de ces organes est marqué par des phénomènes d'irritation utilisés en thérapeutique.

Indications. — En vertu de leurs propriétés stimulantes, les eaux sulfureuses conviennent aux organismes débilités ; mais il est juste de dire qu'elles se recommandent surtout par leur action locale dans les maladies de la peau.

Les eaux sulfureuses se divisent en *sulfurées sodiques* et *sulfurées calciques*.

Les premières sont généralement chaudes et ne dégagent d'hydrogène sulfuré qu'au contact de l'air.

Les secondes sont habituellement froides, plus minéralisées et renferment l'hydrogène sulfuré avant leur émergence.

EAUX SULFURÉES SODIQUES.

	TEMPÉRATURE	SULFURE DE SODIUM PAR LITRE.
Barèges (Hautes-Pyrénées) . .	42° c.	0 gr. 04
Cauterets (Hautes-Pyrénées) .	48	0 02
Eaux-Bonnes (Basses-Pyrénées)	33	0 . 02
Luchon (Haute-Garonne) . .	17-66	0 05

EAUX SULFURÉES CALCIQUES.

	TEMPÉRATURE.	HYDROGÈNE SULFURÉ PAR LITRE.
Allevard (Isère)	16° c.	0 gr. 24 c.
Aix (Savoie).	46	0 003
Montmirail (Vaucluse) . . .	16	0 006

EAUX CHLORURÉES SODIQUES SULFURÉES. — Ces eaux, ainsi que leur nom l'indique, ont comme éléments principaux le chlorure de sodium et le soufre. La réunion de ces deux principes est éminemment favorable au traitement des dermatoses liées à un mauvais état général, puisque le médecin manœuvre à la fois ces deux armes puissantes au point de vue des indications générales et locales : le chlorure de sodium et le soufre. Les résultats thérapeutiques confirment ce que la physiologie faisait présumer pour la cure des scrofulides et des arthritides. Il n'y a en France que trois stations d'eaux chlorurées sodiques sulfureuses, dont Uriage est le type le plus remarquable par sa teneur en chlorure et en acide sulfhydrique.

POUR UN LITRE D'EAU.	URIAGE	SAINT-GERVAIS (source du Torrent).	TERCIS (Landes).
Acide sulfhydrique . .	7 cc. 344	3 cc. 04	1 cc. 00
Chlorure de sodium. .	6 gr. 036	1 gr. 603	2 gr. 165
Total des sels	10 gr. 426	5 gr. 144	2 gr. 577
	Lefort 1865	Lossier 1879	Coudanne 1866

D'après des expériences que nous avons faites sur nous-même et sur une autre personne, il résulte que l'eau d'Uriage, en boisson, augmente l'urée. Cette augmentation a été chez nous, en moyenne de 7 gr. par jour, chez l'autre personne (qui est arthritique), de 6 gr. Nous avons eu soin de faire la contre-épreuve avec de l'eau ordinaire qui, du reste, n'a pas donné d'augmentation de la quantité normale d'urée.

Ces observations seront ultérieurement publiées.

EAUX BICARBONATÉES SODIQUES. — Le bicarbonate de soude ingéré à faible dose se transforme dans l'estomac en chlorure de sodium et agit par conséquent comme ce médicament. A dose moyenne, il stimule encore les sécrétions digestives ; mais à haute dose (15 gr.), il les arrête.

Les eaux bicarbonatées sodiques sont donc des eaux reconstituantes, d'une part, parce qu'elles peuvent agir comme le chlorure de sodium, d'autre part, parce qu'elles activent la digestion. Elles sont sous le rapport de la stimulation générale inférieures aux chlorurées et aux sulfurées.

EAUX BICARBONATÉES SODIQUES

	BICARBONATE DE SOUDE. PAR LITRE
Vals (Ardèche).	7 gr.
Vichy (Allier).	4
Châteauneuf (Puy-de-Dôme).	3
Boulon (Pyrénées-Orientales).	2
Saint-Alban (Loire).	1

Les pratiques thermales employées dans un but d'action générale, sont l'eau en boisson, les bains et les douches.

L'*eau en boisson* est nécessaire pour les eaux chlorurées et bicarbonatées sodiques. Pour les eaux sulfurées, la respiration du gaz peut suppléer à la boisson.

Les *bains* sont de nul effet pour l'absorption des sels, mais non pour celle de l'hydrogène sulfuré. Par leur température et leur minéralisation, ils stimulent les fonctions cutanées, activent la circulation périphérique et réagissent sur les fonctions de nutrition.

Les *douches* sont, à ce point de vue, encore plus efficaces que les bains.

MÉDICATION LOCALE

Par les eaux minérales, on peut obtenir tantôt la médication émolliente et sédative, tantôt la médication résolutive, tantôt la médication substitutive.

MÉDICATION ÉMOLLIENTE, SÉDATIVE. — Pour cette médication, il faut des eaux faiblement minéralisées, des bains tièdes et de longue durée.

La température élevée et la forte minéralisation de certaines eaux sont une contre-indication. On peut néanmoins parer à la température en laissant l'eau se refroidir, diminuer la minéralisation par l'adjonction d'eau douce. A Uriage, par exemple, à côté de chaque robinet d'eau minérale, se trouvent des robinets d'eau douce, en sorte que le médecin peut graduer à volonté la minéralisation et la température. Les eaux chlorurées et bicarbonatées sodiques faibles conviennent mieux à cette médication que les eaux sulfureuses.

MÉDICATION RÉSOLUTIVE. — Elle exige des eaux à minéralisation et à température moyenne.

MÉDICATION SUBSTITUTIVE. — Celle-ci a besoin d'eaux très chaudes et fortement minéralisées, employées sous forme de douches et de bains prolongés.

Ces conditions sont remplies principalement auprès des eaux sulfureuses fortes, des chlorurées sodiques et des chlorurées sulfurées également fortes.

CLASSIFICATION

PREMIÈRE CLASSE

AFFECTIONS NON INFLAMMATOIRES

I. Epiderme.	Hypertrophie .	.	Durillons, cors.	
II. Epiderme et papilles.	Hypertrophie .	.	Verrues. — Cornes.	
III. Epiderme, papilles et derme.	Hypertrophie .	.	Ichthyose. Eléphantiasis. Sclérodermie. Sclérème des nouveau-nés.	
	Atrophie .	.	Atrophie idiopathique. Atrophie secondaire.	
IV. Poils.	Hypertrophie .	.	Hypertrichose.	
	Atrophie .	.	Alopécie. Pelade.	
V. Ongles.	Hypertrophie. Atrophie.			
VI. Pigment.	Hyperchromies	.	Lentigo. Ephélides. Navipigmentaires.	
	Achromies .	.	Albinisme. Vitiligo. Poliose. Canitie.	
VII. Glandes anomalies de sécrétion.	Glandes sébacées.	Hypersécrétion.	Séborrhée. Acné.	
		Hyposécrétion.	Astéatose.	
	Glandes sudoripares.	Hypersécrétion.	Hypéridrose. Sudamina.	
		Hyposécrétion.	Anidrose.	
		Altération de qualité.	Osmidrose. Chromidrose. Hématidrose.	
VIII. Vaisseaux.	Hémorrhagies.	.	Purpura.	

DEUXIÈME CLASSE

AFFECTIONS INFLAMMATOIRES

1. AFFECTIONS ÉRYTHÉMATEUSES. — Erythème.
II. — PAPULEUSES. — Lichen, Prurigo, Urticaire, Strophulus.
III. — VÉSICULEUSES. Herpès, Zona, Miliaire. Dysidrosis.
IV. — MIXTE. — Eczéma.
V. — BULLEUSES. — Pemphigus.
VI. — PUSTULEUSES. — Impétigo, Ecthyma, Acné, Sycosis.
VII. — SQUAMEUSES. — Psoriasis, Pityriasis, Dermatite exfoliatrice.

TROISIÈME CLASSE

NÉOPLASMES

I. FIBREUX. — Molluscum, Rhinosclérome, Kéloïde, Cicatrice hypertrophique, Xanthome.
II. CELLULAIRES. — Sarcome.
III. EPITHELIAUX. — Epitheliome.
IV. RÉTICULÉS. — Mycosis fongoïde.
V. NERVEUX. — Névrômes.
VI. VASCULAIRES. — Angiomes vasculaires, Lymphatiques.
VII. MUSCULAIRES. — Myomes.
VIII. MYXOMATEUX. –- Myxomes.

CLASSIFICATION

QUATRIÈME CLASSE

AFFECTIONS SPÉCIFIQUES

I. Syphilodermie.
II. Scrofulodermie.
III. Tuberculodermie.
IV. Léprodermie.

CINQUIÈME CLASSE

Troubles de la sensibilité. — Prurit. — Dermalgie.

SIXIÈME CLASSE

DERMATOSES PARASITAIRES

I. Parasites végétaux. DERMATOPHYTIES.
{ Favus,
Tricophytie.
Pityriasis versicolore.

II. Parasites animaux. DERMATOZOONOSES.
{ Gale.
Phthiriase.

DEUXIÈME PARTIE

PATHOLOGIE SPÉCIALE

PREMIÈRE CLASSE. — Affections non inflammatoires

ALTÉRATIONS DE L'ÉPIDERME

HYPERTROPHIE

Si des frottements, une pression continue ou des irritations quelconques viennent à s'exercer sur un point de la peau, il en résultera une hyperplasie épidermique. C'est ainsi que se forment les *durillons* et les *cors*.

DURILLONS. — Les durillons (*callosités, tylosis*) sont des plaques épaisses, saillantes, indolentes, dures, de dimensions variables, formées par l'épaississement de l'épiderme.

Leur siège est subordonné à la cause qui les produit ; telles sont les plaques épidermiques que l'on observe dans les différentes professions et qui peuvent servir à faire reconnaître l'identité d'un individu.

Les durillons peuvent disparaître avec la suppression de la cause. Sinon, ils durent indéfiniment ou aboutissent à la suppuration.

Le durillon est composé de couches épidermiques superposées. Le derme et les papilles ne subissent aucune modification.

Le traitement du durillon consiste à ramollir l'épiderme par des bains, des cataplasmes, et à l'enlever couche par couche avec les onglés, une rugine, un bistouri.

CORS. — Le cor (*clavus, œil de perdrix, oignon*), est un durillon dont la face profonde est munie d'une pointe (cœur, racine) conique qui s'enfonce dans le derme. Cette racine est également formée de couches épidermiques cornées.

Les cors siègent le plus souvent sur les doigts de pied et sont produits par la compression des chaussures. La compression s'exerçant incessamment provoque des douleurs ; le derme et les papilles finissent par s'atrophier au-dessous de la racine et à s'hypertrophier tout autour. Fréquemment on trouve une bourse séreuse dans le tissu cellulaire sous-jacent. Les filets nerveux qui rampent au-dessous du cor sont volumineux, rougeâtres, et présentent quelquefois de petits névrômes. Dans les temps humides, l'épiderme du cor se gonfle et la compression des souliers devient très douloureuse.

Quelquefois la peau s'enflamme, suppure et produit un décollement total ou partiel du cor.

Traitement. On peut exciser le cor après l'avoir ramolli,

Un autre traitement consiste à aviver le cor et à appliquer du collodion cantharidé. Le collodion cantharidé mortifie l'épiderme que l'on racle, puis l'on met une nouvelle couche de collodion, et ainsi de suite, jusqu'à ce que le cor ait été complètement détruit, ce qui arrive au bout de trois ou quatre jours.

On peut encore couvrir le cor d'un vésicatoire qui n'en dépassera la circonférence que de quelques millimètres. Il se forme une phlyctène annulaire et le cor peut s'enlever sans difficulté.

Les anneaux protecteurs ne sont que des moyens prophylactiques.

ALTÉRATIONS DE L'ÉPIDERME ET DES PAPILLES

HYPERTROPHIE

L'hypertrophie des papilles donne lieu à de petites saillies ou tumeurs indolentes qui s'appellent *verrues*, quand elles sont rondes, rugueuses ; *condylomes*, quand elles sont larges, volumineuses ; *poireaux*, quand elles sont filiformes ; *végétations*, *choux-fleurs*, quand elles sont réunies en grand nombre dans une région (vulve, prépuce). La verrue *sénile* est une excroissance brunâtre, plane, grande comme une lentille ou une pièce de vingt centimes, granuleuse, graisseuse, siégeant surtout au visage, au tronc, aux bras des vieillards. La verrue *plane infantile* de Besnier est une petite saillie plane, de la couleur de la peau, de la grosseur d'une tête d'épingle, lisse, s'enlevant facilement par le grattage, s'observant surtout chez les jeunes gens et siègeant. sur le dos des mains, au front et sur tout le visage.

La cause de ces végétations diverses est généralement inconnue; aux parties génitales, elles sont souvent occasionnées par le contact des liquides leucorrhéiques ou blennorrhagiques. Ces diverses tumeurs sont constituées par des papilles hypertrophiées, une prolifération du réseau de Malpighi et une accumulation plus ou moins abondante de cellules cornées.

Les *cornes* sont également des papilles hypertrophiées surmontées d'une pyramide de cellules épidermiques cornées.

Le seul traitement convenable consiste à détruire les excroissances par les caustiques, ou de les enlever par l'instrument tranchant, ou par la ligature. Les applications de suc de la grande chélidoine et du figuier comptent quelques succès.

ALTÉRATIONS DU DERME

HYPERTROPHIE DE LA PEAU

L'hypertrophie de tous les éléments constitutifs de la peau se rencontre dans plusieurs maladies : ichthyose, éléphantiasis, sclérodermie, sclérème des nouveau-nés.

ICHTYOSE

L'ichthyose (de ιχθυσ, poisson) est une maladie qui débute dans les premières années de la vie et qui est caractérisée par la sécheresse, la rugosité, l'aspect écailleux de la peau et l'exagération des saillies papillaires.

SYMPTÔMES. — On doit distinguer plusieurs degrés ou variétés dans l'ichthyose.

A son degré le plus faible, elle consiste uniquement dans la sécheresse, la rudesse et la rugosité de la peau, avec une desquamation furfuracée plus ou moins abondante. C'est la *xérodermie* ou *ichthyose pityriasique*. Plus fréquemment la peau, en même temps que la sécheresse et la rudesse, présente des squames larges, sèches, grisâtres, nacrées (I. *nacrée*) ou noires (I. *noire*), adhérentes ou flottantes, se recouvrant quelquefois à la manière des tuiles d'un toit.

D'autres fois, l'hypertrophie porte régulièrement sur les papilles ; il en résulte que les sillons de la peau sont très accentués, et comme ils sont habituellement quadrillés, la peau malade ressemble à une peau de serpent (I. *serpentine, sauriasis*, de Wilson. I. *lichénoïde*).

Enfin, dans la forme la plus accentuée, les papilles forment des saillies qui, tantôt petites, acuminées, font ressembler la peau à une râpe ou à la chair de poule (*cutis ansérina*) ; tantôt allongées, dures et cornées, s'élevant de plusieurs millimètres au-dessus du niveau de la peau, sont semblables aux piquants des porcs-épics (*ichthyose hystrix*). L'ichthyose est habituellement généralisée, mais elle est toujours plus marquée dans certaines régions : le côté de l'extension des membres supérieurs et inférieurs, notamment les coudes et les genoux. La face et le cuir chevelu ne sont point épargnés. L'ichthyose *palmaire* et *plantaire* est révoquée en doute par Besnier.

Les divers degrés de la maladie peuvent se voir simultanément sur un même sujet et les lésions de même gravité sont toujours placées symétriquement.

Évolution. L'ichthyose est congénitale, en ce sens qu'elle apparaît dans le cours de la première ou de la seconde année. Au début, elle est très peu prononcée, mais elle va croissant jusqu'à l'âge adulte et reste alors stationnaire pendant le reste de la vie. Elle est plus intense en hiver qu'en été ; elle s'améliore momentanément sous l'influence du traitement, mais reprend invariablement sa marche progressive.

ÉTIOLOGIE. — L'hérédité est la seule cause certaine, toutefois elle n'est pas obligatoire. Les deux sexes, toutes les classes de la société, toutes les races sont sujettes à l'ichthyose. Duhring la considère comme une difformité, un vice de conformation.

ANATOMIE PATHOLOGIQUE. — Le processus pathologique de l'ichthyose consiste dans l'infiltration cellulaire de la peau. Cette infiltration, quoique étendue à toutes les couches de la peau, peut néanmoins être irrégulièrement distribuée sur chacune d'elles, et cette inégale distribution est l'origine des différentes variétés que nous avons mentionnées.

L'hyperplasie épidermique porte surtout sur la couche cornée qui est considérablement augmentée d'épaisseur, à l'encontre de la couche muqueuse qui est relativement mince, ainsi que l'a constaté Kaposi.

L'hypertrophie des papilles donne lieu, suivant son degré, à l'aspect rugueux, râpeux de la peau, ou aux saillies épineuses de l'ichthyose hystrix.

Le derme est épaissi, induré, et les glandes sébacées et sudoripares étant étouffées, ne fonctionnent que fort imparfaitement, d'où la sécheresse de la peau.

Le tissu cellulaire sous-cutané est généralement pauvre en cellules adipeuses.

Dans ces derniers temps, Leloir [1] a trouvé des altérations des nerfs cutanés et des racines médullaires. Reste à savoir si ces altérations sont primitives ou consécutives.

PRONOSTIC. — L'ichthyose ne s'accompagne d'aucun trouble général direct. Mais c'est une maladie incurable, elle peut engendrer la mélancolie et, par suite, une altération de la santé.

DIAGNOSTIC. — L'apparition de l'ichthyose dans le bas-âge, l'absence de prurit, de rougeur, sa ténacité, la feront aisément reconnaître des maladies qui rendent la peau épaisse, squammeuse. Examinons toutefois les dermatoses avec lesquelles on pourrait la confondre.

La *séborrhée* produit bien une desquammation furfuracée et sans rougeur comme la xérodermie, mais

---

[1] Académie des sciences, 1879-1880.

ses squames sont graisseuses, celles de la xérodermie sont sèches; de plus, dans la séborrhée, la
peau n'est ni épaisse, ni desséchée. Les squames de
l'ichthyose nacrée pourraient faire croire à un *psoriasis*, mais dans le psoriasis, les squames reposent
toujours sur un fond érythémateux.

La forme dans laquelle la peau ressemble à la chair
de poule pourrait être prise pour du *lichen*, mais dans
le lichen les papules sont rouges, et les placards ne
sont pas symétriquement disposés comme dans l'ichthyose.

Les maladies inflammatoires laissent souvent après
elles une induration de la peau ; ce reliquat, auquel
on a donné le nom de *fausse ichthyose*, se rapproche
plus de l'éléphantiasis des Arabes que de l'ichthyose.
Nous en reparlerons à propos de cette maladie.

TRAITEMENT. — Si l'ichthyose est incurable cela ne
veut pas dire qu'on ne puisse l'améliorer, ou même
la faire disparaître pour quelque temps.

Les indications sont de faire tomber les squames et
de ramollir la peau. On remplit la première par des
bains, des douches, des bains de vapeur, des frictions avec le savon mou de potasse, l'enveloppement
au caoutchouc. La seconde est réalisée, suivant le conseil de Lailler et de Besnier, en donnant chaque jour
un bain alcalin ou savonneux au sortir duquel la peau,
après avoir été bien essuyée, sera frictionnée avec
du glycérolé d'amidon. Au bout de huit jours, la
peau est à peu près normale. Il ne suffit plus que
de continuer les bains et les frictions, de temps
en temps, une ou deux fois par semaine.

Quant aux saillies de l'ichthyose histrix, elles ne sont justiciables que d'un traitement analogue à celui des verrues, des cornes.

La médication interne est inutile, à moins qu'elle ne réponde à une indication nettement fournie par l'état général.

ÉLÉPHANTHIASIS[1]

L'éléphantiasis est caractérisé par un épaississement de la peau et du tissu cellulaire sous-cutané, consécutif à des lésions inflammatoires survenant sous forme d'accès.

SYMPTÔMES. — La maladie débute donc par des lésions inflammatoires aiguës pouvant revêtir diverses formes. Ce sont tantôt des érysipèles, tantôt des dermites superficielles ou profondes, tantôt des lymphangites ou des phlébites qui évoluent à la façon ordinaire, mais dont la caractéristique est de revenir par accès après un temps plus ou moins long, quelques mois ou une année.

Chaque poussée laisse après elle de l'œdème, de l'infiltration cellulaire, de l'épaississement de la peau, si bien qu'au bout d'une ou plusieurs années, celle-ci est devenue hypertrophiée, dure, rugueuse, bronzée, adhérente ; les régions malades acquièrent un volume parfois monstrueux.

[1] Inutile d'ajouter : des Arabes; car l'autre éléphantiasis, celui des Grecs, est la lèpre.

La surface de la peau a un aspect variable. Tantôt elle est lisse *(elephantiasis levis)*, plus souvent elle est rugueuse (*elephantiasis papillaris seu verucosa*), quelquefois elle est recouverte de véritables tubercules (*elephantiasis tuberosa*).

Suivant le degré de dureté de la peau on a des éléphantiasis *mous* ou *durs*. Des ulcères se produisent fréquemment sur la peau ainsi altérée.

Siège. — Les jambes sont le siège habituel de l'éléphantiasis, mais elles sont rarement atteintes toutes les deux. La jambe malade est déformée, cylindrique, énorme ; le pied est épaissi, les orteils paraissent enfoncés sous la peau du dos du pied qui les recouvre. Au cou-de-pied existe un profond sillon caché sous un rebord épais et dur. Les ganglions inguinaux sont engorgés.

Après les jambes, ce sont les parties génitales qui sont le plus fréquemment atteintes. Chez l'homme le scrotum, chez la femme les grandes lèvres, peuvent acquérir des dimensions telles que ces parties descendent jusqu'aux genoux et même jusqu'à terre.

Toutes les autres parties du corps peuvent être atteintes, mais exceptionnellement.

Etiologie. — L'éléphantiasis s'observe dans tous les pays, mais il est beaucoup plus fréquent dans les régions tropicales et orientales ; les saisons pluvieuses, les climats humides, les professions qui exigent le séjour dans l'eau, la misère, en favorisent le développment.

L'âge, le sexe, sont sans influence. Il n'en est pas

de même de l'hérédité. Notre savant ami, le Dr Girard
(de Grenoble), a publié une observation dans laquelle
il est montré qu'un grand père et deux de ses petits-
enfants ont été atteints d'éléphantiasis [1].

Les dermatoses inflammatoires chroniques et réci-
divantes : eczéma, psoriasis, etc., peuvent aboutir à
un épaississement localisé de la peau qui ressemble à
l'éléphantiasis. C'est à cet état que l'on avait donné le
nom de *fausse ichthyose.*

ANATOMIE PATHOLOGIQUE. — A la coupe, les tissus
crient sous le scapel et il s'écoule de la surface de section
une forte quantité de liquide blanc-jaunâtre. La peau,
le tissu cellulaire sous-cutané, les muscles, les nerfs
se présentent comme une masse homogène, lardacée,
fibreuse, jaunâtre, dans laquelle il est difficile de reconnaître les différents tissus. Le tissu conjonctif surtout est épaissi et infiltré, les muscles sont atrophiés,
souvent les os sont épaissis, sclérosés, lisses ou recouverts d'aspérités ostéophytiques.

Au microscope on constate l'hypertrophie totale de
la peau : épiderme, pigment, papilles, derme, glandes
sébacées et sudoripares. Le tissu cellulaire sous-cutané
est épaissi, infiltré de liquide et de jeunes cellules;
les lymphatiques sont dilatés, variqueux, leurs parois
sont hypertrophiées, leur endothélium est épaissi
(Renaut [2]). Les parois des vaisseaux sanguins sont
également hypertrophiées.

Les nerfs ne sont altérés que dans leur gaîne qui

---

[1] *Société de méd. et de pharm. de l'Isère,* 1883.
[2] Renaut. — *Soc. de Biologie.* 1872.

est sclérosée ; les muscles sont atrophiés et en dégénérescence graisseuse.

On tend actuellement à attribuer la plus large part
dans la pathogénie de l'éléphantiasis aux altérations
des lymphatiques. Ces lésions seraient elles-mêmes
consécutives (Barth [1]) à la présence dans ces canaux
de la *filaire du sang*. Cet animalcule, ver nématode
blanc, lisse, très fin et long de sept à dix centimètres
irriterait les lymphatiques, d'où lymphangite, œdème
lymphatique, diapédèse des leucocytes et organisation de ces derniers en tissu conjonctif. Cette intéressante question mérite d'être approfondie.

PRONOSTIC. — L'éléphantiasis n'a pas de retentissement sérieux sur l'état général, mais c'est une affection tenace, progressive et qui devient une véritable
infirmité.

DIAGNOSTIC. — Le diagnostic de l'éléphantiasis est
facile ; la connaissance des poussées inflammatoires,
la localisation de la maladie le feront distinguer de
l'*ichthyose* qui est congénitale et plus généralisée.

TRAITEMENT. — Il diffère pendant et après les accès
inflammatoires.

Pendant l'accès. — Le malade sera tenu au repos,
le membre inférieur si c'est lui qui est atteint, sera
élevé. Comme topiques, on emploira les émollients:
cataplasmes, compresses d'eau de son, de riz, etc.,
bains tièdes. Les symptômes généraux fébriles seront

---

[1] *Ann. de Dermat.*, 1881.

traités par le sulfate de quinine, vomitifs et purgatifs s'il y a lieu.

Après l'accès, les indications sont de diminuer l'infiltration œdémateuse et la tendance hyperplasique du processus morbide.

Pour les remplir, on emploiera la compression avec une bande de caoutchouc. Mais, ainsi que le recommande Besnier, il ne faut pas que la bande de caoutchouc soit appliquée immédiatement sur la peau ; celle-ci doit être préalablement recouverte d'une couche épaisse de ouate maintenue par un bandage roulé, de façon que la bande de caoutchouc trouve un substratum régulier et uniformément cylindrique. On conçoit sans peine que ce traitement doit être continué longtemps, et encore est-il souvent inefficace.

On a conseillé et pratiqué la ligature et la compression de l'artère principale du membre, dans le but de diminuer les apports nutritifs, mais sans succès.

Enfin, si la chose est possible, on a recours à l'ablation des parties malades.

SCLÉRODERMIE

La sclérodermie est caractérisée par l'induration de la peau, accompagnée de rétraction, de sclérose.

Symptômes. — Habituellement la maladie débute insidieusement et sans que le malade s'en aperçoive. La peau de certaines régions prend une consistance plus ferme que normalement et bientôt la dureté devient telle qu'il est impossible de faire à la peau altérée le moindre pli. Les zones d'induration se montrent tantôt sous forme de plaques circulaires ou irrégugulières, de dimensions variables, tantôt sous forme de bandes.

La rétraction ne tarde pas à envahir les surfaces malades; la peau est fortement tendue, rigide, intimement appliquée aux tissus sous-jacents et, quand ces tissus sont peu épais, elle semble collée aux os.

Pour peu que la maladie occupe des surfaces étendues, les mouvements sont gênés ou impossibles. A la nuque et au cou, la rétraction rend la tête immobile ou déviée. A la face, les traits perdent toute mobilité d'expression, les lèvres, les joues, les paupières sont immobilisées et le visage semble recouvert d'un masque. Aux doigts, la rétraction produit l'immobilisation et la déviation des phalanges, les extrémités sont amincies, effilées, les ongles s'altèrent, les phalanges disparaissent par résorption simple sans qu'il y ait eu de nécrose osseuse, c'est la *sclérodactylie*.

Les autres régions le plus fréquemment atteintes sont le tronc, les bras, les membres inférieurs.

Les zones indurées sont tantôt de niveau avec la peau normale du voisinage, tantôt surélevées, *sclerema elevatum*, *sclérodermie œdémateuse* de Hardy, habituellement elles sont déprimées.

La surface est ordinairement lisse, quelquefois recouverte de squames furfuracées. La coloration des plaques est variable. Le plus souvent elles sont couvertes de taches dyschromiques (*vitiligo*).

L'état de la circulation leur donne parfois un aspect particulier, qui leur a valu une appellation spéciale : *sclérodermie lardacée* ou *partielle, morphée* (Duhring).

Cette forme débute par une tache couleur mauve ou lilas. La tache s'agrandit excentriquement et forme des cercles diversement colorés en cocarde. On voit à la périphérie un cercle liliacé formé par la coloration primitive du centre qui a été repoussée; en dedans, un cercle bistré constitué par une hypertrophie pigmentaire; plus en dedans, un cercle blanc, vitiligineux, lisse, brillant, dur, lardacé; au centre enfin, une plaque rouge, sèche, rugueuse, sillonnée d'arborisations vasculaires. Les plaques de sclérodermie partielle peuvent atteindre les dimensions d'une pièce de cinq francs en argent et plus. Elles sont habituellement peu nombreuses et se terminent par résolution ou par atrophie de la peau.

La sécrétion des glandes sébacées dans les zones de sclérodermie est normale ou même augmentée; celle de la sueur est normale, diminuée ou augmentée. La sensibilité du tact, de la douleur, de la température est habituellement conservée; parfois cependant on a trouvé de l'anesthésie.

Les sensations subjectives consistent en une impression de gêne, de tiraillement, de constriction. On a aussi observé des douleurs névralgiques. La température des surfaces malades a été trouvée légèrement accrue au début; plus tard, elle s'abaisse notablement.

Évolution. — Le début de la sclérodermie est habituellement lent, graduel, insidieux; le malade est à peine averti par quelques troubles sensitifs; petit à petit les plaques s'agrandissent et se rétractent.

D'autres fois le début est brusque, rapide. En quelques jours, en quelques heures même (Bouchut), la sclérodermie est constituée et s'étend rapidement. Dans ce cas, le malade s'est presque toujours exposé à un refroidissement et les téguments qui vont être atteints sont tout d'abord le siège d'un érythème œdémateux fugace.

Un caractère important et qui manque rarement est la symétrie des lésions.

Une fois constituée, la maladie a des allures irrégulières. Tantôt 'elle est progressive et s'étend d'une manière continue, tantôt on observe des exacerbations ou des rétrocessions; enfin les plaques de sclérodermie peuvent guérir par résolution ou bien la mort arrive par complications.

La *durée* est variable. La maladie peut évoluer en quelques mois, se terminant par la guérison. Dans d'autres cas, — et ce sont les plus fréquents, — elle dure des années, et pour ainsi dire indéfiniment.

Complications. La peau dans la sclérodermie peut être le siège de diverses éruptions cutanées. On a signalé l'eczéma, l'impétigo, l'urticaire, la variole, l'érysipèle, l'ecthyma, le zona.

Du côté de l'appareil respiratoire la gêne des mouvements, lorsque la sclérodermie envahit le thorax, produit de l'anxiété, de la dyspnée, de la toux. La tuberculose, la pleurésie sont au nombre des complications fréquentes.

Le système nerveux ne reste pas indifférent.

Nous avons mentionné les douleurs névralgiques, ajoutons que l'on a observé des troubles intellectuels, du délire, des hallucinations, de la folie.

Etiologie. — Les causes de la sclérodermie sont très obscures. La maladie qui, du reste, est rare, est plus fréquente chez les femmes que chez les hommes; elle se développe surtout entre vingt et quarante ans, mais les enfants n'en sont pas exempts.

La diathèse rhumatismale paraît en être la cause la plus efficace et le froid humide agit comme cause déterminante.

Les troubles menstruels sont très fréquents au début de la sclérodermie, et Casanova et Thirial ont rapporté des cas où la maladie n'a disparu qu'après le rétablissement des règles.

La scrofule, la misère, les mauvaises conditions hygiéniques ont encore été portées à l'étiologie de la sclérodermie.

Pronostic. — La sclérodermie guérit rarement. Les troubles fonctionnels qu'elle entraîne et les complications qu'elle provoque en font une affection grave et qui peut se terminer par la mort.

Anatomie pathologique. — La peau sclérosée crie sous le scalpel, le pannicule graisseux sous-cutané a disparu et la peau est adhérente aux organes sous-cutanés : muscles, os.

L'examen histologique démontre que les altérations sont de nature inflammatoire, au même titre que dans toute sclérose.

L'épiderme est souvent aminci, beaucoup de ses cellules sont vésiculeuses; la couche de Malpighi est tantôt amincie, tantôt épaissie; les granulations pigmentaires sont en plus grand nombre et on en a

même trouvé dans le derme et dans les glandes sudoripares.

La lésion caractéristique consiste dans l'hyperplasie
du tissu conjonctif du derme, lequel devient dur et
rigide. Elle porte sur les fibres conjonctives, les fibres
élastiques (Hébra, Vital, Duret) et les fibres musculaires lisses (Neumann, Rossbach).

En même temps il y a une infiltration de jeunes
cellules et de leucocytes.

Les glandes sont parfois respectées; mais lorsque
le processus est ancien, elles s'atrophient par compression.

Les vaisseaux sont entourés de cellules embryonnaires qui les compriment, rétrécissent leur calibre, et
infiltrent leurs parois.

Les nerfs de la peau ont été examinés avec soin et
ont été trouvés, suivant les cas, sains, atrophiés ou
hypertrophiés. Les gros troncs et les centres nerveux
n'ont pas été trouvés altérés.

Les os présentent les lésions d'une ostéite raréfiante,
les surfaces articulaires sont dépolies et reliées l'une
à l'autre par des tractus fibreux épais et serrés; plus
tard, les cartilages disparaissent, il se forme autour
des jointures des phalanges des dépôts calcaires in-
crustés, mais pas d'ostéophytes comme dans l'arthrite
sèche.

Par suite de ces lésions diverses, la sclérodermie est
généralement considérée comme une altération trophique d'origine nerveuse, toutefois la preuve est à
faire, puisque les lésions nerveuses ne sont pas constantes.

DIAGNOSTIC. — Le diagnostic de la sclérodermie est basé sur l'état de rigidité et de rétraction de la peau, sur l'évolution de la maladie.

On peut la confondre avec les *kéloïdes* vraies, ou fausses, mais les plaques de kéloïde sont saillantes, mobiles; du reste, le malade se rappellera toujours avoir eu une plaie ou une ulcération.

La sclérodermie partielle ou morphée se reconnaîtra aisément à ses cercles nuancés.

Les déformations de la sclérodactylie pourraient faire croire au *rhumatisme chronique déformant;* mais dans le rhumatisme, la peau n'est pas rigide et collée aux os comme dans le sclérodactylie, les jointures sont gonflées et l'on y trouve des ostéophytes.

On a décrit sous le nom d'*aïnhum* une maladie observée dans l'Afrique et dans l'Océanie, qui survient dès le jeune âge et qui consiste dans le développement autour des doigts de la main et du pied de cercles de peau qui, en se rétractant, finissent par sectionner les phalanges. Ces cercles sont dus à un arrêt de développement. Par ces caractères l'aïnhum sera facilement distingué de la sclérodermie.

TRAITEMENT. — La difficulté de guérir la sclérodermie impose au médecin l'obligation de remplir toutes les indications. Les tares de l'état général seront recherchées et traitées avec soin. On n'oubliera pas que la diathèse rhumatismale se trouve souvent au nombre des causes et mérite une attention particulière. Si l'on constate des troubles menstruels, on les fera disparaître par une médication appropriée.

Contre l'état local on a tout essayé. Les moyens qui

se sont montrés les plus efficaces sont les bains, bains sulfureux, bains de vapeur, le massage, les injections sous-cutanées de pilocarpine, l'électrisation par les courants continus.

L'iodure de potassium n'a donné aucun résultat.

SCLÉRÈME DES NOUVEAU-NÉS

Le sclérème des nouveau-nés est une affection de la peau caractérisée pour la rigidité du tégument, sa consistance fibreuse, son adhérence intime aux tissus sous-jacents.

Symptômes. — La coloration des parties malades est variable, tantôt jaunâtre, tantôt livide, tantôt cireuse.

La maladie débute par les membres inférieurs, monte à la partie postérieure du tronc et envahit bientôt le thorax, le cou, la face et les membres supérieurs.

Le corps de l'enfant enserré dans cette enveloppe rigide est immobilisé, les membres sont le plus souvent dans l'extension, et l'on peut soulever tout d'une pièce ces petits corps roidis et même les faire tenir en équilibre sur le bord radial de la main placée sous le dos. Si l'on joint à cela l'aspect cireux de la peau, le refroidissement de la température, on se figurera aisément avoir sous les yeux un cadavre.

Le sclérème se développe dans la première année de la vie.

ETIOLOGIE. — Les recherches de Parrot ont montré que le sclérème n'est qu'une phase ultime de l athrepsie. En effet, le sclérème ne se développe que chez les enfants atteints de troubles digestifs, d'amaigrissement, de cachexie.

Sa durée est très courte, car la mort arrive au bout de deux à dix jours.

Les lésions consistent, d'après Parrot, dans le tassement de la peau et du tissu cellulaire sous-cutané. Le derme et la couche de Malpighi sont amincis ; les faisceaux conjonctifs sont hyperplasiés et hypertrophiés, les lobules graisseux sont atrophiés. Les vaisseaux sont diminués de calibre.

On n'observe pas d'infiltration cellulaire comme dans la sclérodermie et ce fait distingue anatomiquement ces deux maladies.

D'après Parrot, le sclérème est la conséquence de la dessiccation de la peau produite par les déperditions diarrhéiques et par l'insuffisance d'apport de matériaux nutritifs. C'est donc une sorte d'atrophie.

DIAGNOSTIC. — L'*œdème* du nouveau-né se reconnaîtra au gonflement des parties déclives, à la dépression en godet que produit la pression du doigt, à la mobilité de la peau ; en résumé, l'œdème gonfle le tégument, le sclérème le resserre, si bien que, ainsi que Parrot l'a montré, ces deux affections ne peuvent se rencontrer dans le même lieu.

TRAITEMENT. — Il doit s'adresser aux troubles intestinaux et non aux lésions de la peau. Malheureusement le sclérème ne se montrant qu'aux dernières périodes de l'athrepsie, la mort est la règle.

L'âge du sujet, la diarrhée prémonitoire, la rapidité d'évolution et la généralisation le distinguent de la *sclérodermie*.

ATROPHIE DE LA PEAU

L'atrophie ou amincissement de la peau est idiopathique ou secondaire.

I. — ATROPHIE IDIOPATHIQUE

Elle est diffuse ou partielle.

1° Atrophie idiopathique diffuse

Elle se présente sous deux formes : l'*atrophie sénile*, la *peau parcheminée*.

Atrophie sénile. — La vieillesse amène une atrophie générale des organes à laquelle la peau ne reste point étrangère.

Chez les vieillards, la peau est amincie, elle glisse et se plisse facilement, par suite de la diminution d'épaisseur du pannicule graisseux, elle a une coloration brunâtre ; l'épiderme est en général lisse, quelquefois cependant il desquame en fine poussière (*pityriasis tabescentium*). Sur la peau du dos, des épaules, du cou, de la face et ailleurs, la matière sébacée se concrète sous forme de disques bruns ou noirs, du volume d'une lentille ou d'un pièce de cinquante centimes. Ces disques peuvent se soulever avec l'ongle et l'on voit partir de leur face profonde un filament blanchâtre, mou, qui pénètre dans un follicule sébacé dilaté : c'est de l'*acné sébacée concrète*.

D'autres taches brunes, saillantes, sont formées par des amas d'épiderme au-dessus de végétations verruqueuses.

Les lésions anatomiques de l'atrophie sénile sont de deux ordres : l'*atrophie simple*, caractérisée par la diminution de volume des éléments anatomiques, et l'*atrophie dégénérative* dans laquelle ces éléments ont subi la dégénérescence granulo-graisseuse, amyloïde, colloïde ou cireuse. Ces deux lésions ne s'excluent nullement, on les rencontre à côté l'une de l'autre. Elles ne sont du reste que l'expression d'un trouble de nutrition qui débute par l'atrophie simple et aboutit à la dégénérescence.

Peau parcheminée. — (Xérodermie d'Hébra et Kaposi[1]). Sous ce nom, divers auteurs, Paget, Mitchell, Morehouse, Wilson, Hébra et Kaposi ont décrit des affections rares, fort différentes les unes des autres et n'ayant qu'un symptôme commun : la sécheresse, l'amincissement, l'état luisant et parcheminé de la peau. Il n'est pas possible de tirer une description nosographique de ces observations disparates qui, du

---

[1] Le terme de xérodermie est appliqué, depuis Erasmus Wilson, à une certaine forme d'ichythose. C'est donc à tort qu'Hébra et Kaposi l'on appliqué à la maladie dont il est ici question.

reste, semblent n'être que des formes cliniques de la sclérodermie. Il faut attendre de nouveaux cas et des examens microscopiques pour classer ces affections. Le lecteur pourra se convaincre de cette vérité en lisant les observations rapportées dans Hébra et Kaposi, dans les Leçons de Kaposi et dans le Traité des maladies de la peau de Duhring.

2° **Atrophie idiopathique partielle**

STRIES, TACHES, MACULES ATROPHIQUES. — L'atrophie idiopathique partielle se montre sous forme de stries ou raies longues de plusieurs centimètres, larges de plusieurs millimètres, parallèles ou formant des angles variables, blanches et déprimées. D'autres fois, ce sont des taches ou plaques blanches, également déprimées de dimensions variables.

Les stries sont plus fréquentes que les plaques et s'observent principalement sur les bords antérieurs du bassin, les fesses, les trochanters; les plaques sont disséminées sur le tronc et les membres. L'étiologie de ces stries et taches est obscure. D'après Schultze, les stries du pourtour du bassin sont produites par la distention de la peau consécutive à l'accroissement de cette partie du squelette. Chez l'homme, le bassin se développant en hauteur, les stries sont transversales, tandis qu'elles sont longitudinales chez la femme, dont le bassin se développe en largeur. Cette explication bonne pour les stries ne vaut rien pour les plaques du tronc et des membres.

Pour Duhring, Wilson, Living, les stries et tâches

sont précédées par des lignes et plaques érythémateuses, roses ou violacées, dues à une hypérémie capillaire, et qui, plus tard s'atrophient. Ces altérations
ne seraient, pour ces auteurs, que des formes de *morphée* (sclérodermie).

L'anatomie pathologique des stries atrophiques a
été faite par Kaposi. Cet auteur a trouvé l'amincissement et l'atrophie des deux couches de l'épiderme,
la disparition des papilles, en sorte que la face supérieure du derme était absolument plane. Les fibres
conjonctives et élastiques formaient de minces faisceaux, les vaisseaux sanguins étaient petits et rares,
les cellules graisseuses avaient disparu ainsi que les
glandes sudoripares ; les follicules sébacés et pileux
étaient rares et atrophiés.

II. — ATROPHIE SECONDAIRE

L'atrophie symptomatique d'altérations cutanées
se présente sous des formes diverses, suivant les causes
qui lui ont donné naissance.

Lorsque la peau est distendue (grossesse, ascite,
kystes, tumeurs sous-cutanées), il se produit dans le
tissu cellulaire et dans les couches profondes du derme
des éraillures avec hémorrhagies qui, lorsque la
peau revient sur elle-même, se cicatrisent et produisent des sillons et des taches. Ces lésions, d'abord
pigmentées, blanchissent ensuite et sont semblables
à des cicatrices. Ce sont les *vergétures* ; elles persistent
indéfiniment.

La compression exercée de dehors en dedans par

les bandages, les durillons, les croûtes, produit aussi un amincissement de la peau en rapport avec la forme de l'agent compresseur. Cette atrophie est simple, elle est consécutive à l'anémie locale déterminée par la compression.

Toute autre est l'atrophie consécutive aux lésions inflammatoires. Dans ces cas il y a encore compression des éléments de la peau par l'infiltrat cellulaire et liquide, mais ces éléments subissent une dégénérescence graisseuse, amyloïde, cireuse, comme dans l'atrophie sénile.

ALTÉRATIONS DES POILS

Les altérations de coloration des poils sont décrites au chapitre des altérations du pigment ; nous n'avons donc à étudier que l'*hypertrophie* et l'*atrophie* du système pileux.

HYPERTROPHIE

L'hypertrophie des poils (*hypertrichose*, *hirsutie*, *polytrichie*) consiste dans le développement exagéré des poils au point de vue de leur grosseur, de leur nombre, de leur longueur et des régions sur lesquelles se fait cet accroissement.

L'hypertrichose *généralisée* est une monstruosité rare, congénitale et souvent héréditaire, dont on a pu voir un exemple ces dernières années dans les foires; nous voulons parler de l'*homme-chien* et de sa famille. Chez ces individus toute la surface de la peau était recouverte de poils rudes et épais. L'hypertrichose *partielle* est plus fréquente dans les régions pourvues normalement de poils : cuir chevelu, face; elle se manifeste par la longueur et l'épaisseur des cheveux et de la barbe.

Chez la femme, à la ménopause ou même avant, les lèvres et le menton se couvrent de poils plus ou moins longs qui peuvent parfaitement constituer une barbe.

Sur d'autres régions du corps : dos, fesses, poitrine, membres, on peut voir aussi des politrichoses partielles, sous forme de bouquets de poils. Des bouquets se montrent fréquemment sur les nœvi pigmentaires.

A part l'hérédité ou la congénitalité, on connaît peu les causes de la politrichose. Les substances irritantes appliquées sur la peau : vésicatoires, onguent mercuriel, produisent souvent une hypertrichose passagère ou permanente.

TRAITEMENT. — L'extirpation des poils, soit au moyen de pâtes épilatoires[1], soit avec les pinces, n'est jamais qu'un palliatif temporaire. L'application des pâtes épilatoires doit être surveillée, car elles sont caustiques. On les laisse en place une ou plusieurs minutes, puis on lave soigneusement les parties.

[1] Pâtes épilatoires :

N° 1.		N° 2.	
Sulfure de sodium cristallisé.	3 gr.	Sulfure jaune d'arsenic.	1 gr.
Chaux vive en poudre.	10	Chaux vive.	8
Amidon.	10	Eau.	q. s.
Eau.	q. s.		

Michel, Piffard, Fox, Duhring, recommandent la destruction du follicule pileux par l'électrolyse. Voici le procédé. L'électrode est une aiguille à coudre que l'on introduit dans le follicule pileux en se servant du poil comme conducteur ; l'aiguille correspond au pôle négatif, le pôle positif est mis dans la main du malade. L'électricité est fournie par une batterie galvanique de huit à douze éléments ; il faut consacrer à chaque poil une séance de 10 à 30 secondes.

La douleur est variable, mais habituellement suportable ; il se produit, au point d'application, de la rougeur, une pustule ou une petite eschare.

Il ne faudrait pas avoir une confiance absolue dans ce procédé, car souvent il échoue.

La cautérisation des follicules par le fer rouge ou les caustiques portés sur une aiguille est défectueuse et laisse des cicatrices.

ATROPHIE

L'atrophie des poils se montre sous deux formes : l'*alopécie*, caractérisée par l'absence de poils et l'*atrophie* proprement dite, caractérisée par une altération de structure du poil.

Alopécie

L'absence de poils n'est qu'un symptôme observable dans beaucoup de cas ; c'est donc surtout la connaissance des causes qui doit être mise en relief. A ce point de vue nous diviserons, comme Fournier, les alopécies en deux grandes classes :

I. *Alopécie avec lésions apparentes de la peau, soit contemporaines, soit préexistantes.*

II. *Alopécie sans lésion apparente.*

L'alopécie affectant principalement le cuir chevelu (*calvitie*), on comprendra sans peine que l'étude de la maladie soit applicable surtout à cette région.

I. ALOPÉCIE AVEC LÉSIONS APPARENTES DE LA PEAU, SOIT CONTEMPORAINES SOIT PRÉEXISTANTES. — Il faut bien retenir ceci : c'est que toute maladie du cuir chevelu peut faire tomber les cheveux. L'eczéma, le psoriasis, l'érysipèle, les syphilides, le lichen, le pityriasis pilaris, les affections parasitaires, sont donc au nombre des causes qui agissent localement, en altérant le follicule pileux et en entraînant la chute des poils.

Parmi les maladies du cuir chevelu, il en est une très fréquente et qui est une des causes les plus ordinaires de la calvitie, c'est la *séborrhée*; elle donne lieu à l'*alopécie pityriasique* ou *furfuracée*. En effet, les glandes cébacées et le follicule pileux sont enlacés dans le même réseau de vaisseaux et de nerfs et souffrent par conséquent du même trouble de nutrition (Kaposi). Dans la séborrhée, les cellules épithéliales des glandes sébacées évoluent rapidement, il y a hypersécrétion; mais ces cellules n'ont pas de destination importante et l'inconvénient de ce trouble fonctionnel est peu grave. Dans le follicule pileux, au contraire, les cellules épithéliales sont destinées à l'accroissement et au renouvellement des poils; s'il se produit une altération fonctionnelle, ces cellules ne peuvent plus remplir leur emploi, le poil s'atrophie, les gaînes de la racine se détachent du follicule et le poil tombe.

Lorsque la maladie n'est pas très ancienne, on peut espérer la repousse des cheveux ; plus tard, la calvitie est définitive, par suite de l'atrophie des follicules pileux.

Le *traitement* préventif de l'alopécie consécutive aux dermatoses est subordonné, comme bien on pense, à celui de la maladie primitive. Celle-ci étant disparue, on pourra recourir pour faire repousser les cheveux aux moyens dont nous parlerons plus loin.

II. ALOPÉCIE SANS LÉSIONS APPARENTES. — Cette forme comprend l'alopécie congénitale, l'alopécie sénile, l'alopécie consécutive aux maladies générales et l'alopécie de la pelade qui mérite une description particulière.

Alopécie congénitale. L'alopécie congénitale généralisée est un fait rare. Le plus souvent la maladie est partielle et se montre soit au cuir chevelu, soit aux sourcils, régions qui sont alors couvertes de poils follets.

Alopécie sénile. Celle-ci est pour ainsi dire physiologique, elle n'est qu'un symptôme de la détérioration organique produite par l'âge. Avant de tomber les cheveux deviennent blancs. (Voy. *Canitie*.)

Alopécie consécutive aux maladies générales. Dans cette classe rentrent les calvities que l'on observe à la suite des maladies générales aiguës : fièvres éruptives, fièvre typhoïde ; de l'anémie, de la chlorose, des couches ; celle des sujets atteints de la diathèse urique.

Chez les goutteux on observe fréquemment de l'hyperidrose, notamment à la tête ; cette affection n'est peut-être pas étrangère à la calvitie précoce des goutteux.

La syphilis produit la calvitie de deux manières : par ses syphilides et par l'anémie qu'elle provoque. Cette classe d'alopécie est généralement la conséquence de l'affaiblissement organique que les maladies générales aiguës ou chroniques entraînent après elles.

L'alopécie symptomatique des maladies générales n'est pas localisée en plaques comme l'alopécie avec lésions de la peau, elle est disséminée et atteint la totalité du cuir chevelu ; tous les cheveux ne tombent pas, dit Hardy, mais tous sont altérés ; ils deviennent secs, grêles, la moindre traction les arrache, le peigne en enlève un grand nombre, de sorte qu'au bout d'un certain temps ils sont clair semés.

Traitement. Les indications sont de relever l'état général au moyen d'une médication reconstituante ou anti-diathésique, suivant le cas ; puis de stimuler les fonctions cutanées.

Dans ce dernier but, on emploiera des frictions ou lotions avec des pommades ou solutions astringentes, excitantes et révulsives : tannin, acide gallique, 5 p. 100 ; alcoolats de romarin, de mélisse, baume de Fioravanti, teinture de cantharides, d'arnica, pommade de Dupuytren, teinture d'iode, térébenthine, ammoniaque, acide phénique, alcool.

Les douches locales, les eaux minérales sulfureuses ont une grande utilité.

Pelade

La pelade (*alopécie en aires*, *porrigo décalvans*) est une affection du système pileux caractérisée par l'apparition rapide de plaques complètement glabres, nettement circonscrites, de couleur blanche, se terminant habituellement par la guérison.

Symptômes. — La maladie débute ordinairement par un léger prurit;] en même temps les cheveux deviennent secs, ternes, décolorés, atrophiés, cèdent sous la plus légère traction et enfin tombent spontanément. Cette chute spontanée est rapide, elle se fait en quelques jours, et le malade ne s'aperçoit de la maladie que par la constatation de la plaque glabre.

Ces plaques ont des dimensions variables, depuis une lentille jusqu'à une pièce de cinq francs en argent et plus, elles sont arrondies, les bords sont bien délimités, mais les cheveux de la bordure sont altérés.

Leur couleur est blanche, achromateuse; la peau est saillante, œdématiée. La surface est lisse, unie, complètement glabre au début. Plus tard, elle se revêt d'un léger duvet cotonneux, peu adhérent, dont l'existence marque, pour Hardy, la période d'état de la maladie.

Ces plaques ne sont le siége d'aucune sensation subjective. Elles s'accroissent excentriquement et, si des plaques voisines se réunissent, de vastes surfaces peuvent être découvertes.

Le siége le plus ordinaire de la pelade est le cuir

chevelu, la barbe, les sourcils; on l'observe aussi sur toutes les parties velues du corps.

Au bout de quelques semaines ou de quelques mois, les plaques s'affaissent, reprennent leur coloration normale, le duvet est remplacé par des poils rares, minces, clairs ou tout à fait blancs; puis, petit à petit, les poils acquièrent leur volume, leur nombre et leur coloration normales et la guérison est ainsi faite.

D'autre fois, la guérison n'est que relative, en ce sens que les poils restent toujours pâles et rares; la calvitie est exceptionnellement définitive. Les rechutes et les récidives sont fréquentes.

Les symptômes généraux, le retentissement sur l'état général sont nuls.

ETIOLOGIE. — L'étiologie de la pelade a donné lieu à beaucoup de discussions. Pour Hardy, la pelade est toujours parasitaire; pour Hébra, Kaposi, Wilson, Fox, Duhring, elle ne l'est jamais. En présence de deux opinions aussi contradictoires, il est nécessaire d'examiner les faits.

Or, d'une part, on ne peut révoquer en doute la constatation fréquente du *microsporon Audouini* et les cas assez nombreux de contagion de la pelade, bien que l'inoculation tentée plusieurs fois ait été négative. D'autre part, si des observateurs tels que ceux que nous avons cités n'ont pas trouvé le champignon parasite, on doit supposer qu'il n'existait pas.

Il résulte de cela qu'il y a, au point de vue causal, deux espèces de pelade : l'une *parasitaire*, l'autre *non parasitaire*; toutes les deux sont le résultat d'une altération de la papille pileuse qui produit l'atrophie du cheveu. Dans la pelade non parasitaire, l'altération de la papille est idiopathique, en ce sens que l'on n'en connaît pas la cause, c'est une *trophonévrose* ; dans la pelade parasitaire, elle est peut-être consécutive à la présence des spores du champignon. Nous disons peut-être, car, pour certains auteurs, les spores n'auraient aucune importance et seraient l'effet et non la cause de la maladie.

La pelade est beaucoup plus fréquente chez les jeunes sujets des deux sexes qui fréquentent les écoles que chez les enfants isolés.

Pour contracter la pelade, même parasitaire, il faut une prédiposition de l'organisme, c'est ce qui explique l'insuccès de l'inoculation. Cette prédisposition consiste dans la débilitation de l'économie qui peut être produite par des causes multiples.

La pelade a été observée à la suite de névralgies, d'émotions violentes.

ANATOMIE PATHOLOGIQUE. — La pelade consiste essentiellement dans l'atrophie des poils, et cette atrophie ne peut évidemment être produite que par une altération de la papille pileuse ; cette altération a été constatée par Balzer.

Les poils peladiques montrent une atrophie générale, ils sont d'autant plus minces et décolorés qu'on se rapproche davantage de la racine. Habituellement le poil s'arrache sans se casser.

Dans certains cas, les cheveux présentent sur un point de leur longueur un renflement causé par une dissociation des fibres longitudinales. Au niveau de ce renflement, le poil est très fragile, il se casse facilement et la partie qui reste adhérente se termine en massue ou en balai. C'est la *pseudopelade* de Bazin, ou mieux la *pelade pseudotondante* de Lailler.

Le champignon parasite, *microsporon Audouini*, doit être cherché dans les lamelles épidermiques que le grattage détache des plaques de pelade. Il se montre sous forme de spores arrondies ou ovoïdes, d'un diamètre de 1 à 5 millimètres. Il n'y a pas de mycélium.

DIAGNOSTIC. — Une plaque dénudée de poils, lisse, brillante, survenue rapidement sans traumatisme et sans éruption, tels sont les caractères qui feront facilement reconnaître la pelade des autres espèces d'alopécie.

La pelade pseudo-tondante pourrait être confondue avec la *teigne tondante*. On distinguera ces maladies aux caractères suivants : dans la teigne tondante, si l'on saisit un cheveu avec une pince et qu'on opère des tractions il se casse à deux ou trois millimètres de la peau, dans la pelade il s'arrache ; dans la teigne tondante la racine des poils est dissociée par le parasite, dans la pelade elle est amincie ; dans la teigne tondante la peau est rouge, enflammée ; dans la pelade elle est achromateuse ; dans la teigne tondante la formation et l'accroissement des plaques est lente et continue ; dans la palade, les plaques apparaissent rapidement et restent longtemps stationnaires.

TRAITEMENT. — Voici le traitement de Besnier[1] :
1° *S'il n'y a qu'une plaque de pelade.* Raser la

[1] Note in *Leçons de Kaposi*, p. 170.

plaque en intéressant dans la tonsure un centimètre de cheveux sains, puis appliquer un révulsif capable de produire une irritation modérée, de l'exfoliation épithéliale, mais pas de dermite pustuleuse ou ulcéreuse. La teinture de cantharides pure, l'emplâtre de thapsia, un vésicatoire volant, remplissent le but proposé. Le renouvellement de la rasure et le nombre des applications révulsives varie suivant les cas. Deux à six mois suffiront pour obtenir la guérison.

2° *Plaques multiples.* S'il n'y a que deux ou trois plaques, on peut encore conserver la chevelure et agir comme ci-dessus ; s'il y en a davantage, il faut la sacrifier. Le cuir chevelu est rasé, et quand les cheveux ont repris un centimètre environ, on pratique l'épilation autour des plaques, aussi loin que l'on rencontre des cheveux non adhérents. Puis on applique par surfaces fractionnées, les révulsifs indiqués plus haut. La rasure, l'épilation et les révulsifs sont employés à deux ou trois reprises et abandonnés. Les cheveux et les poils follets sont alors tondus à ras, chaque semaine, au ciseau. Chaque matin l'on fait un savonnage à l'eau chaude et au savon, ou avec la décoction chaude et savonneuse de bois de Panama ; la tête étant séchée, friction avec le baume Opodeldoch, l'alcoolat de Fioravanti simple ou additionné de teinture de cantharides et de noix vomique, à â, 10 à 30 p. 100 ; le soir, friction avec une pommade contenant : huile de bouleau blanc, 5 à 10 p. 100, soufre et turbith minéral, 1 à 4 p. 100.

Le traitement devant durer plusieurs mois ou une année, le port d'une perruque est nécessaire.

Les indications tirées de l'état général seront rem-

plies par un traitement reconstituant ou antidiathésique, suivant les cas. Les *eaux minérales* sulfureuses,
chlorurées sodiques, trouvent ainsi des applications
précises.

L'emploi de l'eau froide, de l'électricité, tenté sous
toutes les formes, n'a jamais donné que des résultats mauvais ou négatifs.

Les injections sous-cutanées de pilocarpine se sont
montrées peu efficaces.

ALTÉRATIONS DIVERSES DES POILS. — Nous comprenons sous ce titre quelques altérations ou difformités
sans importance que peuvent présenter les poils.

Le *fendillement* ou la *terminaison en balai* de l'extrémité libre des poils est souvent physiologique. Il n'en
est pas de même de la division de la tige en plusieurs
rameaux qui commence au voisinage du follicule.
Cette variété est rare et n'est pas d'origine parasitaire.

La *trichoptilose* (trichorexis nodosa, de Kaposi)
est caractérisée par des renflements fusiformes ou
sphériques, uniques ou multiples, placés à distances
variables sur la tige du poil et qui le font ressembler
à un chapelet. Ces renflements sont produits par un
écartement des fibrilles da la substance corticale.
Les poils malades sont très fragiles et se cassent au
milieu d'un renflement, de sorte que le tronçon adhérent se termine en massue. Cette affection se voit plus
souvent à la barbe qu'au cuir chevelu.

Le traitement consiste dans la rasure et l'application de teinture de cantharides.

Piedra. — Sous ce nom, Dessenne et Morris ont décrit une affection dans laquelle on voit sur la tige des poils des nodosités formées par l'agglomération des spores d'un parasite. Ce n'est donc pas à proprement parler une altération des poils.

ALTÉRATIONS DES ONGLES

Parmi les affections des ongles, celles qui sont produites par une dermatose intéressent seules le dermatologiste ; telles sont le psoriasis, l'eczéma, l'ichthyose, les syphilides. Mais les localisations onguéales de ces maladies seront mentionnées à propos de chacune d'elles. Nous ne nous occuperons donc ici que de l'*hypertrophie* et de l'*atrophie* des ongles.

Hypertrophie. — L'hypertrophie se fait le plus ordinairement en surface et en épaisseur (*onyxaucis*). Par suite de cet accroissement anormal, les ongles se recourbent en griffe (*onychogryphose*) ; l'incurvation latérale étant gênée par les bords du lit de l'ongle, celui-ci pénètre dans la peau et donne lieu à la maladie dite : ongle incarné. En même temps, la couleur des ongles change, ils deviennent jaunes ou bruns ; leur consistance est très dure. Quelquefois l'hypertrophie est limitée à une portion de l'ongle, dans d'autres cas l'ongle est feuilleté.

Les causes de l'hypertrophie sont toutes les inflammations qui atteignent la matrice de l'ongle, les parasites : favus, tricophyton. Dans certains cas, l'hypertrophie est congénitale.

Atrophie. — Dans l'atrophie, les ongles sont petits, minces, cassants, la surface est striée, granuleuse, parsemée de taches dyschromateuses.

Les ongles atrophiés sont fréquemment aussi lamelleux.

L'atrophie se voit fréquemment dans les trophonévroses, dans l'ataxie locomotrice, la sclérodactylie, dans les maladies constitutionnelles : syphilis. Les dermatites : eczéma, psoriasis peuvent produire l'atrophie des ongles ou leur hypertrophie.

———————

ALTÉRATIONS DU PIGMENT

(Dyschromies)

Les granulations pigmentaires des cellules de la couche de Malpighi sont sujettes à deux ordres d'altérations : augmentation de volume ou de nombre (hypertrophies), diminution de volume ou de nombre (atrophie).

I. — HYPERTROPHIES PIGMENTAIRES (HYPERCHROMIES)

Les hypertrophies pigmentaires sont caractérisées par des taches saillantes ou non, ne s'effaçant pas par la pression, absolument indolentes, de coloration jaune, brune ou noire, de forme régulière ou irrégulière, persistant indéfiniment ou disparaissant sans laisser de cicatrices.

Au point de vue étiologique, elles sont *congénitales* ou *acquises*.

Les causes des hypertrophies pigmentaires acquises sont *externes* ou *internes*.

Parmi les causes externes, nous trouvons toutes les irritations de la peau : chaleur solaire ou artificielle, frictions, grattage, frottements, dermatoses érythémateuses, vésiculeuses, pustuleuses, ulcéreuses. On conçoit sans peine le mode d'action de ces causes qui déterminent une suractivité dans la nutrition de l'épiderme et, par conséquent, dans la formation du pigment.

Les causes internes les plus importantes sont la grossesse, les maladies de l'utérus, la syphilis (*syphilides pigmentaires de Hardy*), les cachexies cancéreuse, tuberculeuse, paludéenne, la maladie d'Addison, etc.

Nous avons à décrire trois variétés d'hypertrophie pigmentaires : le *lentigo*, les *éphélides*, les *nœvi pigmentaires*.

1° Lentigo

Le lentigo (*lentigines, taches de rousseur*) est caractérisé par des taches arrondies, non saillantes, jaunes, isolées, de la grosseur d'une tête d'épingle ou d'une lentille, indolentes, confluentes ou discrètes.

On les observe partout, mais principalement sur les parties découvertes du corps : face, nez, mains, col.

Les sujets blonds et roux y sont prédisposés. Elles sont beaucoup plus visibles et plus nombreuses en été qu'en hiver, elles peuvent même disparaître complètement dans cette dernière saison.

La *durée* du lentigo est indéfinie. Les *causes* ordinaires sont l'action du soleil, le jeune âge, la constitution lymphatique. Hardy[1] cite un cas de lentigo très intense survenu en quelques jours chez une jeune fille de dix-huit ans, après une maladie fébrile indéterminée ayant duré quinze jours.

Diagnostic. — Le lentigo diffère des *éphélides* par la forme arrondie et régulière de ses taches; des *macules pigmentaires* consécutives à des lésions syphilitiques ou autres par l'absence d'éruptions préexistantes dont le malade se sera certainement aperçu.

Pour le *traitement*, voyez celui des éphélides.

2° Éphélides

Les éphélides (*chloasma*) sont des taches grises, jaunes, brunes ou noires (*mélasma*), non saillantes, indolores, dont les dimensions varient depuis une pièce de cinquante centimes jusqu'à la paume de la main et plus, dont les contours sont nets, irréguliers, géographiques et dont la forme est par conséquent très variable. La limite des taches est souvent indiquée par une décoloration de la peau voisine. Ce fait semble indiquer, dit Hardy, que, dans ces cas, il n'y

---

[1] *Nouv. Dict. de méd. et de chir. pratiq.*, article *Lentigo*.

a pas à proprement parler, une hypertrophie réelle, mais seulement une distribution inégale du pigment.

Les éphélides peuvent se voir partout, mais leur siège de prédilection est la face, la poitrine et le dos des mains.

On en distingue plusieurs variétés. Le *chloasma utérin* se montre de préférence à la face; tantôt il la couvre tout entière (*masque des femmes enceintes*), tantôt il n'occupe que le front, les paupières, les pommettes. La grossesse, les affections utérines : dysménorrhée, aménorrhée, tumeurs, en sont la cause. Il disparaît avec la suppression de ces causes.

Le *hâle* des paysans, des matelots, des personnes exposées aux rayons du soleil, consiste plutôt en une pigmentation générale des parties découvertes qu'en de véritables taches.

La *syphilide maculeuse* ou *pigmentaire* de Hardy est une éphélide d'un gris clair, de la dimension d'une pièce de cinquante centimes ou de deux francs, irrégulière, plus fréquente chez les femmes que chez les hommes, et s'observant principalement au cou. Son début est précoce, sa durée est longue; le traitement antisyphilitique n'a sur elle aucune action. Ce dernier caractère prouve que ces taches ne sont pas à proprement parler des syphilides, mais de simples éphélides provoquées par un organisme syphilitique. (Voy. *Syphilides pigmentaires*.)

Les éphélides qui occupent de larges surfaces (*mélanisme*) sont le plus souvent consécutives à des dermatoses généralisées : eczéma, psoriasis, lichen, érythèmes, etc., ou à des maladies générales : cachexie paludéenne, cancéreuse, tuberculeuse, maladie d'Addison.

Nous ne reviendrons pas sur l'étiologie des éphélides qui n'est autre que celle des hypertrophies pigmentaires en général.

Leur durée est subordonnée à la cause. Celles qui résultent d'une cause externe disparue peuvent disparaître aussi après un temps plus ou moins long. Si la cause externe ou interne est persistante, les éphélides n'ont guère de chance de s'effacer.

DIAGNOSTIC. — Les éphélides peuvent être confondues avec le *pityriasis versicolore;* mais le diagnostic sera vite fait si l'on gratte les surfaces malades, car, dans le pityriasis, il s'en détache des squames furfuracées.

TRAITEMENT. — Le seul moyen de faire disparaître les hypertrophies pigmentaires est de détruire la couche de Malpighi, où réside l'excès de pigment. Mais si l'on se rappelle que ces taches sont le plus souvent consécutives aux irritations et inflammations de la peau, on en déduira que le traitement des éphélides et lentigines est on ne peut plus efficace pour en préparer et provoquer le retour. En fait, la récidive est de règle.

Quoi qu'il en soit, on peut faire disparaître momentanément les éphélides par le moyen suivant, préconisé par Hébra, Kaposi, Hardy, et qui consiste à étendre sur les taches des compresses imbibées d'une solution de sublimé à 1 p. 100, jusqu'à ce que phlyctène s'en suive.

On peut arriver plus lentement au même but avec des lotions biquotidiennes avec les acides nitrique, chlorhydrique, acétique, à **1** p. 100 ; avec la teinture d'iode. Hardy se loue de la formule suivante qui lui a été *empruntée*, dit-il, par les inventeurs du lait antephélique :

Sublimé corrosif.	1 gr.
Sulfate de zinc . . . . } â à 2	
Acétate de plomb . . . . . . }	
Alcool	q. s.
Eau distillée	250 gr.

Les douches d'eaux minérales *sulfureuses* ont donné de bons résultats.

3ᵉ **Nœvi pigmentaires**

Les nœvi pigmentaires (vulgo : *envies*) consistent en des dépôts circonscrits de pigment. Leur coloration varie du jaune café au lait au noir, en passant par les nuances intermédiaires. Leur forme est tantôt arrondie, tantôt ovale, tantôt irrégulière.

Leurs dimensions varient depuis celles d'une lentille jusqu'à celles d'une pièce de cinq francs en argent et vont jusqu'à recouvrir une moitié du visage ou une partie du corps.

Leur surface est lisse, à fleur de peau (*nœvus spilus*), ou bien rugueuse, ridée (*nœvus verrucosus*), recouverte de poils épais, durs et foncés (*nœvus pilosus*).

Dans certains cas, la pigmentation s'accompagne d'une hypertrophie de la peau, le nœvus forme alors une saillie sessile ou pédiculée (*nœvus molluscoformis*).

Les nœvi pigmentaires s'observent sur tout le corps, mais de préférence sur la face, le cou et les mains. Ils suivent souvent le trajet des nerfs cutanés.

Ils sont le plus souvent congénitaux (*nœvus maternus*). Les nœvi acquis paraissent se rapporter à des troubles nerveux trophiques (*nœvus nerveux*).

Les nœvi se distingueront facilement des *lentigines* qui sont petites et en semis, des *éphélides* qui sont bordées d'une zone décolorée.

Le traitement qui convient aux nœvi est, suivant les cas, le tatouage, la cautérisation, le raclage ou l'excision.

A la suite des hypertrophies pigmentaires, il est bon de mentionner les altérations de coloration de la peau produites par la pénétration dans le *derme* de substances colorantes venues du dehors ou du dedans : l'*ictère*, l'*argyrie* ou coloration ardoisée, noirâtre, consécutive au dépôt de particules d'argent ; le *tatouage*.

II. — ATROPHIES PIGMENTAIRES
(ACHROMIES)

Le défaut de pigment est beaucoup plus rare que l'excès. Les causes en sont à peu près inconnues et son traitement est à découvrir. L'achromie peut se montrer sur la peau et sur les cheveux, de là deux variétés : achromie de l'épiderme, achromie des cheveux.

A. **Achromie de l'épiderme**

Elle se présente sous deux formes : l'*albinisme* et le *vitiligo*.

1° **Albinisme**

L'albinisme est généralisé ou partiel.

L'albinisme *généralisé* se caractérise par une peau de la blancheur du lait ou rosée, tendre et délicate. Les poils sont soyeux, blancs ou jaunâtres. L'iris est blanchâtre, la sclérotique mince, la choroïde rosée; il en résulte que la lumière fatigue beaucoup les albinos, qu'ils sont nyctalopes et atteints de nystagmus, que les rayons lumineux qui traversent la sclérotique et l'iris n'étant pas absorbés par la choroïde, la pupille est rouge et que le fond de l'œil est suffisamment éclairé pour qu'on puisse l'examiner sans ophtalmoscope [1].

L'albinisme *partiel* représente ce que l'on appelle chez les animaux l'état tacheté ou pie de la robe. Chez les nègres, cette disposition atteint toute sa beauté. Dans l'albinisme partiel, les yeux sont généralement pourvus de pigment.

L'albinisme est congénital, souvent héréditaire, plus fréquent dans la race nègre que dans la race caucasique. Il paraît être le résultat de mariages consanguins.

---

[1] M. Raynaud. — Art. *Albinisme*, in *Dict. de Jaccond*.

Il dure habituellement toute la vie, cependant il peut s'améliorer à la longue.

L'anatomie pathologique n'est pas bien connue. On ne sait pas si, dans l'albinisme généralisé, ce sont les granulations pigmentaires seules qui manquent, ou si, comme l'a constaté Buzzi, c'est le corps muqueux de Malpighi lui-même qui fait défaut. Il se pourrait aussi que, dans l'albinisne partiel, il n'y eut pas insuffisance proprement dite, mais inégale répartition du pigment.

2° Vitiligo

Le vitiligo est caractérisé par des tâches blanches, régulières ou irrégulières, de toutes dimensions, indolentes, lisses, non squameuses, dont les contours sont nettement accusés par une bordure d'hypertrophie pigmentaire. On voit par cette définition que le vitiligo est à la fois une hyperchromie et une achromie, en d'autres termes, une distribution inégale du pigment qui s'accumule sur certains points tandis qu'il disparaît à côté.

La pigmentation a une marche progressive. Les taches, d'abord isolées, se réunissent et, quand les surfaces de décoloration ont atteint une très grande extension, ce sont les parties intermédiaires colorées par un pigment foncé qui frappent les regards, de sorte que, dit Kaposi[1], les personnes inexpérimentées sont portées à considérer les places blanches comme ayant une coloration normale et à prendre, au con-

[1] Kaposi. — *Leçons sur les maladies de la peau*, t. II, p. 52.

traire, pour les parties malades, celles qui offrent une coloration foncée. Dans ces cas, l'on peut hésiter en effet si l'on a affaire à un vitiligo ou à des éphélides. Pour faire ce diagnostic on cherchera sur le corps une région où les taches blanches isolées feront reconnaître le vitiligo.

Le vitiligo n'est pas congénital. Il se développe surtout à l'âge adulte. Il est vraisemblablement lié à un trouble de l'innervation, mais on ne connaît pas les causes de ce trouble. Les décolorations partielles de la peau dans les régions atteintes de maladies inflammatoires et néoplasiques : furoncles, variole, lupus, papules syphilitiques, sont dues au travail de résorption qui s'opère à la guérison.

Le vitiligo peut se développer sur toutes les parties du corps, mais, dans la majorité des cas, il se produit sur le dos des mains et sur le tronc.

Traitement. — Il est assez bizarre de voir les mêmes moyens, les révulsifs, recommandés soit pour faire disparaître le pigment, soit pour le rappeler. On comprend que, dans ces circonstances, le hasard seul puisse faire réussir. Au surplus, si l'on parvient à faire disparaître l'hyperchromie du pourtour des taches vitiligineuses, ces taches elles-mêmes seront moins visibles. Besnier a obtenu l'amélioration du vitiligo par des injections de pilocarpine.

B. Achromie du système pileux

L'achromie des poils peut s'observer en même temps que l'achromie de l'épiderme.

Besnier emploie le terme de *poliose* pour désigner la décoloration du système pileux dans son ensemble, et celui de *canitie* pour désigner celle des cheveux, indépendamment de l'albinisme. Le poliose est rare en dehors de l'albinisme. Wallenber rapporte un cas de poliose et d'albinisme généralisé survenu après une scarlatine qui s'accompagna d'une desquamation intense.

La canitie est, comme on sait, un effet de la vieillesse. Les cheveux perdent peu à peu leur pigment jusqu'à ce que, la papille ne fournissant plus de matière colorante, ils deviennent complètement blancs. Quant aux faits dans lesquels la chevelure est devenue blanche subitement à la suite d'une émotion violente, ils sont admis par Wilson, Landais et Duhring, mais révoqués en doute par Hébra et Kaposi. Landais explique cette canitie par la pénétration de bulles d'air dans les cheveux. Kaposi objecte à cette explication que souvent des cheveux qui ont leur coloration normale contiennent de l'air et, d'autre part, il trouve inadmissible la disparition subite du pigment des cheveux.

Les maladies générales : fièvre typhoïde, variole, scarlatine, sont fréquemment suivies de la chute des cheveux et souvent les cheveux nouveaux n'ont pas leur pigmentation normale. Ils peuvent la reprendre plus tard.

Le traitement devrait avoir pour objectif de rendre à la papille pileuse la faculté de sécréter du pigment, mais on n'en connaît pas le moyen.

On se borne à teindre les cheveux, après les avoir dégraissés avec de l'eau et du savon. Voici les formules de Kaposi.

Pour obtenir une coloration noire :

Nitrate d'argent	1 gr.
Carbonate d'ammoniaque . .	1,50
Onguent émollient	30

Autre :

Nitrate d'argent	5 gr.
Acétate de plomb	1
Eau de roses.	100
Eau de Cologne.	1

Pour obtenir une coloration brune :

Acide pyrogallique	1 gr.
Eau de roses. , ...	40
Eau de Cologne	2

ALTÉRATIONS FONCTIONNELLES
DES GLANDES

Anomalies de sécrétion

Sous ce titre nous décrirons les troubles fonctionnels des sécrétions sébacées et sudoripares indépendantes d'un processus congestif ou inflammatoire
apparent ou obligatoire. Ces troubles de sécrétion se
traduisent soit par excès (*hypersécrétion*), soit par défaut (*hyposécretion*) dans la quantité, soit par altération
dans la qualité, soit par rétention de la matière
sécrétée.

ANOMALIES DE SÉCRÉTION DES GLANDES SÉBACÉES

Les glandes sébacées secrètent une matière grasse qui se déversant sur la peau lui donne de la souplesse et de l'onctuosité. Normalement, cette sécrétion est insensible, comme la desquamation physiologique de l'épiderme ; mais elle peut devenir excessive et cet état pathalogique prend le nom de *séborrhée*.

D'autre part, l'excrétion de la matière sébacée peut être empêchée par divers obstacles, c'est l'*acné sébacée par rétention*.

Enfin la sécrétion peut être diminuée de quantité : *astéatose*.

I. — SÉBORRHÉE

La matière sébacée est essentiellement composée de substances grasses et de débris de cellules épidermiques. (Voy. *Physiologie*, p. 18.) Suivant la prédominance des substances grasses ou des cellules épidermiques dans le produit séborrhéique, on a deux formes de séborrhée ou acné sébacée[1] : la *séborrhée oléagineuse, fluente, liquide,* et la *séborrhée sèche ou squameuse.*

1° Séborrhée huileuse

Elle est caractérisée par une couche huileuse répan-

---

[1] Le mot *acné* est un terme générique qui s'applique à toutes les affections des glandes sébacées : trouble fonctionnels et inflammation. L'acné inflammatoire est décrite ailleurs.

due sur la peau. L'aspect de la peau est luisant, vernissé; les orifices des glandes sébacées sont béants et l'on voit à leur ouverture une gouttelette d'huile. Les poussières atmosphériques facilement arrêtées par cette matière grasse, donnent à la peau une couleur sale.

La séborrhée huileuse occupe principalement le nez, les joues, le front, le cuir chevelu; mais on peut la voir sur le tronc, les membres et même sur toute l'enveloppe cutanée.

La matière grasse, en se desséchant, forme des croûtes d'un gris jaunâtre ou noirâtre, molles, malléables comme la cire, adhérentes. Si on les soulève délicatement, on voit que de la face inférieure de ces croûtes partent des prolongements en forme de stalactites qui pénètrent dans les orifices élargis des glandes sébacées, C'est l'*acné sébacée* ou *séborrhée concrète*. La peau des vieillards présente presque toujours de l'acné concrète sous forme de disques brunâtres peu adhérents. Au-dessous des croûtes la peau est humide, quelquefois rouge (irritation consécutive), l'épiderme est ramolli, macéré, mais non excorié.

Les croûtes ont des dimensions variables, tantôt elles sont petites, tantôt elles recouvrent de vastes surfaces. Dans les régions pileuses, la matière grasse agglutine les poils; puis, en se désséchant, elle recouvre les surfaces, principalement le cuir chevelu, d'une carapace croûteuse épaisse, difficile à enlever, et qui, en tombant, entraîne les poils. Ceux-ci se reforment habituellement.

La séborrhée huileuse coexiste fréquemment avec

les autres formes d'acné : acné squameuse, par rétention, inflammatoire.

Les symptômes subjectifs : démangeaisons, cuissons, sont peu marqués.

2° Séborrhée sèche ou squameuse

La séborrhée sèche ou squameuse est caractérisée par une production de squames. Ces squames sont fines, poussiéreuses, nacrées ou amiantacées, abondantes, onctueuses au toucher, semblables à du son et se détachent avec la plus grande facilité. Elles sont quelquefois reliées au follicule sébacée par un prolongement analogue à celui des croûtes de la séborrhée concrète. Malassez a trouvé dans l'épiderme corné et dans les lamelles du pityriasis capitis un parasite en gourde qui, depuis, a été reconnu très fréquent, même chez les personnes dont la peau n'est pas malade. Elle se voit particulièrement au cuir chevelu (*pityriasis capitis*) où elle s'accompagne de la chute des cheveux, à la face, mais aussi sur le tronc et les membres. La peau présente habituellement sa coloration normale, le prurit est peu prononcé. Dans les régions où la peau est humide par suite de l'accolement de plis : prépuce, clitoris, intervalle compris entre les grandes et les petites lèvres, aisselles, les lamelles épidermiques s'accumulent, s'agglutinent, et forment une matière molle (*smegma*) blanche, semblable à du fromage. Si l'on n'a pas soin d'enlever cette matière, elle s'altère, fermente, irrite la peau ou la muqueuse et produit une inflammation : posthite, balano-posthite, vulvite.

Lé smegma n'est pas, à proprement parler, toujours d'origine séborrhéique, car les débris épidermiques qui le constituent peuvent aussi bien provenir de la desquamation physiologique de la peau et des muqueuses. Ce n'est que dans le cas où il se forme en grande abondance que l'on est en droit d'admettre la séborrhée.

Lé vernis caséeux qui recouvre la peau des nouveau-nés n'est pas produit par une hypersécrétion des glandes sébacées qui sont alors rudimentaires, mais par la simple accumulation et la désorganisation (régression graisseuse) de l'épiderme normal. L'exagération de cette desquamation constitue l'*icthyose sébacée*.

ÉTIOLOGIE. — Les causes qui produisent les deux variétés de séborrhée sont les mêmes. Les individus qui ont les cheveux blonds et le teint clair sont plus disposés à la variété sèche, tandis que les bruns aux cheveux noirs sont plus habituellement affectés par la variété oléagineuse (Duhring).

La séborrhée s'observe à tous les âges de la vie, mais surtout chez les jeunes gens. La suractivité des fonctions sébacées, liée à celle des follicules pileux qui se montre à cet âge, explique la préférence de la séborrhée pour les jeunes gens. Les enfants sont surtout sujets à la séborrhée concrète (croûtes de lait).

Comme causes, on trouve encore l'anémie, la chlorose, la scrofule (*pityriasis scrofulosorum*), l'arthritisme, la débilitation générale héréditaire ou acquise (*pityriasis tabescentium*).

La séborrhée est quelquefois consécutive à des

éruptions inflammatoires : eczéma, érysipèle, ou à des maladies générales : fièvre typhoïde, fièvres éruptives, syphilis.

Enfin, dans quelques cas, on ne trouve pas de causes à invoquer.

PRONOSTIC. — La séborrhée est une affection assez longue, difficile à guérir, surtout la séborrhée oléagineuse et concrète du cuir chevelu. La chute des cheveux est un inconvénient désagréable, bien qu'ils repoussent habituellement. La durée de la maladie dépend beaucoup de l'état général du sujet.

DIAGNOSTIC. — La séborrhée oléagineuse est facilement reconnaissable, elle ne peut être confondue avec aucune autre maladie.

La séborrhée concrète peut être confondue avec l'*eczéma vesiculeux* ou *impétigineux*. Le diagnostic ne pourra se faire le plus souvent qu'après la chute des croûtes. Dans l'eczéma la peau est rouge, excoriée, suintant un liquide gommeux ; dans la séborrhée la peau peut être rose, mais elle n'est par excoriée. Les croûtes de l'eczéma sont sèches, cassantes ; celles de la séborrhée, molles, malléables, de la consistance de la cire. En soulevant les croûtes séborrhéiques on voit les prolongements filamenteux dont nous avons parlé, prolongements qui n'existent pas dans l'eczéma.

Au cuir chevelu, la séborrhée concrète peut encore être confondue avec le *favus*. L'aspect particulier (godets faviques) des croûtes du favus, leur sécheresse, l'altération de la racine des poils, la constatation microscopique du parasite favique établiront le diagnostic.

La séborrhée squameuse doit être distinguée de l'*eczéma squameux* dans lequel les squames se détachent des surfaces érythémateuses qui ont peut-être suinté et qui sont prurigineuses ; du *lupus érythémateux* qu'elle précède et accompagne souvent, mais qui a pour lui son érythème nettement délimité et l'épaississement de la peau ; du *psoriasis* dans lequel les lamelles sont larges, nacrées et reposent sur des papules rouges et saillantes.

TRAITEMENT. — Si le diagnostic a découvert des indications dans l'*état général* ou dans une diathèse on aura soin de les remplir. Une hygiène appropriée, les ferrugineux, l'arsenic, seront opposés à l'anémie et à la chlorose ; aux scrofuleux on donnera l'huile de foie de morue, le chlorure de sodium et les sulfureux (eaux chlorurées sodiques sulfurées) ; aux arthritiques, les excitateurs de la nutrition dont le chlorure de sodium fera encore les frais.

Traitement local. Les indications sont d'abord de débarrasser la peau des produits de sécrétion, puis de modifier les sécrétions par les astringents et les excitants. On arrive au premier résultat, dans les séborrhées huileuse et squameuse, par des lavages et frictions faits matin et soir avec de l'eau de savon.

Dans la séborrhée concrète, les croûtes doivent être d'abord ramollies par des onctions d'huile ou de corps gras quelconque faites *larga manu* et plusieurs fois par jour. Ce résultat peut être obtenu en un jour, et c'est alors que l'on fait les lavages savonneux.

La peau étant propre et purgée de tout produit morbide on emploie, plusieurs fois par jour, les lotions et frictions astringentes ou excitantes. *Astringents* : alun tannin, sulfate de fer, décoctions de saponaire, de bois de Panama ; *excitants* : teinture de cantharides, de noix vomique, chloral, sublimé, bains et douches froides, bains sulfureux ou alcalins.

II. — ACNÉ SÉBACÉE PAR RÉTENTION

L'excrétion de la matière sébacée peut être empêchée ; de là, rétention, accumulation de cette matière et formation de saillies ou de tumeurs d'autant plus volumineuses que l'accumulation est la plus considérable.

On peut admettre quatre degrés relativement au votume des saillies et des tumeurs :

1° Acné ponctuée,
2° Acné miliaire,
3° Acné varioliforme ou molluscoïde,
4° Kystes sébacés.

Le mécanisme par lequel se produit la rétention est variable. Tantôt c'est l'orifice folliculaire qui est obstrué par un corps étranger (particules de poussières), ou par une bride cicatricielle ; tantôt, d'après Kaposi, les cellules sécrétées par les glandes, au lieu de subir, comme à l'état physiologique, une transformation graisseuse, se raccornissent, ainsi que cela a lieu dans le milium, ou bien se transforment en tissu amyloïde, comme dans l'acné varioliforme, et cet état anormal des cellules gêne leur excrétion. Tantôt la rétention est due à la perte de tonicité des fibres élastiques, de contractilité des muscles lisses, dont l'action est certainement importante dans le phénomène d'excrétion de la matière sébacée.

Les causes de la rétention sont locales et générales.

Les causes locales ont été mentionnées à propos du mécanisme : obstruction de l'orifice par des poussières et, à ce propos, on peut admettre que la séborrhée huileuse est une cause efficace de l'arrêt des poussières. Les brides cicatricielles sont consécutives à d'autres affections de la peau.

Les causes générales : lymphatisme, scrofule, arthritisme, débilitation, agissent soit en troublant la qualité de la sécrétion sébacée, soit en diminuant la tonicité des fibres élastiques de la peau, la contractilité des muscles lisses.

Nous devons citer la jeunesse comme étant une cause prédisposante, par suite de la suractivité fonctionnelle des glandes sébacées liée à celle des follicules pileux.

1° Acné ponctuée

L'acné ponctuée (*comédon*) est caractérisée par un point de la grosseur d'une tête d'épingle, de coloration jaune sale ou noirâtre, situé à l'orifice libre des glandes sébacées. Ce point est tantôt à fleur de peau, tantôt un peu surélevé. En exerçant une pression autour du comédon, on fait sortir la matière sébacée qui se déroule sous forme d'un ver blanc, filiforme, dont la tête est représentée par le point noir.

L'acné ponctuée est discrète ou confluente. Elle siège principalement sur le front, le nez, les tempes.

Dans certains cas, la matière sébacée se concrète dans l'intérieur du canal et au dehors, elle forme alors une croûte jaunâtre, acuminée, dure, adhérant au follicule par un prolongement, c'est l'*acné cornée*.

La durée de la maladie est longue si elle tient à des causes générales. Si elle est confluente, elle enlaidit le visage.

L'acné ponctuée coexiste fréquemment avec la séborrhée huileuse et l'acné inflammatoire.

ANATOMIE PATHOLOGIQUE. — Le siège anatomique de l'acné ponctuée paraît être le canal excréteur de la glande sébacée (Kaposi).

Sa prédilection pour le nez, le front, le dos, peut-être expliquée par un fait anatomique découvert par Biesiadecki. Dans ces régions les glandes sébacées s'ouvrent au dehors par un large canal excréteur et les follicules pileux viennent s'ouvrir à angle droit ou à angle obtus dans ce canal. Le poil, en se développant, vient heurter la paroi opposée du canal sébacé, l'irrite et détermine une prolifération de l'épiderme.

La matière que l'on fait sortir par pression est composée d'une enveloppe périphérique formée de cellules épidermiques provenant de la prolifération des cellules du canal et d'un contenu dans lequel on trouve de la graisse, des cellules épithéliales graisseuses et des poils follets.

On y voit aussi le *démodex folliculorum* qu'on aurait tort d'accuser d'être la cause de l'acné, car il se trouve aussi bien et même mieux (Balzer) dans les glandes saines que dans les glandes malades.

DIAGNOSTIC. — L'acné ponctuée est on ne peut plus facile à reconnaître.

L'acné cornée pourrait être confondue avec les affections caractérisées également par des saillies à la surface de la peau : *pityriasis pilaris, lichen scrofulosorum, icthyose.*

Le *pityriasis pilaris* et le *lichen scrofulosorum* se reconnaîtront à la coloration rouge des papuples et à ce que la saillie est formée par des squames et non par des croûtes; l'*icthyose* (cutis ansérina) est congénitale, siége de préférence aux membres inférieurs, est formée de saillies dures et pleines, non croûteuses.

En enlevant la croûte de l'acné cornée on verra le prolongement qui la relie au follicule et qui sera un bon signe diagnostique.

La forme acuminée de ces croûtes, leur isolement, les feront distinguer des croûtes de l'acné concrète.

TRAITEMENT. — Nous ne reviendrons pas sur le traitement général qui est le même que celui de la séborrhée.

Les indications locales sont :

1° D'extraire le comédon, soit en le comprimant entre les ongles de deux doigts opposés, soit en appuyant fortement sur la peau un tube creux, une clef de montre, par exemple ;

2° D'empêcher la stagnation des poussières et de dissoudre la matière sébacée par des lavages alcalins (borate de soude, 3 à 5 p. 100);

3° De modifier la sécrétion par des solutions astringentes, stimulantes.

Hardy recommande l'emploi des eaux sulfureuses. A
Uriage, nous traitons avec succès beaucoup de cas
d'acné ponctuée.

2° **Acné miliaire**

L'acné miliaire (*milium, grutum, tubercule sébacé,
tubercule perlé*) est caractérisée par la présence de
petites tumeurs de la grosseur d'un grain de millet ou
d'un petit pois, globuleuses, dures, d'un blanc jaune
ou laiteux, que l'on voit briller au-dessous de l'épiderme.

Les grains d'acné miliaire sont isolés, disséminés
discrets ou confluents.

On les voit principalement sur les paupières, les
joues, les tempes, le bord des lèvres, le penis, le
scrotum, les petites lèvres.

ANATOMIE PATHOLOGIQUE. — Ces grains sont de véritables kystes sébacés. Formés par la dilatation d'un
seul acinus, ils sont globuleux ; de plusieurs acini, ils
sont alors finement lobulés.

Ils se composent d'une enveloppe peu épaisse et
d'un contenu de cellules épidermiques sèches, rangées
comme des pelures d'oignon autour d'un noyau central épidermoïdal et graisseux (Kaposi).

On les écrase facilement avec le doigt.

Le conduit folliculaire n'est pas toujours obturé
d'une façon définitive.

TRAITEMENT. — Il consiste à ponctionner chaque grain et à en extraire le contenu.

Kaposi a réussi à en faire disparaître par des applications de savon noir. Mais il pense que, dans ce cas, le conduit n'était pas obturé.

3° **Acné varioliforme**

L'acné varioliforme (*acné molluscoïde, molluscum sébacé, molluscum contagiosum*) est constituée par de petites tumeurs globuleuses ou aplaties, de la grosseur d'un pois ou d'une noisette, sessiles ou pédiculées, de coloration normale ou rouge, quelquefois demi-transparentes, ombiliquées et offrant au fond de l'ombilic un point noir de comédon (d'où le nom de varioliforme, parce que dans ces conditions la tumeur ressemble à une pustule de variole).

En comprimant ces tumeurs, on en fait sortir de la la matière sébacée en forme de ver comme dans l'acné ponctuée, ou un liquide laiteux.

Elles restent indéfiniment stationnaires ou s'enflamment et suppurent, ou tombent après s'être pédiculisées.

Elles existent en nombre variable, tantôt uniques, tantôt confluentes. On les voit principalement à la face, au cou et aux parties génitales, mais aussi sur tout le corps.

ETIOLOGIE. — L'acné varioliforme est plus fréquente chez la femme que chez l'homme.

Elle est *contagieuse*. Cette contagion ne peut plus

être révoquée en doute depuis que Vidal a réussi à
l'inoculer à l'avant-bras d'un de ses élèves. Il y eut
une incubation assez longue. Les agents de la contagion pourraient bien être les micrococcus que Balzer
y a trouvés.

ANATOMIE PATHOLOGIQUE. — Les auteurs donnent des
descriptions si différentes de l'anatomie pathologique
de l'acné varioliforme qu'il est bien difficile de croire
qu'ils parlent de la même affection.

Pour les uns (Kaposi, Fox, Hutchinson), il est incontestable que la tumeur siège dans les glandes
sébacées. Si l'on extrait le molluscum de sa loge en la
pressant entre les ongles des deux pouces, dit Kaposi,
on voit qu'il est composé de plusieurs lobules ronds,
lisses, blancs, réunis sur une tige courte, de manière
à former une petite grappe. Si l'on fait une coupe,
on reconnaît encore la structure glandulaire à ses
cloisons de tissu conjonctif hypertrophié et au contenu disposé par couches. Le contenu est caséeux. Il
est composé de graisse, de cellules épithéliales et de
corpuscules spéciaux (corpuscules du molluscum)
arrondis ou ovalaires, enveloppés d'une membrane
épithéliale et d'aspect graisseux. La nature de ces
corpuscules est peu connue.

D'autre auteurs, parmi lesquels Renaut, n'admettent pas la nature glandulaire du molluscum. Pour
cet observateur, le molluscum est un bloc corné provenant de la formation de petits globes de substance
kératogène dans les cellules du corps muqueux.

DIAGNOSTIC. — (Voy. *Molluscum fibreux*.)

Traitement. — Il consiste soit à vider les tumeurs par compression, quand c'est possible, soit à les ouvrir et à extraire le contenu, soit à les extirper avec la curette ou des ciseaux. On peut quelquefois les faire disparaître par des frictions avec le savon mou de potasse.

Les *kystes sébacés*, *loupes*, *tannes*, qui constituent le degré le plus élevé de développement de l'acné par rétention, ne nous occuperont pas, car ils sont du domaine de la pathologie externe.

III. — ASTÉATOSE.

L'astéatose est un état de la peau directement opposé à la séborrhée. Elle est caractérisée par la diminution de la sécrétion sébacée et, conséquemment, par la sècheresse de l'épiderme qui devient friable et s'exfolie rapidement. Cette exfoliation est encore une forme de pityriasis.

L'astéatose est presque toujours consécutive aux affections cutanées : sclérodermie, icthyose, prurigo, lichen, psoriasis, etc. Dans ces cas, l'astéatose est limitée aux régions où siégeait la maladie.

D'autres fois elle est produite par l'usage prolongé des savons (blanchisseuses) ou des bains alcalins.

Le traitement consiste à supprimer la cause, à fournir artificiellement à l'épiderme la graisse qui lui manque, par des onctions huileuses, à stimuler la sécrétion pour les sulfureux, principalement les eaux minérales sulfureuses administrées intus et extra.

ANOMALIES DE SÉCRÉTION DES GLANDES SUDORIPARES

La sécrétion sudorale peut être anormale dans sa quantité et dans sa qualité.

L'augmentation de quantité s'appelle *hyperidrose*, la diminution, *anidrose*. A l'hyperidrose se joignent les *sudamina* . Les altérations de qualité sont variables. Nous étudierons : L'*osmidrose* et *bromidrose* ou sueurs odorantes, la *chromidrose* ou sueurs colorées, l'*hématidrose* ou sueurs de sang.

I. — ALTÉRATIONS DE QUANTITÉ

1° Hyperidrose [1]

L'hyperidrose consiste dans l'hypersécrétion généralisée de la sueur. On donne le nom d'*éphidrose* à l'hypersécrétion locale.

L'**Hypéridrose** s'observe en maintes circonstances qui aboutissent toutes à l'élévation de la température du corps. Tels sont, la chaleur extérieure, les boissons chaudes, l'exercice musculaire, la fièvre. Dans tous ces cas, l'hyperidrose n'est qu'un phénomène sans importance. Elle ne devient réellement morbide que quand elle se développe en dehors des conditions or-

[1] Voy. la *Physiologie de la Sueur*, p. 16.

dinaires de sa production, qu'elle est durable et abondante ; elle tient alors à des modifications de l'organisme et devient un symptôme qui appartient plus à la pathologie générale qu'à la dermatologie.

Éphidrose. — L'éphidrose ou hypersécrétion locale est plus intéressante pour le dermatologiste. On l'observe principalement à la tête, aux mains, aux pieds, au creux de l'aisselle, aux parties génitales.

L'éphidrose de la tête se voit surtout chez les arthritiques, celle des mains, chez les névropathes et les syphilitiques à la seconde période.

La sueur des pieds est plus fréquente chez les gens peu soigneux de leur personne, mais on l'observe aussi en dehors de ces conditions.

Les bas, les chaussures sont saturés d'humidité ; l'épiderme est macéré et cause l'odeur repoussante qu'exhalent les gens atteints de cette infirmité. Ajoutons que, par suite de cette macération, il se produit des fissures, des crevasses fort douloureuses.

Les aisselles et les parties génitales sont des régions où l'hypersécrétion sudorale est à peu près constante, surtout en été ; mais, chez les arthritiques, cette éphidrose est gênante, d'autant plus que la macération épidermique se produit également et donne une odeur peu agréable. De plus, le contact permanent de la sueur est une cause d'irritation qui engendre de l'intertrigo, de l'eczéma et même des abcès glandulaires (hydrosadénite de Verneuil).

A côté de ces faits d'observation journalière, il faut mentionner les cas d'éphidrose *unilatérale* rapportés par divers auteurs, et qui sont caractérisés par une hypersécrétion abondante de sueur dans une seule moitié longitudinale du corps ; la cause en est inconnue.

La *pathogénie* des éphidroses est obscure. Les recherches de ces dernières années ont montré que la sécrétion sudorale est, jusqu'à un certain point, indépendante de la circulation sanguine ; il est probable que l'action nerveuse prédomine sur l'action vasculaire dans l'éphidrose, car on ne constate pas de vascularisation anormale ; mais il reste encore à chercher le pourquoi de cette excitation des nerfs sécréteurs. Cette cause première réside dans l'état constitutionnel : arthritisme, syphilis.

TRAITEMENT. — Ce n'est plus que dans le vulgaire que l'on trouve la crainte de la suppression des sueurs des pieds, de la tête, etc. Tous les médecins sont d'accord pour conseiller la guérison de ces affections.

Le médicament par excellence est l'*atropine*. On la donne en pilules d'un demi milligramme et l'on commence par une pilule, pour tâter la susceptibilité du malade : on peut élever la dose jusqu'à 5 milligrammes. Même en cas de sueur locale, il vaut mieux donner l'atropine à l'intérieur qu'en injections sous-cutanées. On sait que l'atropine diminue la sueur en paralysant les fibres sécrétoires.

On ajoute à cela des lotions fréquentes avec des solutions astringentes de tannin, d'alun, de sulfate de cuivre, de nitrate d'argent, ou des applications de poudre : sous-nitrate de bismuth, alun, tannin. Pour l'éphidrose des pieds, les plus grands soins de propreté sont nécessaires ; les pédiluves et les douches d'eau froide sont très efficaces.

Il va sans dire que l'on remplira les indications tirées de l'état général. Les syphilitiques seront traités par les mercuriaux, les athritiques par la médication antiarthritique.

2° Sudamina

Les sudamina sont de très petites phlycténules à peine visibles à l'œil nu, isolées ; transparentes au début, elles deviennent blanchâtres avant de se résorber. Elles reposent sur une peau normale, siègent au niveau de l'orifice des glandes sudoripares et ne s'accompagnent d'aucun phénomène subjectif.

L'éruption est rarement généralisée, elle se montre de préférence sur l'abdomen, la poitrine et le cou. Les phlycténules sont discrètes ou confluentes ; dans ce dernier cas, elles peuvent se fondre les unes dans les autres et former des bulles plus ou moins volumineuses.

Au bout de trois ou quatre jours, les phlycténules qui n'ont pas été rompues se rident, le liquide se résorbe et les parois tombent en desquamation furfuracée.

ANATOMIE PATHOLOGIQUE. — Pour Kaposi, le liquide des sudamina provient non des glandes sudoripares, mais des vaisseaux papillaires. Deux faits vont à l'encontre de cette opinion : d'une part, la réaction acide du liquide des phlycténules et, d'autre part, la constatation anatomique faite par Cornil et Ranvier qui, sur une coupe de sudamina passant par l'orifice d'un conduit sudoripare, ont vu les cellules accumulées dans ce conduit soulever les cellules de la couche cornée.

D'après Renaut [1], voici quelle serait l'évolution des sudamina. Le liquide présentant les réactions de la sueur tient en suspension des cellules migratrices qui ne troublent pas sa transparence, parce qu'elles sont vivantes et, qu'en cette qualité, leur indice de réfraction diffère peu de celui du liquide ambiant (*miliaire transparente*).

Ces cellules migratrices ne pouvant continuer à vivre dans le milieu acide du sudamen tombent en dégénérescence graisseuse, leur indice de réfraction est changé, le liquide se trouble et devient blanchâtre (*miliaire blanche*). Enfin, la mort des leucocytes est consommée, ils sont devenus des globules purulents et le liquide devient jaune (*miliaire jaune*).

ÉTIOLOGIE. — Les sudamina se montrent tantôt accompagnés de sueurs abondantes, tantôt en l'absence de toute sueur (Chomel). D'autre part, les sudamina n'existent pas dans tous les cas où il y a hypersécrétion sudorale. On ne peut donc pas lier leur existence à la production de sueurs abondantes.

Pour Besnier et Doyon, c'est l'hyperthermie continue et prolongée qui préside à leur formation; le calorique agit comme excitateur des nerfs sécréteurs et probablement aussi du tissu glandulaire.

DIAGNOSTIC. — Les sudamina se reconnaîtront toujours facilement à leur petitesse et à leur transpa-

[1] Kaposi. — *Note des traducteurs*, t. I, p. 190.

rence du début, qui les font ressembler à des goutte-lettes de rosée. L'absence de rougeur à la peau suffit à les différencier de toutes les affections vésiculeuses.

Le *traitement* n'a aucune importance.

3º **Anidrose**

La diminution de la sécrétion sudorale est beaucoup moins fréquente que l'hyperidrose. On l'observe chez les saturnins, les hystériques, les hypocondriaques, les ouvriers qui travaillent la chaux, dans les cachexies et les affections qui s'accompagnent de spoliations aqueuses abondantes : diabète, polyurie, diarrhée.

L'anidrose partielle s'observe dans certaines maladies de la peau. Aubert (de Lyon) a examiné l'état de la sécrétion sudorale dans différentes dermopathies, au moyen d'un papier sensibilisé. Il a reconnu que la sécrétion sudorale est tarie dans les points atteints de psoriasis, d'herpès, de zona, d'herpès circiné, de pemphigus, d'eczéma, d'impétigo; elle reparaît plus ou moins vite quand ces maladies guérissent. La sécrétion sudorale est définitivement abolie dans les lésions profondes du favus, du lupus, des syphilides, des scrofulides tuberculeuses et dans toutes les cicatrices.

Strauss [1] a examiné les troubles de la sécrétion sudorale dans les paralysies et il est arrivé aux résultats suivants :

[1] Art. *Sueur*, in *Nouv. Dict. de méd. et de chir. pratique.*

Dans les paralysies d'origine centrale la sécrétion de la sueur est normale ; elle est normale aussi dans les paralysies périphériques légères, c'est-à-dire sans dégénérescence des nerfs et des muscles ; mais, dans les paralysies périphériques avec dégénérescence, il y a un retard d'une demi-minute à deux minutes dans la sudation provoquée par la pilocarpine entre le côté malade et le côté sain.

La sécrétion sudorale est diminuée ou abolie dans les régions anesthésiées par une section nerveuse (Bouveret [1]).

TRAITEMENT. — La suppression de la sueur n'a une certaine importance que si elle est généralisée. On devra tout d'abord en rechercher et en combattre la cause.

Pour favoriser directement la sécrétion sudorale, on aura recours au jaborandi en infusion (2 à 6 gr. de feuilles) ou à son alcaloïde, la pilocarpine (1 à 4 centig.) ; aux bains de vapeur.

II. — ALTÉRATIONS DE QUALITÉ

Osmidrose. — La sueur possède une odeur variable suivant les personnes et l'état de santé ou de maladie. On connaît l'odeur aigrelette dans le rhumatisme, l'odeur de souris dans les fièvres ataxo-adynamiques (typhoïde, méningite), l'odeur urineuse dans les affections des voies urinaires et

Thèse d'agrégation, 1880.

l'urémie, l'odeur de matières fécales dans les infections putride et scepticémique, l'odeur fétide des arthritiques et des gros mangeurs.

La pathogénie de ces odeurs est variable. Tantôt elle s'explique très bien, comme l'odeur urineuse (uridrose), car on sait que les matériaux de l'urine peuvent s'éliminer par la sueur; l'odeur fécale s'explique encore par l'élimination d'un gaz sulfuré analogue à celui qui s'élimine par l'intestin. La fétidité de la sueur des arthritiques est due à l'élimination d'acides gras volatiles qui n'ont pas été brûlés, ou à la transformation de la leucine et de la tyrosine en valerate d'ammoniaque. L'osmidrose est fréquemment liée à l'hyperidrose ou à l'éphidrose.

Nous avons dit déjà que l'éphidrose des pieds était accompagnée de mauvaise odeur (*bromidrose*). La desquamation épithéliale engendrée par la sueur est aussi une cause d'osmidrose.

Chromidrose. — La chromidrose est caractérisée par la coloration noire ou bleu foncé de la sueur. Cette affection n'est jamais généralisée, elle siège toujours sur les paupières, principalement la paupière inférieure, et de là elle s'étend au reste du visage; elle descend rarement vers la région sternale.

Il se forme sur ces régions des taches noires qui s'enlèvent en les frottant avec un linge. Au-dessous, la peau est absolument normale. La matière colorante est formée de paillettes lamelleuses, solubles dans les acides et dans l'huile. L'analyse chimique y a décelé du fer et du carbone.

Cette matière colorante provient évidemment des

glandes sudoripares et non des glandes sébacées, puisque, d'une part, Robin et Ordoñez l'ont trouvée dans les tubes sudoripares et que, d'autre part, les taches ne renferment aucune granulation graisseuse.

Cette affection est tenace, apparaît et disparaît le plus souvent sans cause appréciable, quelquefois à la suite d'une émotion. On l'observe principalement chez les femmes, ce qui semble indiquer une intervention active du système nerveux.

La chromidrose ne peut être confondue avec aucune autre affection, puisque les taches s'enlèvent avec le doigt.

TRAITEMENT. — L'huile est la meilleure substance pour enlever les taches. Afin d'en prévenir le retour, Hardy conseille des lotions et pulvérisations astringentes, les toniques, le changement de climat. Tous les traitements n'ont donné jusqu'ici que de médiocres résultats.

Hématidrose. — Dans l'hématidrose, la sueur renferme des hématies qui, suivant leur nombre, donnent à ce liquide une couleur rosée ou rouge. Les globules rouges sortent des vaisseaux par diapédèse et non par après rupture des parois, car il ne se produit pas, dans l'hématidrose, d'hémorrhagies cutanées. Ce fait élimine de l'hématidrose les écoulements de sang qui peuvent se produire par les glandes de la peau dans l'hémophilie, le scorbut et, d'autre part, il tend à faire jouer le principal rôle au système nerveux dans la pathogénie de cette maladie.

L'observation clinique vient justifier cette manière

de voir, car l'hématidrose ne se voit guère que chez les femmes nerveuses, sujettes aux attaques de nerfs, très impressionnables, et chez lesquelles on observe des désordres de la sensibilité et de l'innervation vaso-motrices, tels que : hypéresthésie, anesthésie, plaques congestives. C'est précisément dans les régions hyperémiées, anesthésiées ou hyperesthésiées que se produit l'hématidrose. Le sang sort en gouttelettes ou en jets filiformes, et cela sur une étendue variable. Les régions où le phénomène est le plus fréquent sont les paupières, les joues, le cuir chevelu, les extrémités inférieures et la poitrine.

Le traitement de l'hématidrose doit s'adresser aux centres nerveux et à l'état général; il sera reconstituant et l'hydrothérapie en fera la base. Autrefois, disent Barthélemy et Colson [1], on brûlait les stigmatisées, maintenant on les douche : jadis le feu, aujourd'hui l'eau !

Mentionnons encore la *sueur phosphorescente* ou lumineuse que l'on a observée dans la miliaire et à la suite de l'ingestion de poissons phosphorescents.

HÉMORRHAGIES CUTANÉES

PURPURA

De même que les fièvres éruptives ne rentrent pas dans la dermatologie parce que l'éruption n'est

---

[1] Duhring. — *Traité des maladies de la peau.* Note, p. 140.

qu'un phénomène accessoire, de même toutes les hémorrhagies de la peau ne doivent pas être étudiées ici. Nous éliminerons, par conséquent, celles qui, comme les hémorrhagies du scorbut, de la maladie de Werlohff, de l'hémophilie, ne sont que l'expression d'une maladie générale et définie, pour ne retenir que les hémorrhagies dans lesquelles la localisation cutanée est le phénomène le plus apparent, sinon le plus important.

Pour un motif semblable, nous ne nous occuperons pas des hémorrhagies traumatiques, ni de celles qui se produisent dans des lésions cutanées : pustules, vésicules, urticaire.

Nous étudierons deux formes de purpura : le *purpura simplex* et le *purpura rhumatismal*.

Pour ce qui concerne l'anatomie et la physiologie pathologiques, nous renvoyons le lecteur au chapitre de l'Anatomie pathologique générale, p. 35.

1° Purpura simplex

Symptômes. — Il est caractérisé par l'apparition de taches hémorrhagiques d'un rouge vif, arrondies, ovalaires ou irrégulières, bien délimitées, généralement symétriques, de la dimension d'une tête d'épingle ou d'une pièce de cinquante centimes, non saillantes, ne s'accompagnant d'aucun symptôme subjectif, ne s'effaçant pas sous la pression du doigt, et disparaissant au bout de quelques jours en passant par les teintes diverses que prend le sang extravasé avant de se résorber,

Les taches se développent habituellement en grand nombre et en même temps, d'autres fois le développement est successif; dans ce cas, la maladie dure plus longtemps.

Le siège d'élection est les membres inférieurs du côté de la flexion, mais le purpura peut se montrer sur tout le corps.

Les symptômes généraux sont habituellement nuls; quelquefois cependant l'éruption est précédée d'un peu de fièvre, de malaise, de courbature, d'inappétence.

La durée de la maladie est d'une à trois semaines, mais elle peut se prolonger par persistance de la cause.

ÉTIOLOGIE. — Le purpura se montre surtout dans la jeunesse et la vieillesse et chez les femmes. L'âge critique est une circonstance prédisposante. Un travail excessif, une nourriture insuffisante, une habitation humide, mal aérée, tout ce qui produit l'anémie, sont les causes ordinaires du purpura.

En dehors de ces causes générales, on doit mentionner le purpura consécutif à l'absorption de certains médicaments (*purpura médicamenteux*) : iodure de potassium, chloral, quinine, acide salicylique. Dans tous ces cas, le purpura nous paraît devoir être attribué à une modification du sang lui-même. Il n'en est pas de même du purpura consécutif aux altérations du système nerveux (*purpura nerveux*). Marotte l'a observé dans les névralgies, Vulpian l'a produit par une hémisection de la moelle; on l'a signalé dans le cours d'une névrite, de l'ataxie locomotrice, de la sclérodermie partielle, et à la suite de violentes émotions.

Le purpura nerveux siège naturellement dans les régions qui sont sous la dépendance des départements nerveux altérés, sauf le purpura d'origine émotive qui est généralisé.

Le mécanisme de ce purpura réside vraisemblablement dans les modifications apportées à la pression sanguine et peut-être aussi à une altération trophique des vaisseaux.

Le *pronostic* du purpura simplex est bénin, même pour sa forme la plus grave, le purpura anémique.

Le diagnostic du genre se fait à première vue. En cas d'hésitation, les commémoratifs ou l'évolution ultérieure de l'éruption l'établiront facilement. Ce qu'il faut surtout rechercher ce sont les causes.

TRAITEMENT. — Le traitement local est nul. Quant au traitement général il varie suivant les causes. Le purpura d'origine anémique sera combattu par une hygiène et une médication reconstituantes ; le purpura médicamenteux, par la suppression du médicament fautif ; le purpura nerveux, par le traitement adapté à l'altération nerveuse.

2° Purpura rhumatismal

Le purpura ou *peliose* rhumatismal ne diffère du purpura simplex que per l'intensité des symptômes généraux. La maladie débute en effet par de la fièvre, de l'inappétence, de la dépression et des *douleurs articulaires*, surtout aux membres inférieurs. Ces symptômes fébriles persistent après l'éruption et durent souvent autant qu'elle (quelques semaines à plusieurs mois). Fréquemment le purpura coexiste avec une éruption d'*érythème noueux*. Cette coïncidence, la présence des douleurs articulaires, sont les motifs pour lesquels ce purpura prend le nom de rhumastismal. Le traitement doit surtout avoir en vue les manifestations fébriles et articulaires. Le salicylate de soude est parfaitement indiqué.

DEUXIÈME CLASSE. — Affections inflammatoires

AFFECTIONS ÉRYTHÉMATEUSES

ÉRYTHÈME

L'érythème (de εριθημα) ou rougeur de la peau, est un symptôme commun à toutes les dermatoses inflammatoires. Mais la rougeur n'est tantôt qu'un phénomène secondaire, insignifiant par rapport à la lésion principale, comme, par exemple, dans les affections vésiculeuses, papuleuses, pustuleuses, bulleuses; tantôt elle est le phénomène principal, parce que le processus morbide ne va pas plus loin. C'est là ce qui arrive la plupart du temps dans l'érythème. Pourtant, dans certains érythèmes, l'exsudation est assez abondante pour produire des vésicules et des pustules, tel l'érythème vésiculo-pustuleux et, malgré cela, la maladie est encore un érythème, c'est que, dans ce cas, la vésicule et la pustule ne sont qu'un épiphénomène sans importance qui n'ajoute rien à la gravité de la maladie. Il se passe là quelque chose d'analogue à ce que l'on observe dans l'érysipèle dont les phlyctènes ou les bulles sont considérées comme des accidents et non comme des phénomènes obligés.

Le processus morbide qui produit l'érythème est tantôt de la congestion, tantôt de l'inflammation. Il serait donc très désirable de scinder les érythèmes en érythèmes congestifs et en érythèmes inflammatoires.

Hébra, Kaposi, Duhring ont tenté cette division, appelant *hyperémies* les érythèmes congestifs, et *érythèmes* proprement dits les érythèmes inflammatoires. Mais si cette division est possible, facile même, au point de vue anatomo-pathologique[1], elle est impossible en clinique, car aucun signe ne nous permet de distinguer, au lit du malade, une rougeur congestive d'une rougeur inflammatoire.

D'autre part, un érythème d'abord congestif se transforme très facilement en érythème inflammatoire.

Pour ces motifs, on ne peut accepter la division des érythèmes en congestifs et inflammatoires. Nous ne faisons exception qu'en faveur de l'érythème de la cyanose, dû à un obstacle à la circulation veineuse, et pour la roséole émotive dont la fugacité indique nettement la nature congestive.

Définition. — Le genre érythème est caractérisé par des taches rosées, rouge vif ou livide, de dimensions variables, disparaissant par la pression du doigt, faisant peu ou point saillie, se terminant par résolu-

---

[1] Anatomo-pathologiquement l'inflammation diffère de la congestion : 1º par la présence d'un exsudat chargé de fibrinogène, spontanément coagulable ; 2º par le retour à l'état embryonnaire et la prolifération des éléments cellulaires.

La diapédèse des globules blancs n'est pas un signe distinctif, elle existe dans la congestion et dans l'inflammation.

tion, par desquamation, quelquefois même par une exsudation sous-épidermique.

Au point de vue pratique, il est nécessaire de diviser les érythèmes en *érythèmes locaux* ou de cause externe et en *érythèmes généralisés* ou de cause interne.

I. — ÉRYTHÈMES LOCAUX

Ces érythèmes sont produits par une irritation directe de la peau pouvant. être provoquée par des agents multiples : chaleur (*érythème calorique*), frottements, pression, grattage (*érythème traumatique*); substances âcres : moutarde, cantharides, huile de croton, iode, etc., etc.

La rougeur produite par ces causes irritantes est généralement limitée au point d'application, mais souvent aussi elle s'étend au delà et peut même se montrer sur des régions très éloignées, en vertu des réflexes vasculaires.

Elle est plus ou moins intense, varie du rose clair au rouge foncé; le degré de coloration indique assez bien le degré de congestion. Les bords sont nets ou se confondent insensiblement avec la peau saine. Le prurit est modéré.

Suivant l'intensité et la durée de l'irritation, tantôt le processus se borne à une simple rougeur, sans épaississement ni saillie de la peau, et disparaît rapidement; tantôt le derme est infiltré; tantôt enfin, il se produit sur la surface érythémateuse des vésicules, des pustules, des phlyctènes ou des bulles (*érythème vésiculo-pustuleux, bulleux, phlycténoïde*).

Puisque l'érythème est fréquemment inflammatoire, il n'est pas étonnant qu'il puisse s'accompagner de phénomènes fébriles.

La durée de ces érythèmes est subordonnée à l'intensité du processus et à la permanence de la cause.

Diagnostic. — Le diagnostic des érythèmes locaux se fait surtout par la connaissance de la cause, par la limitation de l'éruption, l'absence habituelle de phénomènes généraux. L'érythème vésiculo-pustuleux pouvant s'accompagner de fièvre et offrant des vésicules et des pustules, pourrait se confondre avec une poussée *eczémateuse*; mais les vésico-pustules de l'érythème sont plus volumineuses que celles de l'eczéma. L'évolution, du reste, lèvera tous les doutes.

L'érythème bulleux a des traits de ressemblance avec l'*érysipèle;* celui-ci se reconnaîtra à son bord tranché, à son évolution extensive, à l'intensité des phénomènes généraux.

Anatomie et physiologie pathologiques. (Voy.p. 21 et suivantes.)

Traitement. — La première indication est la suppression de la cause.

Puis on emploiera la médication émolliente : poudres, bains, lotions.

L'eau froide et les astringents sont également indiqués dans le but de rémédier à la paralysie vaso-motrice.

Nous devons consacrer une mention particulière à certains érythèmes locaux qui, grâce à leur siège ou à leur cause, revêtent un aspect particulier.

Erythème intertrigo. — On donne ce nom à un érythème qui s'observe dans les régions où la peau se trouve en contact avec elle-même : aisselles, face interne et supérieure des cuisses, pli inguinal, pli des mamelles, plis du cou, pli fessier, point où les bourses sont en contact avec la cuisse, face interne du prépuce.

On le conçoit sans peine, cet érythème se montre surtout chez les personnes grasses dont les plis cutanés sont très accusés.

Cet érythème ne consiste pas seulement en une tache rouge accompagnée de démangeaisons; mais, par suite de l'accolement de la peau, il existe une humidité constante qui macère l'épiderme et le fait tomber, d'où résultent des excoriations suintantes et une odeur fade.

Quelquefois l'érythème intertrigo se complique, et cela surtout chez les enfants, de furoncles et d'abcès dermiques.

Cette maladie peut être confondue avec l'*eczéma* suintant. Son siège spécial, le peu d'abondance de la sécrétion, l'absence des croûtes feront le diagnostic.

TRAITEMENT. — ¡Suppression de la cause en empêchant l'accolement de la peau au moyen de pansements adaptés à la région.

Lavages fréquents avec des solutions astringentes de tannin, d'alun, de sulfate de zinc. Saupoudrer les surfaces avec des poudres fines de bismuth, de talc, de craie, de lycopode, de riz, etc.

Érythème paratrime. — On appelle ainsi les rougeurs qui se développent sur les parties exposées à

une pression prolongée, chez les malades atteints
d'affections graves, adynamiques, aiguës ou chroniques.

Le sacrum, les trochanters, régions sur lesquelles
reposent les malades alités, sont les plus fréquemment atteintes.

La peau, d'abord rosée, prend, par les progrès de la
maladie, une coloration de plus en plus foncée; il s'y
développe des pustules ou des bulles, qui deviennent
l'origine d'ulcérations ayant de la tendance à s'étendre
en surface et en profondeur. Cet érythème n'est souvent que le début d'une eschare.

Le traitement consiste à modifier autant que possible le décubitus, afin que le poids du corps ne porte
pas sur les régions malades; puis à employer des lotions stimulantes : vin aromatique, alcool camphré.

Érythème pernion. — L'érythème pernion n'est
autre que le premier degré de la gelure. On l'appelle
encore *engelure*.

La première impression du froid sur la peau produit une anémie par contraction des artérioles. Puis
à la contraction succède la dilatation, d'où rougeur
érythémateuse. Cet érythème est le plus généralement fugace. Mais si l'impression du froid a été très
vive ou a duré longtemps, les vaisseaux sont paralysés,
la rougeur devient livide, s'accompagne d'œdème,
de cuissons, de démangeaisons exaspérées par la chaleur.

A cet état l'érythème peut encore disparaître par
résolution après un temps qui varie de quelques jours
à plusieurs semaines.

D'autres fois, il se forme des phlyctènes à la rupture desquelles succède une ulcération fongueuse, saignante, aux bords déchiquetés ; sa guérison est lente.

L'érythème pernion atteint surtout les parties éloignées du centre circulatoire : pieds, mains, nez, oreilles. Il s'observe principalement chez les jeunes sujets et particulièrement chez les scrofuleux. Mais c'est à tort que Bazin en a fait une scrofulide, puisqu'il a une cause réellement déterminante, le froid, et qu'il atteint des sujets nullement scrofuleux.

TRAITEMENT. — A la période congestive, il s'agit de stimuler la contractilité des vaisseaux. On emploiera des frictions avec des liqueurs excitantes : l'alcool camphré, baume de Fioravanti, alcoolat de mélisse, des bains acidulés, sinapisés.

Quand l'ulcération s'est formée on la pansera avec le vin aromatique, l'onguent styrax, l'acide phénique.

On n'oubliera pas le traitement général, si le malade est scrofuleux.

II. — ÉRYTHÈME GÉNÉRALISÉ

A l'encontre des précédents, les érythèmes généralisés sont produits par des causes qui viennent de l'organisme lui-même et, par suite, ils n'ont pas de localisation spéciale.

La lésion se borne tantôt à un simple érythème, tantôt elle va jusqu'à la vésiculation.

Nous décrirons l'*érythème polymorphe* l'*érythème*

noueux, les *érythèmes ou dermites par absorption de substances diverses.*

1° **Érythème polymorphe**

Cet érythème est ainsi appelé en raison de l'aspect et des dispositions variées que présente l'éruption.

SYMPTÔMES. — C'est une maladie aiguë, accompagnée quelquefois de lésions extra-cutanées, caractérisée par une éruption de taches rouges, saillantes ou non, se terminant, dans l'espace de deux à quatre semaines, par résolution ou par vésiculation et desquamation.

L'éruption débute habituellement à la face dorsale des mains et des pieds et aux régions voisines par des taches rouges, isolées, nettement délimitées, de la grosseur d'une tête d'épingle, atteignant bientôt celle d'une lentille, plates ou légèrement saillantes (*érythème mamelonné*).

A mesure que l'éruption envahit les membres, le tronc et la face, les premières taches s'agrandissent et atteignent bientôt les dimensions d'une pièce de cinquante centimes ou de cinq francs en argent. Le centre de la tache plus congestionné que la périphérie prend une couleur rouge bleu, la périphérie est rouge cinabre. Il peut même se produire au centre des taches des hémorrhagies qui passeront, avant de se résorber, par les différentes couleurs que prend le sang épanché. Mais ordinairement la résolution se fait rapidement au centre, tandis que la périphérie est encore rouge ; on a alors l'*érythème annulaire.*

Si les taches se sont réunies par leurs bords de manière à se confondre, lorsque la résolution se fera aux points centraux, il en résultera des lignes serpentines avec dessins variés, c'est l'*érythème circiné, marginé, figuré*.

Quelquefois, au centre guéri d'une plaque d'érythème annulaire il se produit une nouvelle tache rouge, séparée du cercle périphérique de couleur rouge par un cercle de peau normale; c'est l'*érythème iris*.

Les taches primitives, au lieu de s'étendre en plaques, peuvent devenir saillantes et, suivant les dimensions de la saillie, on a l'*érythème papuleux, ortié, mamelonné*.

Dans certains cas, l'exsudation est assez abondante pour former des vésicules ou des bulles. C'est ainsi que l'on a l'*érythème vésiculeux*, l'*herpès circiné* et l'*herpès iris* ou hydroa vésiculeux, ou hydroa en cocarde (qu'il faut bien se garder de confondre avec le véritable herpès), l'*érythème bulleux*.

Les symptômes subjectifs : sensations de chaleur, de cuisson, de démangeaisons, sont peu marqués.

L'évolution se fait en quelques semaines; elle est d'autant plus longue que le processus inflammatoire a été plus intense. Les récidives sont fréquentes et peuvent même se succéder à de courts intervalles.

SYMPTÔMES CONCOMITANTS. — L'éruption peut évoluer sans fièvre, mais quelquefois les phénomènes généraux sont intenses et peuvent assombrir le pronostic.

L'érythème polymorphe présente ceci de particulier, qu'il coïncide souvent avec des atteintes d'endocardite, de péricardite, d'arthrites, de méningite, de pleurésie, de pneumonie. Dans ces cas, l'hérythème polymorphe n'est qu'un symptôme d'un état pathologique se localisant sur plusieurs organes. Cet état est considéré comme étant d'origine arthritique.

Étiologie. — Les causes sont assez peu connues. On incrimine surtout la diathèse arthritique, puis, comme causes occasionnelles : les variations saisonnières, les écarts de régime, les irritations cutanées.

Diagnostic. — La coloration des plaques rouge bleu au centre, rouge cinabre à la périphérie, est un caractère qui fera facilement reconnaître l'érythème polymorphe.

L'érythème annulaire circiné se distinguera des *syphilides* par sa coloration plus vive, son évolution rapide, par l'absence d'infiltration appréciable au palper;

Du *psoriasis*, par l'absence de squames stratifiées ;

De l'*érythème tricophytique* par sa marche plus aiguë, par sa couleur plus sombre.

L'érythème papuleux se distinguera de ces affections par les mêmes caractères.

L'érythème ortié diffère de l'*urticaire* par l'absence du centre anémique et des démangeaisons.

L'érythème mamelonné des membres inférieurs pourrait être confondu avec l'*érythème noueux*; il n'y aurait pas grand mal à cela, puisque, comme nous le verrons tout à l'heure, celui-ci n'est qu'une variété de l'érythème polymorphe.

L'érythème vésiculeux diffère de l'*herpès* par le non groupement des vésicules ; de l'*eczéma*, par le volume plus grand des vésicules et l'absence de suintement.

L'érythème vésiculeux circiné se distinguera de l'*herpès circiné tricophytique* par sa coloration plus vive. Le microscope, au surplus, ferait vite le diagnostic.

L'érythème bulleux se distinguera de l'*érysipèle* par l'absence de tuméfaction et de rebord abrupt ; du *pemphigus*, par l'irrégularité des bulles et la constatation des formes variées de l'érythème sur d'autres régions.

TRAITEMENT. — On n'aura guère qu'à employer la médication émolliente : bains, lotions, poudres.

Quant aux symptômes généraux, ils seront traités par les moyens usuels.

2° **Érythème noueux**

SYMPTÔMES. — Cet érythème consiste en une éruption aiguë, souvent fébrile, de nodosités de la grosseur d'une noisette ou d'une noix, arrondies ou ovalaires, bien délimitées, fermes, douloureuses, de coloration rouge pourpre ou livide, se terminant par résolution.

Les points d'élection sont par ordre de fréquence : la face antérieure des jambes, la face postérieure de l'avant-bras, le dos des mains et des pieds, les bras, les fesses, la nuque. On a parlé aussi de nodosités de la langue et de la muqueuse bucco-pharyngienne. En même temps que les nodosités, il se développe des papules et des plaques érythémateuses (*érythème papulo-noueux*).

L'éruption est généralement accompagnée de douleurs articulaires, de véritables arthrites, plus rarement d'endocardite, de pleurésie, de péricardite, de méningite, toutes manifestations rhumatismales.

Pour ces motifs, l'érythème noueux est considéré, avec raison, comme une simple variété d'érythème polymorphe.

Indépendamment des nodosités superficielles, il se produit quelquefois des nodosités *profondes* qui ne s'attestent à l'extérieur par aucun relief, aucune rougeur, et ne sont reconnaissables qu'à la palpation. Ces nodosités sont douloureuses, elles ont la grosseur d'un grain de blé ou d'un œuf. Elles apparaissent et disparaissent rapidement par résolution. D'après Fournier, ces nodosités sont les mêmes que celles que Féréol et Troisier ont décrites sous le nom de *nodosités éphémères* du rhumatisme.

Elles ne sont pas toujours accompagnées d'une éruption d'érythème noueux et se montrent habituellement dans le cours d'un rhumatisme.

ÉVOLUTION. — L'érythème noueux dure de trois à six semaines. A mesure que les nodosités vieillissent, elles prennent une teinte plus foncée, bleuâtre, quelquefois même ecchymotique, lorsqu'il s'est produit une extravasation sanguine. Elles disparaissent peu à peu sans jamais suppurer.

Les récidives sont fréquentes et se produisent souvent avant que la première éruption ait terminé son évolution.

ÉTIOLOGIE. — La cause première se trouve dans l'état constitutionnel du malade : arthritisme ou lymphatisme.

Les causes occasionnelles sont variées : impression du froid, fatigues, surmenage, excès divers.

PRONOSTIC. — L'érythème noueux n'est pas grave par lui-même, mais s'il est accompagné de localisations viscérales inflammatoires, il est clair que le pronostic devient sérieux. Si les récidives sont fréquentes et accompagnées de fièvre, la santé générale s'en ressentira certainement.

ANATOMIE PATHOLOGIQUE. — Le processus morbide de l'érythème noueux ne diffère du processus érythémateux ordinaire que par la plus grande abondance de l'exsudat.

DIAGNOSTIC. — Le diagnostic de l'érythème noueux ne sera pas difficile si l'on peut assister au début de l'évolution de la maladie. Mais, en présence de nodosités érythémateuses, on peut hésiter entre un érysipèle au début, un abcès, un furoncle, une gomme syphilitique.

L'*érysipèle* débute par un point qui s'étend rapidement ; un *abcès* est généralement *isolé* ; les *furoncles*, pouvant être multiples, se reconnaîtront à leur forme acuminée.

Quant aux *gommes syphilitiques* non ulcérées, le

diagnostie est plus difficile, et la difficulté sera bien plus considérable si le malade présente à la fois des nouures d'érythème et des gommes, ainsi que Besnier a pu l'observer. La connaissance de phéno-mènes fébriles préexistants, la coexistence de douleurs articulaires feront admettre l'érythème. Si ces phéno-mènes extra-cutanés manquent, l'évolution seule de la nodosité qui disparaît par résolution dans l'érythème, qui se ramollit, suppure et s'ulcère dans la gomme, pourra faire le diagnostic.

Les mêmes considérations s'appliquent aux nodosi-tés profondes.

Traitement. — Il sera surtout symptomatique.

La fièvre, l'embarras gastrique seront traités par les antifébriles, les vomitifs, les purgatifs.

L'état local réclame une médication émolliente : bains, lotions, cataplasmes; le repos au lit.

Si les nodosités sont volumineuses, tendues, très douloureuses, des saignées locales seront très utiles.

3° Érythèmes ou dermites par absorption de substances diverses.

L'absorption de certains médicaments ou de cer-taines substances alimentaires donne lieu à des érup-tions qui, le plus souvent, revêtent la forme érythè-mateuse, mais qui peuvent aussi s'accompagner de vésicules ou de pustules, témoignages d'un processus inflammatoire plus intense.

La pathogénie de ces dermites relève de deux

mécanismes. Tantôt l'éruption est due au simple fait du contact de la substance irritante avec la peau lorsqu'elle s'élimine par cet organe ; tantôt elle est le résultat d'un trouble du système nerveux périphérique ou central, trouble encore inexpliqué.

Ce genre d'éruption a ordinairement une courte durée, pourvu que l'on supprime la cause ; le pronostic n'offre aucune gravité, à condition qu'il n'y ait pas empoisonnement. Le traitement local est purement émollient.

Nous ne nous attarderons pas à la description de chacune de ces dermites, nous nous contenterons de citer les principales substances dermatogénétiques.

Aliments. Les huîtres, moules, homard, écrevisses, thon, fraises, produisent de l'érythème scarlatiniforme, de la roséole, avec accompagnement de symptômes fébriles.

Le maïs altéré par le verdet produit l'érythème *pellagreux*.

Médicaments. Le *chloral*, l'*arsenic* produisent tantôt un érythème simple, tantôt un érythème vésiculopustuleux ;

L'*opium*, la *belladone*, le *datura*, la *jusquiame*, un érythème simple ou scarlatiniforme ;

Les *térébenthines*, le *copahu*, le *cubébe*, un érythème papuleux, roséolique ou scarlatiniforme (par élimination) ;

Les *euphorbiacées*, la *quinine*, les *mercuriaux*, l'*oxyde de carbone*, un érythème vésiculo-bulleux ;

Les *antimoniaux*, une dermite pustuleuse ;

L'acide *phosphorique*, un érythème pemphigoïde ;

L'*ammoniaque*, un érythème œdémateux ;

Les *bromures*, les *iodiques*, un érythème simple, mais, le plus souvent, de l'acné.

AFFECTIONS PAPULEUSES

LICHEN

Ce n'est point chose facile de définir ce que l'on entend par lichen, car ce mot a été appliqué à une foule d'états morbides. Willan, Bateman et Bazin définissent le lichen : une éruption de papules rouges, distinctes ou groupées, se terminant par desquamation et aboutissant à un état rugueux, hypertrophique, de la peau.

Pour Hardy, ce qui caractérise le lichen, c'est l'épaississement et la sècheresse de la peau avec exagération de ses plis naturels. Cet épaississement peut être produit par des affections cutanées dont les lésions initiales sont soit des vésicules eczémateuses, soit des pustules impétigineuses, soit même de simples fissures épidermiques. On voit, d'après cela, que le lichen n'est qu'une manière d'être de l'eczéma ; aussi Hardy ne fait-il aucune difficulté de faire absorber le lichen par l'eczéma.

Des différentes espèces de lichen admises par Willan, Bazin, Hardy, Devergie, il n'en est aucune qui soit considérée aujourd'hui comme étant le véritable lichen ; ainsi :

Le *lichen simplex* de Willan et Bateman n'est qu'un eczéma papuleux ;

Le *lichen urticans* est une variété d'urticaire ;

Le *lichen herpétiforme* de Devergie est confondu avec l'herpès circiné ;

Le *lichen pilaris* est identifié tantôt avec l'acné pilaris, tantôt avec le pityriasis pilaris, tantôt avec le lichen scrofuleux, tantôt avec l'icthyose ;

Le *lichen tropicus* est la miliaire ;

Le *lichen agrius* n'est qu'un eczéma humide, se terminant par desquamation et épaississement de la peau.

Le *lichen invétéré* et le *lichen hypertrophique* de Hardy sont des terminaisons de l'eczéma.

Après cette élimination, il ne reste que les deux formes de lichen, établies par Hébra et admises par Kaposi, Duhring, etc. : le *lichen des scrofuleux* et le *lichen ruber.*

Mais « ce serait une erreur de croire que le genre lichen soit absolument et définitivement constitué dans toutes ses variétés, c'est une œuvre qui, pour être complète, réclame encore quelques études, et surtout le concours d'une critique éclairée et impartiale[1] ».

Définition. Le genre lichen est constitué, dit Hébra, par des papules qui ont une forme typique et qui persistent pendant tout le cours de la maladie sans jamais se transformer soit en vésicules, soit en pustules.

---

[1] Note de Besnier et Doyon, in *Leçons sur les maladies de la peau,* par Kaposi, p. 522.

1° **Lichen des scrofuleux**

Symptômes. — C'est une affection habituellement chronique, quelquefois aiguë, non contagieuse, caractérisée par des papules d'un rouge pâle, brun ou même livide, de la grosseur d'un grain de millet ou d'une tête d'épingle, très aplaties, peu résistantes, surmontées d'une squame, reposant sur une peau normale, disparaissant sans laisser de cicatrices après une durée assez longue.

Les démangeaisons sont très légères.

L'éruption occupe habituellement la poitrine, le bas-ventre et le dos, d'où elle peut s'étendre aux membres, principalement du côté de la flexion.

Les papules sont d'abord isolées et disséminées, mais elles finissent par se réunir en groupes et en plaques plus ou moins étendues. Ces plaques sont rugueuses et ont une coloration rouge brun.

L'évolution est lente, la maladie peut durer plusieurs années ; mais elle finit par guérir sans cicatrices.

Pourquoi Hébra l'appelle-t-il lichen des scrofuleux ? Parce que 90 fois sur 100 on l'observe chez les sujets jeunes, atteints d'engorgements ganglionnaires, de periostites, de carie, de nécrose.

Besnier et Doyon[1] font observer à ce sujet que l'affection décrite sous le nom de lichen des scrofuleux est beaucoup plus rare et moins grave en France qu'à Vienne, que tous les malades ne sont point des scro-

[1] *Leçons sur les mal. de la peau*, par Kaposi. Note, p. 527.

fuleux renforcés|; d'où il résulte que cette dénomina-
tion aura de la peine à s'acclimater chez nous.

ANATOMIE PATHOLOGIQUE. — Les lésions sont confinées
dans le follicule pileux, les glandes sébacées et les
papilles voisines. Elles consistent en une infiltration
cellulaire et liquide. Chaque papule correspond par
conséquent à un orifice folliculaire et aux papilles les
plus proches.

ÉTIOLOGIE. — On ne sait rien de l'étiologie, si ce n'est
que cette affection se rencontre chez les sujets lymphatiques ou strumeux et qu'elle est rare après vingt
ans.

DIAGNOSTIC. — Le lichen des scrofuleux peut être
confondu avec l'*eczéma papuleux*. Mais, dans l'eczéma,
la desquamation est abondante et, de plus, il n'est pas
rare que les papules soient accompagnées de vésiculés
et de suintement.

La *syphilide papuleuse miliaire* se reconnaîtra à la
disposition des papules qui sont en lignes circulaires,
et non en groupes, à l'absence de démangeaisons, à
la coloration cuivrée.

TRAITEMENT. — Il doit être en premier lieu reconstituant, antiscrofuleux. Hébra et Kaposi recommandent l'huile de foie de morue.

Pour le traitement externe, on se bornera à des frictions avec l'huile de foie de morue. La maladie
disparaîtra en quelques semaines.

2° **Lichen ruber**

Il est ainsi appelé en raison de la couleur rouge de ses papules.

On en distingue deux variétés différentes par la forme des papules et l'évolution de la maladie : le lichen *acuminé* et le lichen *plan*.

Lichen acuminé. — Il est caractérisé par des papules rouges, coniques, très dures, de la grosseur d'un grain de millet à une tête d'épingle, reposant sur une peau normale, surmontées d'une petite squame, ayant de la tendance à s'étendre et nullement à disparaître.

Symptômes. — Le processus débute par une éruption assez aiguë de papules. Celles-ci sont d'abord disséminées et isolées sur tout le corps. Elles se réunissent ensuite pour former des lignes circulaires et des groupes. Ces groupes augmentent de dimensions et, au bout de trois ou quatre mois, ils couvrent de larges surfaces ; le processus étant continu, l'éruption se généralise et arrive à couvrir, dans l'espace d'une à plusieurs années, toute la surface du corps.

La peau est alors rouge des pieds à la tête, épaissie, fendillée, sèche, couverte de squames minces et abondantes, les cheveux amincis tombent, les ongles deviennent cassants et opaques, le jeu des articulations est gêné.

On conçoit sans peine que la santé s'altère profondément ; l'amaigrissement, la cachexie, puis la mort surviennent au bout d'un certain temps. Cette forme grave de la maladie est très rare en France.

Pour l'étiologie, l'anatomie pathologique, le diagnostic, voyez plus loin.

Lichen plan. — Il est caractérisé par des papules rouge pâle ou brun, de la grosseur d'un grain de millet à un pois, quelquefois visibles seulement à la loupe, aplaties, parfois ombiliquées, très dures, se recouvrant de squames brillantes, disparaissant en laissant des macules pigmentaires.

L'éruption se montre surtout aux poignets et au creux poplité, à la paume des mains, à la plante des pieds, sur le gland ; mais elle peut exister aussi sur le tronc et la face.

Les papules d'abord disséminées et isolées se serrent et forment des plaques de la grandeur d'une lentille ou d'une pièce de cinq francs en argent. Ces plaques ont un aspect caractéristique : tandis qu'elles s'étendent à la phériphérie par l'adjonction de nouvelles papules, les papules du centre, qui sont les plus anciennes, s'affaissent par atrophie et le centre de la plaque prend une coloration d'un brun livide ou sépia; la plaque ressemble alors, dit Kaposi, à une pierre sombre entourée de perles.

L'évolution est lente. Beaucoup de papules disparaissent après trois semaines, mais il se produit des poussées sur d'autres points.

Les macules pigmentaires disparaissent à leur tour en laissant une cicatrice blanche, déprimée.

Le lichen plan ne se généralisant point n'a pas d'influence fâcheuse sur l'état général.

Vu la différence que l'on observe dans l'évolution et la forme des papules du lichen ruber acuminé et du lichen ruber plan, on pourrait croire que ces deux maladies sont distinctes, il n'en est rien, car les lésions sont les mêmes et souvent les deux formes de papules s'observent sur le même malade.

Le prurit est habituellement modéré dans les deux formes de lichen ruber, mais parfois il est très violent.

ANATOMIE PATHOLOGIQUE. — Les lésions sont confinées dans le follicule pileux et les parties voisines. Elles consistent, d'après Hébra, Neumann, Biesiadecki, Obtulowic et Kaposi, dans une prolifération cellulaire de la gaîne externe de la racine du poil, les cellules de nouvelle formation forment une excroissance qui, reposant sur le fond du follicule pileux, y détermine une dilatation ampulliforme. Les papilles voisines et le corps muqueux qui les surmonte sont également le siège d'une hyperplasie active. Par suite de cette hyperplasie qui est surtout marquée autour des vaisseaux, les papilles centrales de la papule sont comprimées, leur nutrition souffre, elles tombent en dégénérescence granuleuse, colloïde, s'atrophient en un mot; c'est à cette atrophie centrale qu'est due l'ombilication.

ÉTIOLOGIE. — Elle est fort peu connue. Besnier et Doyon ont observé le lichen ruber chez des névropathes et chez des arthritiques. Le plus souvent, dit Kaposi, la maladie s'est montrée chez des personnes parfaitement bien portantes. Le lichen ruber n'est ni héréditaire, ni contagieux. Il est plus fréquent chez l'homme que chez la femme. Il s'observe surtout entre dix et quarante ans.

DIAGNOSTIC. — Le lichen ruber peut être confondu avec le *psoriasis*, l'eczéma *papuleux*, le *pityriasis rubra*, la *syphilide papuleuse*.

Psoriasis. — Ses papules sont plus larges, jamais ombiliquées, ses squames sont plus épaisses, plus larges, plus abondantes.

Eczéma papuleux. — Il se reconnaîtra surtout à l'existence présente ou passée du suintement.

Dans le *pityriasis rubra* la peau n'est pas chagrinée comme dans le lichen ; au lieu d'être épaissie, elle est plutôt amincie, atrophiée. La desquamation est abondante et furfuracée.

La *syphilide papuleuse* n'est pas ombiliquée et ne démange pas.

Quant au diagnostic des trois formes du lichen il est surtout basé sur l'évolution de la maladie, les lésions anatomiques étant semblables.

Le lichen des scrofuleux forme des groupes peu étendus, ne se généralise pas, n'altère pas la santé, guérit facilement.

Le lichen ruber acuminé a des papules coniques, se généralise, altère profondément la santé, guérit difficilement. Il est de plus très rare.

Le lichen ruber plan a des papules souvent ombiliquées et forme des plaques qui, déprimées et pigmentées au centre, ont un aspect caractéristique.

TRAITEMENT. — Le seul traitement qui ait réussi est l'administration prolongée de l'arsenic à haute dose. L'amélioration n'est sensible qu'après six ou huit semaines. L'arsenic doit être continué même après la cessation de l'éruption.

On a recommandé aussi l'acétate de potasse à la dose de 5 grammes par jour.

Indépendamment de ces médicaments on instituera un traitement général reconstituant.

Le traitement local par les substitutifs a paru peu efficace à Kaposi.

PRURIGO

Depuis Willan et Bateman on appelle prurigo une affection cutanée caractérisée par un prurit intense et et par une éruption de papules plates, pâles ou rosées, bientôt excoriées par le grattage et présentant à leur sommet une croûte noirâtre de sang concrété.

Cette affection est toujours symptomatique. Hébra a décrit, sous le nom de prurigo, une maladie nouvelle, également papuleuse et prurigineuse, mais idiopathique et ayant une évolution particulière.

Nous décrivons donc deux prurigos : le *prurigo symptomatique* ou vulgaire, le prurigo d'Hébra ou *prurigo idiopathique*.

1º **Prurigo vulgaire ou symptomatique.**

SYMPTÔMES. — Le prurigo vulgaire est une maladie chronique, inflammatoire, caractérisée par une éruption de papules de la couleur de la peau ou légèrement rosées, plates, non saillantes, isolées, discrètes. Par suite du prurit qui précède et accompagne la maladie, le sommet de la papule est bientôt écorché par les ongles et se recouvre d'une croûte sanguine noire. Souvent la papule disparaît et il ne reste à la surface de la peau que cette croûte noirâtre, seul indice de l'éruption.

Les démangeaisons sont constantes et, fait important à retenir, elles précèdent l'éruption (Hardy[1]).

Elles sont variables d'intensité et, à ce point de vue, on admet deux variétés de prurigo :

Le *prurigo mitis*, dans lequel la démangeaison n'est pas très vive, revient presque exclusivement le soir et est soulagée par le grattage.

Le *prurigo formicans*, caractérisé par la violence des symptômes subjectifs : démangeaisons atroces et continues, plus marquées le soir, sensations de cuisson, de brûlure, de déchirement. Pour soulager ses souffrances, le malade se râcle, se laboure la peau avec les ongles ou des corps étrangers durs et acérés; il se produit ainsi des excoriations, des fissures saignantes qui se recouvrent d'une croûte sanguine.

Par suite de ce grattage effréné, il n'est pas rare de voir survenir sur les parties malades de l'eczéma, de l'ecthyma, des furoncles, des abcès sous-cutanés. La peau irritée par toutes ces causes prend une coloration sale, brune et même noire.

Les symptômes généraux ne s'observent que dans le prurigo formicans et sont la conséquence des tourments endurés par le malade; ils consistent dans la

---

[1] *Nouveau Dictionnaire de médecine et de chirurgie pratique,* art. *Prurigo,* p. 784.

perte du sommeil, de l'appétit, la mélancolie, l'amaigrissement, la perte des forces, la cachexie.

Le siège de l'éruption est subordonné à la cause.

ÉTIOLOGIE. — Ainsi que nous l'avons dit, le prurigo est précédé de prurit; ce phénomène subjectif peut donc être considéré comme la cause directe du prurigo par le grattage qu'il détermine.

L'origine du prurigo étant ainsi déterminée, ses causes habituelles sont :

L'*hyperesthésie* cutanée ou prurit. L'hyperesthésie est générale ou locale. Elle donne lieu à un prurigo soit généralisé, disséminé, soit localisé. Dans ce dernier cas la vulve (*prurigo vulvaire*), l'anus *(prurigo anal)*, les bourses (*purigo scroti*), sont les parties le plus ordinairement atteintes. L'hyperesthésie générale se voit surtout chez les vieillards et détermine ainsi le *prurigo senilis*.

Les *parasites* : acarus scabiei, pediculi corporis, pubis, capitis, provoquent un prurigo généralisé ou localisé, suivant la région préférée du parasite. Les vieillards sont très sujets à la phtiriase, c'est là une autre cause du *prurigo senilis*.

L'*ictère* produit ordinairement du prurit et consécutivement un prurigo généralisé. Parmi les causes prédisposantes, on trouve l'absence de soins de propreté, la misère, la débilitation, l'*alcoolisme*.

PRONOSTIC. — Le prurigo est une affection incommode, mais non grave. Cependant nous avons vu que le *prurigo formicans* produisait l'insomnie, l'inappétence, la perte des forces, la cachexie. Le supplice du prurit continuel peut conduire au suicide.

La durée du prurigo est subordonnée à sa cause.

ANATOMIE PATHOLOGIQUE. — La papule de prurigo est formée par un œdème inflammatoire et une infiltration cellulaire localisés principalement autour et dans les papilles. Celles-ci s'allongent, s'élargissent et le derme s'épaissit.

DIAGNOSTIC. — Les papules de prurigo ont pour caractéristique leur couleur semblable à celle de la peau ou légèrement rosée, leur croûte noirâtre et le prurit. Elles se distingueront donc aisément des papules du *lichen* qui sont acuminées, réunies en groupe et rouges ; de celles du *psoriasis* qui sont squameuses et non prurigineuses ; de celles de l'*eczéma papuleux* qui sont squameuses ou suintantes ; de celles de l'*urticaire* qui ont un centre anémique.

Pour le diagnostic du prurigo symptomatique avec le prurigo d'Hébra, voyez plus loin.

TRAITEMENT. — Puisque le prurigo dont nous parlons est toujours symptomatique, c'est à la cause qu'il faut s'adresser.

Le *prurigo parasitaire* sera traité par les parasiticides ; le *prurigo ictérique*, par les moyens propres à faire disparaître l'ictère.

L'état général sera amélioré, s'il y a lieu.

L'élément *prurit* sera combattu par le bromure de potassium et le chloral à l'intérieur. Hardy n'a pas grande confiance dans l'opium et la belladone. On

usera aussi des moyens locaux suivants, recommandés par Hardy : eau alcoolisée à un tiers, chloroforme
étendu d'eau, solution de sublimé à 0 gr. 10 p. 100 ;
pommade camphrée, 5 p. 30, soufrée 5 p. 30, l'huile
de cade pure ou mélangée à l'huile d'olive.

Les bains émollients, alcalins, sulfureux sont d'une
grande utilité.

Il est inutile d'ajouter qu'en cas de prurigo parasitaire les vêtements devront être désinfectés.

2° Prurigo d'Hébra ou idiopathique

Le prurigo d'Hébra est constitué par une éruption
de papules de coloration normale ou rosée, peu saillantes, de la grosseur d'un grain de chenevis ou de
millet, isolées, très prurigineuses. Le grattage les excorie et leur sommet se recouvre d'une croûte sanguine
brunâtre. Toujours par suite du grattage, la peau
présente des stries sanguinolentes, des pustules d'ecthyma, de l'eczéma, des abcès dermiques et consécutivement à tout cela l'engorgement des ganglions, l'é-
paississement et la pigmentation de la peau.

Jusque-là, il n'y a pas de différence entre le prurigo vulgaire et celui d'Hébra ; les caractères distinctifs se trouvent dans l'évolution et le siège de la maladie.

ÉVOLUTION ET SIÉGE. — Le prurigo idiopathique débute toujours dans la jeunesse, souvent même à la fin
de la première année. D'après Kaposi, il est précédé,
chez les enfants, par de l'urticaire chronique et ce n'est

que dans la seconde année que se montrent les véritables papules de prurigo.

Dans un court espace de temps l'éruption s'établit; elle occupe principalement la face antérieure des membres inférieurs, et la face postérieure des membres supérieurs. On la voit aussi sur les fesses, le cou, le tronc; mais les lésions des jambes sont toujours plus accentuées. Le creux du jarret, de l'aisselle, le pli de l'aîne, du coude sont toujours respectés.

A partir du moment où l'éruption s'est installée, elle persiste toute la vie avec des alternatives d'amélioration et d'aggravation. L'éruption et les démangeaisons diminuent pendant l'été, par les soins et le traitement; elles augmentent en hiver.

Comme dans le prurigo symptomatique il y a deux formes à considérer:

Le *prurigo mitis*, caractérisé par une éruption peu confluente et des démangeaisons supportables;

Le *prurigo formicans* ou *férox* dans lequel les lésions sont très marquées et les démangeaisons si intenses qu'elles deviennent un supplice et une cause de cachexie.

Le prurigo mitis ne se transforme pas en prurigo férox (Kaposi).

Cette affection est incurable, le traitement ne peut que la modérer.

ÉTIOLOGIE. — Le prurigo d'Hébra n'est point une conséquence de l'hyperesthésie, des parasites ou autres agents d'irritation.

Il est plus fréquent chez l'homme que chez la femme. On l'observe principalement chez les personnes pauvres, misérables, mal nourries, mais il n'est pas inconnu dans les classes élevées de la société.

Pour Besnier, la scrofule et l'arthritisme sont les deux grandes sources héréditaires et constitutionnelles du prurigo d'Hébra.

L'anatomie pathologique ne présente aucune particularité, elle est semblable à celle du prurigo symptomatique.

TRAITEMENT. — « C'est une tâche bien ingrate, dit Hébra, que de discuter le traitement d'une affection incurable. » On nous permettra de passer sur la longue énumération des moyens divers qui ont été employés, pour ne mentionner que ceux qui ont donné quelques résultats, hélas ! temporaires.

L'indication locale est, d'après Hébra, de ramollir et d'enlever les couches les plus superficielles de l'épiderme. Dans ce but on emploiera des frictions avec le *savon mou*, *des bains* froids ou tièdes de plusieurs heures, des douches ou bains de *vapeur*, des frictions avec la pommade de Wilkinson modifiée par Hébra[1] ; un enduit avec le *goudron* ou *l'huile de cade*, après lequel le malade restera plusieurs heures dans un bain chaud.

Kaposi recommande les eaux *thermales sulfureuses* et les *bains alcalins*.

Ces divers moyens devront être employés jusqu'à ce que la peau ait repris sa souplesse.

Kaposi et Besnier ont obtenu de bons résultats par

---

[1] Sa composition est ainsi faite : soufre sublimé, 7 gr.; huile de cade, 7 gr.; craie préparée, 8 gr. 85; savon vert, 28 gr. ; axonge, 28 gr.

l'administration quotidienne de 1 gr. à 1 gr. 50 d'acide phénique. Besnier se loue des injections sous-cutanées de 1 à 2 centigr. et demi de pilocarpine.

Pour Hébra, l'usage interne de l'arsenic est complètement inefficace.

Les indications tirées de l'état général : scrofule, arthritisme, débilitation, seront l'objet d'une médication antidiathésique ou reconstituante.

URTICAIRE

L'urticaire consiste en une éruption subite d'élevures papuleuses plus ou moins saillantes, bien délimitées, de la dimension d'une pièce de vingt centimes à cinq francs en argent, rosées à la périphérie, blanches au centre, accompagnées de démangeaisons intenses, disparaissant en quelques heures ou quelques jours par résolution.

SYMPTÔMES. — L'urticaire n'a pas de siège d'élection, on l'observe partout, même sur les muqueuses : bouche, pharynx, épiglotte. D'aucuns prétendent que l'éruption peut se faire sur la trachée et les bronches.

Les élevures ortiées sont tantôt isolées, tantôt fusionnées ; dans ce dernier cas, on a des figures variées : urticaire *annulaire*, *circinée*, *linéaire*, *figurée*.

L'infiltration œdémateuse qui cause l'urticaire peut être assez intense pour produire soit des vésicules (*urticaire vésiculeuse*), soit des bulles (*urticaire bulleuse*), soit de véritables tumeurs pouvant atteindre des dimensions de 15 centimètres de long sur 10 de

large ; c'est l'*urticaire géante, tubéreuse, œdémateuse.*
L'urticaire géante ne s'observe guère que chez les
sujets prédisposés. L'intensité de la congestion peut
aller jusqu'à produire une hémorrhagie (*urticaire
hémorrhagique*).

ÉVOLUTION. — La durée d'une plaque d'urticaire est
très courte, quelques heures ou quelques jours. S'il
n'y a qu'une seule poussée on a *l'urticaire aiguë* ou
evanida. Mais l'affection est très sujette aux récidives,
et les poussées peuvent se succéder rapidement, durer plusieurs mois ou plusieurs années; c'est à cette
répétition de poussées qu'on donne le nom d'*urticaire
chronique* ou *récidivante*.

ANATOMIE PATHOLOGIQUE. — Les lésions de la papule
d'urticaire consistent dans une congestion et un œdème
intenses occupant le derme et les papilles. L'œdème
étant plus abondant au centre qu'à la périphérie,
comprime les vaisseaux, les anémie, d'où la coloration blanche au centre de la papule, et rosée à la périphérie. La compression des papilles explique les
démangeaisons.

Les vaisseaux sanguins profonds et superficiels du
derme sont dilatés et entourés de leucocytes émigrés.

L'épiderme est normal ou soulevé par l'œdème
comme dans l'urticaire bulleuse.

ÉTIOLOGIE. — Les causes de l'urticaire sont externes
ou internes.

Causes externes. Ces causes agissent toutes en produisant une irritation de la peau.

Parmi les plus fréquentes, nous citerons les piqûres ou le contact de certains animaux : punaises, puces, poux, mouches, cousins, chenilles; le contact des orties et autres plantes irritantes; le grattage provoqué par les affections prurigineuses, aussi l'urticaire survient-elle souvent concurremment à ces affections.

Causes internes. L'urticaire est fréquemment produite par l'ingestion de certains *aliments* : fraises, framboises, groseilles, poissons, mollusques, crustacés, charcuterie, ou de quelques *médicaments* : thérébentine, copahu, quinine, baumes divers.

On l'observe aussi après des *émotions morales* : frayeur, colère.

Les personnes nerveuses, névropathiques, sont plus sujettes que les autres à l'urticaire. Chez les hystériques, le moindre frottement peut donner lieu à une éruption ortiée. Dujardin-Beaumetz a publié un cas dans lequel on pouvait, avec l'ongle, tracer des dessins ortiés sur la peau d'une hystérique.

Les irritations du *tube digestif* consécutives aux indigestions, aux helminthes, aux ascarides peuvent être suivies d'urticaire. Il en est de même des irritations du *péritoine* produites par le liquide d'un kyste hydatique.

Diathèse. La diathèse arthritique paraît être la cause première de l'urticaire. En tout cas, il faut bien admettre une prédisposition, un état particulier, pour expliquer la facilité grande qu'ont certains sujets à contracter cette affection à la moindre cause, et comment elle précède (*urticaire prémonitoire*) ou accompagne certaines dermatoses : pemphigus, prurigo, et d'autres maladies : dysménorrhée, aménorrhée, albuminurie aiguë et chronique, fièvres intermittentes, cachexies.

Pronostic. — L'urticaire n'est pas assurément une maladie grave ; cependant, lorsqu'elle est chronique, récidivante, elle devient très gênante, insupportable même, par les démangeaisons intenses qu'elle détermine. Et si l'on se rappelle que le grattage est lui-même une cause d'urticaire, on voit que cette affection peut devenir un vrai supplice.

Diagnostic. — Le diagnostic de l'urticaire est basé sur la coloration des plaques blanche au centre, rosée à la périphérie, sur leurs démangeaisons, sur leur rapidité d'évolution. L'élevure à centre blanc distinguera l'urticaire des érythèmes *papuleux*, du *prurigo*. L'urticaire géante diffère de l'*érythème noueux* toujours par la coloration blanche, puis par les démangeaisons et la rapidité d'évolution. L'urticaire circinée, annulaire, figurée, peut ressembler à l'*éyrthème* et aux *syphilides* ; elle en diffère par l'intensité des démangeaisons.

Les démangeaisons feront encore distinguer l'urticaire vésiculo-bulleuse de l'*érythème vésiculo-bulleux*, de l'*érysipèle*, du *pemphigus*.

L'urticaire reconnue, il est très important d'en découvrir la cause. On recherchera les causes externes, surtout les parasites ; puis on s'informera des aliments et des médicaments absorbés ; on scrutera enfin les états pathologiques, les diathèses.

Traitement. — Il faut tout d'abord s'adresser à la cause, la supprimer ou amoindrir sa puissance. Et, puisque l'arthritisme est souvent en cause, soit pour déterminer, soit pour entretenir la maladie, on devra traiter cette diathèse.

Pietrzycki a réussi, dans les cas d'urticaire chronique arthritique avec le salicylate de soude. Si l'urticaire est produite par une absorption alimentaire ou médicamenteuse, un purgatif est indiqué. On favorisera de plus l'élimination des substances incriminées par des sudorifiques : jaborandi, tisanes chaudes, bains de vapeur et des diurétiques.

De par la physiologie pathologique, on peut considérer l'urticaire comme une angionévrose, il est donc indiqué d'instituer une thérapeutique physiologique qui aura pour but de faire cesser la dilatation paralytique des vaisseaux cutanés. C'est dans ce but que l'on a administré le *bromhydrate de quinine* (Vidal) à la dose de 50 à 60 centigrammes par jour, pendant quinze jours ; le *sulfate d'atropine* (Schwimmer, Fräutzel, Besnier) à la dose d'un demi à un milligramme par jour.

Traitement local. Il doit avoir surtout pour objectif de calmer les démangeaisons. Bains tièdes amidonnés, bains alcalins, acidulés, (acide nitrique 15 grammes, ou un litre de vinaigre aromatique) ; les bains et lotions froides produisent souvent un effet contraire à celui que l'on cherche.

Poudres isolantes : amidon, oxyde de zinc, sous-nitrate de bismuth.

Lotions au chloral à 2 p. 100 ; à l'atropine : 0 gr. 10 centigr. p. 100 ; au bromure de potassium 5 p. 100.

Nous recommandons dans l'urticaire et dans le

prurit en général le liniment suivant qui nous a rendu de grands services :

> Huile de jusquiame. . . . . . . 30 grammes.
> Extrait de ciguë 40   —
> Acide cyanhydrique. . . . . . . 10 gouttes.

Ce liniment ne doit être employé que lorsqu'il n'y a pas de solution de continuité de la peau.

STROPHULUS

Le strophulus est caractérisé par des papules du volume d'un grain de millet, isolées, discrètes ou confluentes, de couleur rouge, plus rarement blanches, très prurigineuses. Le grattage y produit des excoriations et des croûtes jaunes.

Hardy en distingue deux variétés assez différentes l'une de l'autre : le *strophulus simple* et le *strophulus prurigineux*.

Strophulus simple. — C'est une maladie aiguë, presque exclusive aux enfants, qui survient à propos de la première dentition, du sevrage ou d'une indigestion.

L'éruption est habituellement disséminée sur plusieurs régions qui sont ordinairement la face, les avant-bras, le ventre, les membres inférieurs. Chaque papule reste toujours isolée et se recouvre d'une croûte jaune par suite du grattage.

La maladie dure de une à trois semaines, mais elle

récidive fréquemment et devient chronique par la succession de ses poussées. Le *pronostic* est absolument bénin.

DIAGNOSTIC. — L'isolement des papules du strophulus les fera distinguer des papules du lichen ou de l'eczéma qui sont agminées en placards. Les croûtes jaunes les différencieront des papules de *prurigo* et l'absence de centre anémique des *papules d'urticaire*. L'urticaire, du reste, coexiste souvent avec le strophulus.

TRAITEMENT. — Les indications thérapeutiques sont, d'abord, de parer aux troubles intestinaux par un vomitif, un purgatif et une alimentation adaptée à l'âge de l'enfant. La diète lâctée est souvent nécessaire.

Le traitement local sera purement émollient : bains alcalins, amidonnés, poudre d'amidon, etc.

Strophulus prurigineux. — (*Prurigo de Hardy, scrofulide boutonneuse bénigne* (Bazin). Cette variété diffère de la précédente par sa marche chronique, sa durée plus longue, et surtout par le mélange de deux éléments éruptifs : les papules de strophulus avéc leurs croûtes jaunes et les papules de prurigo avec leurs croûtes noirâtres.

Au début, le strophulus domine, mais plus tard, c'est le prurigo qui est le plus abondant. Le prurit est toujours très marqué, s'exaspère la nuit et le grattage fait apparaître des papules d'urticaire et des pustules d'ecthyma.

L'éruption peut se développer partout, mais ses

lieux d'élection sont la face, le cou, la partie supérieure du tronc et les bras.

La maladie est longue, elle peut se prolonger plusieurs années avec des alternatives d'intensité. L'état général n'est pas sérieusement influencé.

Étiologie. — Le strophulus est rare après vingt-cinq ans ; des conditions hygiéniques mauvaises, le tempérament lymphatique, la scrofule, la misère sont les causes prédisposantes. Les causes efficientes sont l'excès de chaleur athmosphérique, le défaut d'acclimatation dans une grande ville. Aussi, dit Hardy, n'est-il pas rare de voir la maladie atteindre plusieurs personnes demeurant ensemble ; ce qui n'implique nullement la contagion.

Diagnostic. — En raison de sa polymorphie, le strophulus prurigineux pourrait être confondu avec la *gale*. Mais le siège du strophulus est tout autre, car la gale respecte toujours la tête, et d'autre part, on ne trouvera pas de sillons acariens.

Traitement. — L'éloignement des causes efficientes devra d'abord être tenté. Une médication tonique sera instituée et pour traitement local on prescrira des bains alcalins ou sulfureux, des lotions d'eau blanche ou d'alcool camphré.

AFFECTIONS VÉSICULEUSES

HERPÈS

Grâce à son étymologie ($\varepsilon\rho\pi\varepsilon\iota\nu$, ramper), le mot herpès a été abusivement appliqué à un grand nombre de maladies de la peau ayant de la tendance à s'étendre. C'est ainsi que la dénomination d'herpétique a été donnée aux maladies dartreuses, si bien que herpès et dartres sont devenus synonymes; et pourtant le véritable herpès n'est pas une dartre. Alibert appelait le pityriasis : herpès furfureux volatile, l'eczéma : herpès squameux humide, etc.

Deux formes seulement d'herpès doivent être décrites : l'*herpès* proprement dit et l'*herpès zoster* ou *zona*.

L'*herpès iris* appelé encore l'*hydroa vésiculeux* ou *herpés hydroïque* n'est que de l'érythème iris vésiculeux ; quant aux *herpès circiné, tonsurant*, ce sont des affections parasitaires.

Aujourd'hui, le mot herpès doit être réservé à une affection non parasitaire caractérisée par l'éruption d'un ou de plusieurs groupes de vésicules, accompagnée ou non de symptômes fébriles.

1° **Herpès**

SYMPTÔMES. — L'herpès consiste en une éruption d'un ou plusieurs groupes de papules bientôt sur-

surmontées de vésicules au nombre de trois ou six
par groupe, globuleuses, grosses comme une tête d'é-
pingle ou un pois, serrées les unes contre les autres,
s'accompagnant de prurit, renfermant un liquide
d'abord clair et opalin, puis séro-purulent, se terminant par dessiccation ou rupture et formant dans les
deux cas une croûte assez épaisse, jaunâtre, peu adhérente.

Au-dessous des croûtes existe une exulcération qui
suinte pendant quelque temps et se guérit sans cicatrice permanente.

La durée de la maladie est de quelques jours à une
ou deux semaines.

L'engorgement ganglionnaire est très fréquent. Les
lieux d'élection sont les lèvres (*herpès labialis*) et les
régions génitales (*herpès génitalis*). Mais on l'observe
aussi sur les paupières, (*herpès palpébral*), les conjonctives (*herpès conjonctival*), la cornée (*herpès cor-
néen*), le pharynx (*herpès pharyngé*), le vagin, le col
de l'utérus.

SYMPTÔMES GÉNÉRAUX. — L'éruption s'accompagne
quelquefois de symptômes fébriles (*herpés fébrile
idiopathique*), et dans ce cas, c'est surtout l'herpès fa-
cial que l'on observe.

D'autres fois, l'herpès se montre dans le cours ou à
la fin de certaines maladies inflammatoires : embarras
gastrique, pneumonie, coryza, angine, bronchite
(*herpès symptomatique*). L'apparition de l'herpès ne
signifie rien quant au pronostic de ces maladies.

L'herpès enfin se développe sans fièvre et cela principalement aux parties génitales. Dans ces régions il

a une tendance particulière à récidiver (*herpès récidivant des parties génitales*).

Les *lésions* sont celles d'une inflammation vésiculeuse ordinaire.

ÉTIOLOGIE. — Les causes de l'herpès symptomatique ne sont autres que les maladies durant lesquelles on l'observe.

Celles de l'herpès fébrile idiopathique sont assez vagues : écarts de régime, refroidissements, influences saisonières. Quelques auteurs (Parrot, Vidal) considèrent cette éruption comme une fièvre éruptive (*fièvre herpétique*). Les causes de l'herpès chronique, qui est principalement localisé aux parties génitales, sont habituellement le contact de substances irritantes : leucorrhée, pus blennorrhagiqué, chancreux, sécrétions siphylitiques.

Mais ces causes ne peuvent expliquer les récidives, il faut alors en chercher la raison dans l'état général du malade, dans ses antécédents personnels ou héréditaires, et l'on rencontrera souvent l'arthritisme.

DIAGNOSTIC. — On ne confondra pas l'herpès avec l'*eczéma*, car ses vésicules sont plus volumineuses, réunies en groupe, ne donnent pas lieu à un suintement gommeux et se terminent bien plus rapidement.

Aux parties génitales, après la chute des croûtes, les exulcérations peuvent être confondues avec des ulcérations de *chancre simple*, et cela d'autant plus facilement que les deux maladies peuvent exister simultanément et même être très voisines l'une de l'autre. Les éléments du diagnostic sont les suivants :

l'ulcération herpétique est superficielle, celle du chancre simple est profonde, putéiforme; autour de l'ulcération herpétique, on peut apercevoir quelquefois des vésicules et des croûtes qui indiqueront la nature de l'affection; l'herpès est prurigineux, le chancre est douloureux; la circonférence du chancre est ordinairement régulière, celle de l'ulcération herpétique est habituellement festonnée; une ulcération herpétique guérit en quelques jours, le chancre simple ne guérit qu'au bout de plusieurs semaines.

Enfin le chancre est inoculable et l'herpès ne l'est pas.

Quant au chancre *syphilitique*, sa forme en cupule, ses bords surélevés, son fond couvert d'une fausse membrane, son indolence, le feront aisément reconnaître.

TRAITEMENT. — L'herpès fébrile idiopathique réclame à peine un traitement général; l'herpès fébrile symptomatique n'en réclame aucun.

L'herpès chronique ou récidivant est très gênant. Pour prévenir les récidives il faut absolument découvrir les tares de l'état général et y remédier convenablement, suivant le cas.

Les *eaux minérales sulfureuses*, et surtout les *chlorurées sodiques sulfurées* rendront de grands services.

Le traitement *local* consistera simplement en topiques émollients : poudre d'amidon, glycérolé d'amidon. Si l'ulcération tarde à guérir, il conviendra de l'exciter par une cautérisation légère au nitrate d'argent.

2° **Herpès zoster ou Zona**

Symptômes. — Le zona est caractérisé par les deux phénomènes suivants : éruption de groupes herpétiques suivant le trajet des filets nerveux et douleurs névralgiques plus ou moins intenses.

Ces deux caractères indiquent clairement l'intervention des nerfs dans le processus morbide, intervention prouvée du reste par l'anatomie pathologique.

L'éruption survient d'une manière aiguë et s'accompagne de sensations de brûlure, de cuisson, de picotement. En certains points de la peau se développent brusquement des groupes isolés de papules d'un rouge vif, de la grosseur d'un grain de millet, qui se transforment, après quelques heures ou un à deux jours, en vésicules du volume d'une tête d'épingle ou d'un grain de plomb. Ces vésicules sont ordinairement isolées, renferment un liquide clair qui se trouble au bout de quelques jours, se dessèchent et laissent une ulcération souvent assez profonde pour former une cicatrice indélébile

Parfois les vésicules se fondent les unes dans les autres et forment des bulles (*zona bulleux*) ; ou bien le liquide peut être du sang (*zona hémorrhagique*). Le zona hémorrhagique produit des ulcérations profondes.

Dans certains cas, les papules primitives n'aboutissent pas à la vésiculation (*zona papuleux*).

Telle est l'évolution d'un groupe vésiculaire, elle dure huit à dix jours.

Mais tous les groupes ne se développent pas en même temps, ils apparaissent au contraire successivement, ce qui prolonge la durée de l'éruption jusqu'à deux ou quatre semaines.

Les groupes sont habituellement isolés, mais ils peuvent se réunir, se fondre et forment alors des bandes ininterrompues.

Les *douleurs* sont généralement intenses, souvent elles précèdent l'éruption de plusieurs jours, elles peuvent persister ou disparaître quand l'éruption est terminée.

Elles ont les caractères ordinaires des douleurs névralgiques : délimination, points douloureux.

Le zona est *unilatéral et ne récidive jamais*. Mais toute règle a ses exceptions.

Siège. — Le zona peut s'observer partout où il y a des nerfs sensitifs. Nous avons dit que l'éruption se trouvait sur le trajet de filets nerveux; ce filet n'est pas toujours facile à déterminer en raison des anastomoses nombreuses que s'envoient ordinairement les nerfs sensitifs.

Le zona *ophthalmique* qui siège sur le trajet des rameaux de la branche ophthalmique de Willis (branche supérieure du trijumeau) mérite d'être cité à part, en raison de la participation possible du rameau ciliaire et de la longue racine du ganglion, d'où injection ciliaire et iritis, ou de celle du nerf lacrymal, d'où conjonctivité, kératite ulcéreuse.

Dans le zona des joues qui est sous la dépendance du nerf maxillaire supérieur, les nerfs palatins, pharyngés, alvéolaire postérieur, peuvent être pris;

il en résulte de la douleur, de la rougeur du voile du palais, du pharynx, des névralgies dentaires, la chute des dents.

ANATOMIE PATHOLOGIQUE. — L'éruption n'a pas d'anatomie pathologique spéciale. Ses lésions sont celles des inflammations vésiculeuses ordinaires : congestion papillaire, infiltration et exsudation. Les papilles sont parfois détruites ; il en résulte alors des ulcérations profondes et des cicatrices permanentes.

Ce qu'il y a de spécial dans le zona, ce sont les *lésions nerveuses*.

Ces lésions siègent tantôt dans les ganglions (ganglions de Gasser, spinaux), tantôt dans le nerf lui-même, sur un point quelconque de son trajet. Kaposi pense que le zona peut survenir également à la suite d'une maladie des centres nerveux.

Les lésions consistent soit dans la congestion, l'hémorrhagie ou l'inflammation des organes nerveux.

Le zona doit donc être considéré comme un trouble trophique consécutif à une altération du système nerveux.

PRONOSTIC. — L'éruption n'étant qu'un fait accessoire, ce n'est pas sur elle que doit s'appuyer le pronostic. En effet elle peut disparaître au bout de quelques semaines, tandis que la maladie dure encore.

La persistance de la maladie peut se manisfester par divers phénomèmes : les *douleurs névralgiques*, que l'on a vu durer dix et vingt ans après l'éruption ; *l'anesthésie* complète ou incomplète de la peau ou des muqueuses.

ÉTIOLOGIE. — Les causes du zona ne sont autres que celles qui produisent les altérations des nerfs, congestion ou névrite. Nous trouvons donc au nombre des causes : les traumatismes, le froid, la compression des nerfs par une tumeur de voisinage.

Puis les causes internes : maladies générales, diathèses, au nombre desquelles il faut placer en première ligne l'arthritisme; intoxications par l'oxyde de carbone, l'arsenic, etc.

DIAGNOSTIC. — Le zona est suffisamment caractérisé par ses douleurs, son éruption, pour qu'on ne puisse le confondre avec aucune autre maladie.

Les cicatrices persistantes aideront à reconnaître l'origine d'une paralysie sensitive ou de douleurs névralgiques.

TRAITEMENT. — Il doit avoir pour but d'éviter toute irritation des filets nerveux et de calmer les douleurs.

La première indication est remplie par les croûtes mêmes ; il faut donc les respecter. Une application de ouate saupoudrée d'amidon ou imprégnée de liniment oléo-calcaire est le meilleur pansement.

Il faut se défier des cataplasmes, des lotions et surtout des topiques irritants, tels que le perchlorure de fer, le nitrate d'argent, la teinture d'iode.

Contre les névralgies on emploiera les opiacés (injection sous-cutanée de morphine), le chloral, etc.

Les symptômes fébriles seront traités par les antifébriles, une purgation s'il y a lieu.

Si l'on découvre une maladie générale, une diathèse, elle sera l'objet d'un traitement particulier.

MILIAIRE

La miliaire est une éruption inflammatoire aiguë, caractérisée par une éruption de papules ou de vésicules très petites, s'accompagnant de sensations de picotement, de chaleur, de brûlure, et se terminant en quelques jours par résorption ou desquamation.

Il y a donc au point de vue anatomique deux formes de miliaire : l'une *papuleuse*, l'autre *vésiculeuse*, pouvant se montrer isolément ou simultanément sur un même malade.

Au point de vue clinique, il y a une troisième forme, la *suette miliaire* ou *miliaire cristalline* qui, étant une fièvre éruptive, a sa place ailleurs que dans la dermatologie.

Miliaire papuleuse. — Soudainement il se fait sur un point quelconque de la peau, principalement sur le tronc, une éruption de papules rouges, de la grosseur d'une tête d'épingle ou d'un grain de millet, isolées, disséminées sans ordre, s'accompagnant de prurit et de transpiration plus ou moins abondante.

Miliaire vésiculeuse. — Que le processus inflammatoire qui a produit les papules monte d'un degré, et il se produira une exsudation sous forme de vésicules de la grosseur d'une tête d'épingle, reposant sur une aréole rouge (*miliaire rouge*) et isolées les unes des autres. Le liquide des vésicules est d'abord transparent, puis il se trouble, devient blanchâtre (*miliaire* *blanche*) ; enfin il peut devenir jaunâtre, purulent, (*miliaire jaune*) si la vésicule n'a pas été déchirée.

La durée d'une vésicule est de quelques jours. Mais la maladie peut se prolonger plusieurs mois par poussées successives. Chaque poussée apparaît soudainement, arrive en quelques heures à son complet développement et disparaît en quelques jours.

Les symptômes subjectifs consistent en sensations de prurit, de picotements qui, portant le malade à se gratter, provoquent le déchirement des vésicules et la formation de croûtes légères.

ÉTIOLOGIE. — La chaleur et la transpiration sont les causes ordinaires de la miliaire; c'est pourquoi la miliaire papuleuse est appelée quelquefois : *lichen tropicus*. L'exposition au soleil ou à un feu ardent, les bains chauds, la fièvre, les vêtements trop chauds, sont les conditions habituelles du développement de la miliaire. Duhring a remarqué que la miliaire papuleuse est plus fréquente chez les individus gras et forts, et la miliaire vésiculeuse chez les gens maigres et chétifs. On n'oubliera pas, du reste, que les deux variétés sont presque toujours mélangées en plus ou moins forte proportion.

ANATOMIE PATHOLOGIQUE. — D'après Renaut[1], la miliaire n'est qu'un sudamen dans lequel le liquide ayant subi la transformation purulente, irrite la peau et produit la rougeur papuleuse. Besnier fait remarquer, avec raison, que toutes les miliaires ne pro-

[1] *Leçons de Kaposi.* Note, p. 190.

cèdent pas de sudamina évolués, et nous ajouterons
que cette pathogénie n'est pas applicable à la miliaire
papuleuse.

Quoiqu'il en soit, les lésions de la miliaire siègent
au niveau de l'orifice des glandes sudoripares. La
papule est due à une hypérémie du pourtour de l'o-
rifice et la vésicule est le produit de l'exsudation.
Telle est l'opinion de Durhing, mais il convient de ré-
server l'avenir, car de nouvelles recherches viendront
peut-être établir que le liquide des vésicules n'est pas
du sérum, mais de la sueur.

Diagnostic. — La miliaire papuleuse et vésiculeuse
ressemble beaucoup à l'*eczéma* par ses caractères objectifs. Cependant, dans l'eczéma, les surfaces papuleuses ou vésiculeuses sont uniformément rouges,
tandis que, dans la miliaire, les papulo-vésicules sont
isolées. Au surplus, l'évolution de la maladie lèvera
facilement le doute, car dans la miliaire l'éruption
est soudaine, elle atteint en quelques heures son maximum de développement, il n'y a pas de période de
suintement, et la maladie se termine en quelques
jours. Or, on sait que l'eczéma évolue lentement,
qu'il a une période de suintement assez longue, et
une période de desquamation désespérante par sa
ténacité.

Les *sudamina* diffèrent de la miliaire par l'absence
de rougeur.

Traitement. — Une éruption de miliaire est si peu
de chose qu'elle mérite à peine d'être traitée. Si le
prurit, les picotements incommodent le malade, on

prescrira des poudres isolantes d'amidon, de talc, du glycérolé d'amidon, un bain tiède. Mais, ainsi que nous l'avons dit, la maladie peut se prolonger par poussées successives lorsque les causes continuent leur action. Dans ce cas, on s'efforcera de supprimer les causes de l'hyperthermie, on diminuera la transpiration par l'atropine, on prescrira des bains fréquents et des lotions astringentes.

DYSIDROSIS

Tilbury Fox a décrit sous ce nom une affection caractérisée par la formation, sans aucun phénomène inflammatoire, de vésicules de la grosseur d'une tête d'épingle ou d'une lentille, recouvertes par une couche épaisse d'épiderme. Ces vésicules, d'abord isolées, peuvent se fondre et constituer alors des bulles plus ou moins volumineuses.

On les voit surtout dans les régions où la peau est épaisse : plante des pieds, paume des mains et des doigts.

En raison de l'épaisseur des parois de la collection liquide, les vésico-bulles se rompent difficilement; et comme d'autre part, le liquide ne se résorbe pas spontanément, la bulle ne se termine, si l'on ne vient à son secours, que lorsque les parois macérées tombent en laissant le derme à nu.

Les symptômes *subjectifs* : démangeaisons, brûlure, sont très variables. Lorsque le derme a été découvert par la chute de l'épiderme il y a de vraies douleurs.

Cette affection se montre surtout à la fin du pritemps, ou au commencement de l'été ; elle récidive fréquemment.

Quant à la *nature* du dysidrosis, elle est discutée. Hébra et Kaposi considèrent ces vésicules ou bulles tantôt comme de l'eczéma, tantôt comme des sudamina devenus bulleux. Fox et Crocker placent le siège de la dysidrosis dans les glandes sudoripares dont les conduits seraient dilatés et dont le liquide s'infiltrerait sous l'épiderme.

Besnier assimile au dysidrosis les petites vésicules que l'on voit survenir fréquemment aux parties latérales des doigts chez les arthritiques. Ces vésicules sont situées profondément, isolées ou agglomérées, aplaties, s'accompagnent de prurit, et se terminent par résorption ou desquamation. Elles surviennent d'un instant à l'autre et récidivent avec la plus grande facilité. Nous connaissons une dame arthritique qui, étant devenue enceinte, eut chaque fois aux époques présumées des règles une éruption de vésicules de ce genre aux parties latérales des doigts.

L'absence de toute rougeur, de tout phénomène inflammatoire, feront aisément reconnaître la dysidrosis des autres éruptions vésiculeuses ou bulleuses.

Le *traitement* consiste à ponctionner et à vider avec une seringue de Pravaz les vésicules et les bulles, Lorsque l'épiderme est tombé il suffit d'un pansement protecteur : ouate, poudres absorbantes, caoutchouc.

Pompholix. — Le pompholix ou *cheiro-pompholix* de Hutchinson et Robinson est une éruption analogue à la dysidrosis, mais qui, d'après ces auteurs, n'a aucun rapport avec les glandes sudoripares et tient à des troubles trophiques. S'agit-il d'un pemphigus ou d'une dysidrosis? De nouvelles études sont nécessaires pour résoudre la question.

AFFECTION MIXTE

ECZÉMA

Il y a vingt ans l'eczéma était rangé parmi les affections vésiculeuses, la vésicule lui était donc nécessaire ; mais depuis les travaux de Hardy, Hébra, Erasmus Wilson, Anderson, la compréhension de l'eczéma s'est beaucoup étendue, si bien qu'il a absorbé à son profit deux autres maladies jusque-là distinctes (pityriasis, lichen). Aussi forme-t-il pour ainsi dire une classe à part parmi les dermatoses.

L'eczéma (de Εκζεω, je brûle) est une affection inflammatoire de la peau et des membranes muqueuses, superficielle, non contagieuse, aiguë ou chronique, pouvant débuter par des lésions élémentaires diverses, caractérisée à sa période d'état par une sécrétion séreuse ou séro-purulente et se terminant par une desquamation foliacée ou furfuracée.

SYMPTÔMES. — Il faut considérer trois périodes dans l'évolution de l'eczéma : période de *formation*, période de *suintement*, période de *desquamation*.

Période de formation. Ainsi que nous l'avons dit dans la définition, les lésions élémentaires sont multiples.

Dans les cas les plus ordinaires, ceux qui ont servi à la description classique de l'eczéma, on voit apparaître un placard érythémateux qui très rapidement se constelle d'un nombre prodigieux de vésicules excessivement ténues, ressemblant à des grains de sable. C'est *l'eczéma vésiculeux*. Les vésicules sont habituellement isolées, quoique très rapprochées les unes des autres, mais quelquefois, et surtout dans les régions, où l'épiderme est épais, elles se fondent les unes dans les autres et forment des phlyctènes (*eczéma phlycténoïde*) ou des bulles (*eczéma bulleux*). La durée de ces vésicules est très éphémère, elles se rompent au bout de quelques heures spontanément ou par le grattage; l'éruption passe alors à la seconde période.

Le contenu des vésicules est généralement de la sérosité pure, mais ce peut-être aussi du pus; dans ce cas on a *l'impétigo* ou *eczéma impétigineux*.

D'autres fois, la maladie débute par une éruption de petites papules, acuminées, grosses comme une tête d'épingle, de coloration rosée, isolées ou se touchant par leur base. Puis, par le fait soit du grattage, soit de l'évolution de la maladie, le sommet de la papule se transforme en vésicule. C'est l'*eczéma papuleux*.

D'autres fois encore la lésion primitive est une surface de coloration normale, en desquamation. Les squames sont fines, peu adhérentes et tombent sous forme de poussière. Sur cette surface squameuse on voit apparaître des fissures et le suintement caractéristique s'établit.

Enfin, d'après Hardy[1], sans vésicules, sans papules, sans squames, sans taches érythémateuses, on peut voir comme lésion primitive des gerçures ou fissures qui d'abord sèches ne tardent pas à suinter.

Ces deux derniers modes de début constituent *l'eczéma fendillé* ou *fissuraire*. La formation des fissures tient au siège de la maladie, car on les rencontre principalement dans les régions où la peau est tiraillée par suite de mouvements fréquents : anus, angle des lèvres, plis de la paume de la main.

Période de suintement. La lésion primitive quelle qu'elle soit aboutit à une solution de continuité, exulcération ou fissure, de laquelle s'écoule en abondance un liquide citrin, alcalin, gommeux, qui empèse le linge, se concrète en croûtes, et qui n'est autre que de la sérosité mélangée à des leucocytes et des cellules épidermiques. Dans l'eczéma impétigineux c'est du pus véritable qui s'écoule des surfaces excoriées.

La sérosité en se concrétant forme des *croûtes* jaune grisâtre, minces, lamelleuses, superficielles, médiocrement adhérentes, et qui se renouvellent rapidement. Dans l'eczéma impétigineux les croûtes sont plus épaisses et plus jaunes, mélicériques.

Dans l'eczéma fissuraire elles sont moins abondantes, plus épaisses sur les bords et suivent la direction des fissures. Quand les croûtes sont tombées, on aperçoit (dans l'eczéma vésiculeux, papuleux et pustuleux), une surface excoriée, rouge, et semée de petits points qui se détachent sur le fond par leur coloration plus

---

[1] *Nouveau Dictionnaire de médecine et de chirurgie pratique,* art. *Eczéma.*

foncée. Ces points sont considérés comme les orifices des conduits sudorifères. Cet aspect piqueté n'existe pas toujours.

Période de desquamation. Après un temps variable, la surface excoriée se dessèche, se cicatrise et devient le siège d'une desquamation épidermique incessante. La peau présente un aspect luisant, comme vernissé. Les lamelles qui s'en détachent sont d'abord assez larges, puis elles deviennent de plus en plus minces et petites. Cette desquamation est l'indice que le processus inflammatoire n'est pas éteint; il ne faut donc pas considérer le malade comme guéri avant qu'elle ait complètement cessé. Cette période est du reste très longue.

Dans la grande majorité des cas, l'eczéma guérit sans laisser de cicatrices; mais longtemps après la guérison, les surfaces malades sont reconnaissables à des macules pigmentaires. Le processus inflammatoire de l'eczéma s'accompagne habituellement d'une infiltration œdémateuse du derme. Ces lésions profondes sont quelquefois assez marquées pour produire une hypertrophie des papilles et du derme. Cette hypertrophie se traduit par un épaississement de la peau *(eczéma lichénoïde* ou *hypertrophique*) et la formation de verrues ou de saillies fines, allongées, semblables aux barbes d'un épi *(eczéma papillomateux)*, de tubercules mous, sessiles ou pédiculés *(eczéma tubéreux*). Cette peau végétante s'ulcère et suinte comme un eczéma ordinaire. Cet état hypertrophique est une complication ou une terminaison de l'eczéma. Il est très tenace et peut disparaître néanmoins sans laisser de cicatrices.

Tout eczéma s'accompagne de sensation, de chaleur ou de prurit. Le prurit est habituellement intense et le grattage qui le suit n'est pas étranger à la formation ou à l'extension des ulcérations.

Siège. — L'eczéma siège partout, mais ses points de prédilection sont : la tête, les jambes, les mains, les avant-bras et les aisselles, les parties génnitales. Nous ne nous attarderons pas à décrire ! comme variétés, l'eczéma des différentes régions du corps, car les particularités qu'il peut avoir ne sont pas assez importantes.

Nous ne retiendrons que l'eczéma des ongles, des poils et des muqueuses.

Eczéma des ongles. L'eczéma se présente sous deux formes : périunguéale et unguéale proprement dite. Dans l'eczéma *périunguéal* la lésion siège au pourtour de l'ongle ; elle consiste dans l'épaississement, l'état squameux et fissuraire des replis de la peau.

L'ongle est épaissi, rugueux, rayé ou ponctué.

L'eczéma *unguéal* est plus rare. La peau de la matrice de l'ongle est le siége de productions épidermiques très sèches, qui soulèvent l'ongle et le détachent de ses bords latéraux. L'ongle est friable, se casse et se fendille très aisément.

Ces deux formes existent soit isolément, soit combinées avec un eczéma des doigts. Elles sont difficiles à guérir.

Eczéma pilaire. L'eczéma des régions recouvertes de poils est ou bien humide et croûteux ou sec.

L'eczéma humide se présente avec ses excoriations ;

son suintement, ses croûtes qui englobent les cheveux et qui les entraînent en tombant.

L'eczéma sec, c'est-à-dire desquamant, tantôt succède au précédent, tantôt existe tel d'emblée. Il est caractérisé par la rougeur et la desquamation furfuracée de la peau. C'est le *pityriasis capitis.*

L'eczéma pilaire se voit surtout au cuir chevelu.

Eczéma des muqueuses. L'eczéma des muqueuses continues à la peau est, le plus souvent, produit par extension de la maladie cutanée.

C'est ainsi que l'on a l'eczéma des cavités narines, de la muqueuse nasale, la blépharite et là conjonctivité eczémateuse, l'eczéma des lèvres, des muqueuses génitales externes.

Sur les muqueuses humides : conjontives, lèvres, vagin, la maladie ne se manifeste que par le gonflement, la rougeur, l'aspect mamelonné de la région et l'abondance de la sécrétion séro-purulente.

Ces caractères ne sont pas assez précis pour que l'on puisse affirmer un eczéma des muqueuses si la peau du voisinage n'est point eczémateuse.

ÉVOLUTION. — Nous avons suivi déjà l'évolution ordinaire de l'eczéma, divisible en trois périodes. Mais la succession de ces périodes n'est pas toujours régulière.

Ainsi, l'érythème de la première période peut rester à l'état d'érythème durant toute la maladie ; il n'y aura ni vésicules, ni suintement, mais seulement une desquamation terminale ; la seconde période a fait défaut. C'est l'eczéma *érythémateux.*

D'autres fois, toute la maladie consiste en une desquamation épidermique de lamelles fines, pulvérulentes, la coloration de la peau étant normale. C'est l'eczéma *squameux* ou *pityriasis*.

Ces deux formes qui paraissent si différentes de l'eczéma en sont néanmoins considérées comme des variétés par Hardy, parce qu'elles coïncident ou alternent avec l'eczéma et que souvent elles se transforment en eczéma suintant.

Il n'est pas rare d'observer sur un sujet des placards d'eczéma à des périodes différentes et sur un même placard, on voit souvent des vésicules, des papules, des croûtes et des squames. C'est ce qui fait de l'eczéma une affection essentiellement polymorphe.

MARCHE. — Au point de vue de la marche, l'eczéma est ou aigu ou chronique.

Eczéma aigu. Il débute avec un appareil fébrile variable dans son intensité, puis l'éruption apparaît simultanément ou successivement sur plusieurs points du corps. Il dure de trois à six semaines, ou bien il passe à l'état chronique.

Quelquefois l'eczéma aigu revêt un caractère d'acuité insolite; c'est ce que l'on observe dans l'eczéma *rubrum* qui est assimilé à une véritable fièvre éruptive.

En effet, il débute par une fièvre ardente, du malaise, des nausées, comme les fièvres éruptives; puis, au bout d'un ou deux jours, l'éruption apparaît et son extension est rapide. La peau est boursouflée, d'un rouge ardent, elle se convre de vésicules ou de bulles. Les symptômes généraux continuent après l'éruption, il y a de l'agitation, du délire, de la prostration et du coma. Hardy a publié un cas de mort. Le durée de la maladie est de deux à trois septénaires.

Souvent, en certains points, elle persiste à l'état chronique.

Eczéma chronique. — Beaucoup plus fréquemment l'eczéma est chronique d'emblée.

Il a une grande tendance à s'étendre et à récidiver sur les mêmes points ou ailleurs. L'intervalle entre les récidives varie de quelques mois à plusieurs années.

Un eczéma chronique dure toujours longtemps, plusieurs mois ou même plusieurs années, cela dépend de sa cause et de son traitement.

L'eczéma généralisé est rare. Il constitue une variété de la dermite exfoliatrice. (Voy. ce mot.)

Anatomie pathologique. — Les développements dans lesquels nous sommes entrés au chapitre de l'anatomie pathologique générale nous permettent d'être bref sur les lésions de l'eczéma.

A la première période, on observe la congestion et l'exsudation propre à toute inflammation. Si le processus inflammatoire est plus marqué dans les papilles, celles-ci s'allongeront, s'élargiront, et on aura la forme papuleuse. Quand l'exsudat aura envahi les vacuoles des cellules de la couche muqueuse, le sommet de la papule deviendra vésicule.

Si le processus est diffus, on aura un simple érythème qui se constellera de vésicules.

A la seconde période ce qui domine, c'est la quantité d'exsudat qui se déverse à la surface.

La troisième période est marquée par la prolifération cellulaire qui se montre très intense dans la couche muqueuse et qui se traduit par une abondante desquamation.

Dans les eczémas chroniques, cette prolifération envahit les papilles, le derme, le pourtour des vaisseaux sanguins et lymphatiques ; il en résulte un épaississement de la peau. ainsi que nous l'avons constaté dans les eczémas papillomateux et lichénoïde.

La prolifération cellulaire peut aller jusqu'à l'organisation des éléments embryonnaires ; dans ce cas la maladie est incurable.

ÉTIOLOGIE. — L'eczéma est une des dermatoses que l'on observe le plus souvent. Dans une statistique de 9042 cas d'affections cutanées, Hardy a trouvé 2398 eczémas, c'est-à-dire presque un tiers.

L'homme y est plus sujet que la femme.

L'enfance y est aussi très sujette, surtout au moment de la dentition ; chez les enfants c'est la forme impétigineuse qui est la plus fréquente.

Les causes de l'eczéma sont internes et externes.

Causes internes. Au premier rang se trouve l'hérédité. Mais on risquerait fort de méconnaître cette cause, si on ne recherchait que l'eczéma chez les ascendants. L'eczéma n'est qu'une manifestation diathésique et c'est de la diathése qu'on hérite.

La diathèse est donc la cause la plus habituelle de l'eczéma. On connaît les dissentiments qui divisent les dermatologistes au sujet des diathèses dermatogénétiques. Les uns admettent l'arthritisme et l'herpétisme, d'autres n'admettent que l'herpétisme, d'autres enfin que l'arthritisme. Ce n'est pas ici le lieu d'entamer la discussion de cette importante question qui est traitée à la troisième partie. Nous nous contenterons donc de dire que, pour nous, l'herpétisme n'existe pas. L'arthritisme, au contraire, ne peut être nié et, tel que nous le comprenons, c'est lui qui engendre le plus habituellement l'eczéma. La scrofule donne lieu ordinairement à l'eczéma impétigineux.

L'alimentation, l'hygiène, les professions, la grossesse, la lactation, les fatigues, modifient la constitution de l'organisme, vicient les fonctions de nutrition, et ces effets se répercutent sur la peau, y déterminent une éruption eczémateuse.

Causes externes. Elles comprennent toutes les causes d'irritation de la peau : frottements, grattage, pressions, chaleur, huile de croton, émétique, garou, moutarde, cantharides, onguent mercuriel, térébenthine, diachylon, soude, potasse, etc.

Ces agents sont d'autant plus actifs que la peau est plus délicate ; c'est pourquoi les enfants en bas âge sont souvent atteints d'eczéma.

Il s'agit maintenant de s'entendre sur la valeur des causes internes et des causes externes. Pour l'école de Vienne, les causes externes peuvent être déterminantes ; pour l'école française, elles ne sont qu'occasionnelles. Ainsi d'après nos maîtres tout eczéma tient à un état constitutionnel ; les agents irritants ne font que favoriser l'apparition de la maladie chez ceux qui y sont disposés. Si la prédisposition n'existe pas, les agents irritants pourront bien déterminer une inflammation de la peau à forme vésiculo-pustuleuse, mais ce ne sera pas un véritable eczéma.

Ces dermites, en effet, disparaissent très rapidement après la suppression de la cause d'irritation et par un traitement approprié, tandis qu'un eczéma est toujours long et difficile à guérir, sans compter qu'il a, en plus, de la tendance à s'étendre et à récidiver, sans intervention de cause extérieure.

PRONOSTIC. — L'eczéma n'est pas grave en lui-même, puisque les lésions sont superficielles. Cependant nous avons cité le cas de mort observé par Hardy dans un eczéma rubrum. D'autre part, l'abondance de la sécrétion séreuse peut être telle qu'elle devient une cause d'affaiblissement par déperdition albumineuse.

L'eczéma papillomateux, lichénoïde, laisse souvent des difformités de la peau.

Il faut savoir enfin que l'eczéma récidive presque fatalement.

DIAGNOSTIC. — Les aspects variés que prend l'eczéma suivant sa lésion primitive et suivant sa période peuvent le faire confondre avec un grand nombre d'affections cutanées.

Ces affections cntanées sont :

1° A la première période, et au noment où il n'y a que de l'érythème :

Scarlatine. L'intensité des symptômes généraux établira la distinction entre la scarlatine et l'eczéma ordinaire. Mais nous avons vu que dans l'eczéma rubrum il y avait une fièvre ardente, l'absence d'angine suffira alors pour le diagnostic. Du reste, en cas de doute, la prompte apparition des vésicules lèverait la difficulté.

Erysipèle. L'érysipèle débute par un point unique, tandis que dans l'eczéma, il y a plusieurs foyers d'éruption.

Dans l'érysipèle on observe, dès le premier jour, l'état œdémateux de la peau et du tissu cellulaire sous-cutané, et le gonflement des ganglions voisins. Dans l'eczéma, l'infiltration n'est, pour ainsi dire, pas appréciable et les ganglions sont généralement indemnes.

Érythème. Puisqu'à la période où nous sommes l'eczéma n'est encore qu'un érythème, la confusion est forcée; elle ne cessera que par l'observation ultérieure.

Si l'eczéma débute par des papules (eczéma papuleux), on pourrait confondre la maladie avec d'autres affections papuleuses :

Urticaire. Les papules de l'urticaire diffèrent notablement de celles de l'eczéma; elles sont plus saillantes, plus larges, ont une coloration blanche au centre, rosée ou pourprée à la périphérie.

Lichen. Les papules du lichen sont en tout semblables à celles de l'eczéma, seulement, dans le lichen, elles restent à l'état de papules, tandis que, dans l'eczéma, elles se transforment en vésicules.

Miliaire papuleuse. Ses papules sont très petites, toujours isolées et ne reposent pas sur une base enflammée. L'éruption se fait en quelques heures et disparaît en deux ou trois jours.

Lorsque les vésicules ont apparu l'eczéma peut être confondu avec :

Herpès. Les vésicules de l'herpès sont plus volumineuses et disposées en groupe, celles de l'eczéma sont disséminées sans ordre et incomparablement plus nombreuses.

Miliaire vésiculeuse. Les vésicules reposent sur de petites papules isolées, sans fond érythèmateux; elles disparaissent rapidement par résorption.

Sudamina. Les sudamina sont de petites vésicules qui ressemblent à des gouttelettes d'eau sur la peau normale. Il est impossible de les confondre avec l'eczéma.

Gale. Les vésicules de la gale se reconnaissent à leur volume plus grand, à l'absence de rougeur, à la présence du sillon. Du reste, il faut savoir que la gale s'accompagne fréquemment d'eczéma véritable.

L'érythème vésiculo-pustuleux ressemble assez à l'eczéma par ses caractères objectifs, mais il a une courte durée et n'a pas de période de suintement.

Pemphigus. Nous avons vu que les vésicules de l'eczéma pouvaient former des bulles; il y a donc lieu de distinguer l'eczéma de affections bulleuses.

Dans le pemphigus, les bulles sont isolées, larges, entourées d'une aréole rouge. Dans l'eczéma, les bulles sont mélangées avec des vésicules, il y a de plus un fond érythémateux diffus.

Les bulles de l'érysipèle sont irrégulières, de couleur citrine et non mélangées de vésicules.

2° A la période de suintement et d'exulcération, le diagnostic est basé sur l'abondance de la sécrétion, la rougeur vive de la peau, les excoriations superficielles, qui, isolées, sont petites comme des têtes d'épingles et, réunies, forment des surfaces excoriées, à contours irréguliers, géographiques.

Les excoriations de l'*herpès* sont plus profondes,

occupent de petites surfaces, et s'accompagnent d'engorgement ganglionnaire.

Celles du *pemphigus* sont arrondies, isolées et ont des bords nets.

Quand les croûtes sont formées, l'eczéma peut être confondu avec :

L'*herpès*, mais les croûtes de l'herpès sont groupées, brunâtres, plus épaisses et plus dures que celles de l'eczéma;

L'*acné sébacée concrète*, dont les croûtes se reconnaîtront à leur mélange avec un liquide gras, huileux;

La *teigne faveuse*, dont les croûtes se distinguent par leur forme en godet;

Le *sycosis* que l'on reconnaîtra au tubercule inflammatoire sur lequel reposent les croûtes. Il peut se faire que le diagnostic reste incertain en présence des croûtes, il peut alors les faire tomber et le doute aussi tombera.

Il est impossible de confondre les croûtes de l'eczéma avec celles qui recouvrent les affections ulcéreuses car celles-ci sont, épaisses, stratifiées, adhérentes, encastrées.

3° A la période de desquamation:

Psoriasis. Ses squames sont sèches, brillantes, épaisses, en couches superposées. Dans le psoriasis la rougeur de la peau s'arrête brusquement, dans l'eczéma elle se confond avec la peau saine.

Séborrhée sèche. Les squasmes de la séborrhée sèche sont graisseuses et plus fines que dans l'eczéma. La peau ne présente pas de rougeur et n'est pas le siège de démangeaisons.

Pemphigus. Le pemphigus foliacé est en général étendu sur une grande partie du corps, ses squames sont larges, relevées sur les bords.

Erythème simple. Comme il se termine souvent par desquamation, on le distinguera de l'eczéma par ce fait que les squames une fois tombées ne se reforment plus.

Le diagnostic anatomique de l'eczéma étant fait, le médecin n'a pas terminé sa tâche; il lui reste à en découvrir la cause dont la connaissance est des plus importantes à l'efficacité du traitement.

TRAITEMENT. — Nous ne tomberons pas dans le défaut de la plupart des classiques qui, énumérant les différents médicaments applicables à l'eczéma, font plutôt une nomenclature qu'une indication de leur emploi. L'eczéma a une évolution et chaque période mérite un traitement particulier.

Les indications thérapeutiques de l'eczéma se déduisent de l'état local, de l'état général, de la cause.

Traitement local. — *Première période.* Elle réclame une médication émolliente : bains, compresses d'eau tiède, additionnée ou non de son, de mauve, d'amidon cuit, de gélatine ; topiques pulvérulents, d'amidon, de lycopode, de sous-nitrate de bismuth; cataplasmes de fécule, enveloppement par l'ouate ou le caoutchouc. Les cataplasmes de farine de lin fermentent rapidement et ont plutôt un effet irritant qu'émollient sur la peau enflammée; il en est de même des pommades.

Deuxième période. Elle réclame encore le même traitement à son début et lorsqu'on veut faire tomber les croûtes. Mais si la sécrétion est trop abondante et et dure trop longtemps il faut intervenir plus énergiquement. On s'adressera d'abord aux agents *astringents [résolutifs* : tannin, 1 à 20 p. 100; acétate de plomb, alun, sulfates de zinc, de cadmium, oxyde de zinc, 1 à 20 p. 100; perchlorure de fer (solution Beaumé), 10 à 50 p. 100; nitrate d'argent, 1 à 5 p. 100.

On favorisera la diminution de l'exsudat par les purgatifs salins et les diurétiques. Si la médication résolutive est impuissante, on aura recours à la médication *substitutive*.

Ses agents étant très nombreux nous ne citerons que les plus employés :

Huile de cade, goudron, acides chrysophanique et pyrogallique, 5 à 10 p. 100: savon mou de potasse; soufre, 10 à 30 p. 100; sulfure de potassium, 10 à 30 p. 100; carbonates de potasse et soude, 5 à 10 p. 100; teinture d'iode, nitrate d'argent, etc., etc. [1].

La démangeaison est souvent assez intense pour nécessiter un traitement spécial. Des compresses d'eau froide ou tiède, des lotions de sublimé et de sulfure de potassium fortement étendus d'eau, des applications de liniments ou de pommades chloroformés, opiacés, belladonés; l'emploi intus et extra du bromure de potassium, sont les moyens les plus efficaces.

Troisième période. Au début de cette période, on se contentera de la médication émolliente, puis, si la desquamation dure trop longtemps on emploiera les méthodes résolutives ou substitutives. Dans les eczémas

---

[1] Dans l'eczéma pilaire Besnier recommande l'épilation.

licthénoïde, papillomateux, hypertrophique, il faut des substitutifs énergiques, voire même des caustiques. (Voy. lichen.)

Traitement interne. Nous avons vu que l'eczéma était toujours lié à un vice de l'état général. Ce vice étant reconnu, il importe d'y remédier par une médication appropriée, soit antidiathésique, soit reconstituante.

Il est un médicament d'un usage très répandu dans le traitement interne de l'eczéma, médicament réputé presque comme spécifique d'une diathèse que nous n'admettons pas, l'herpétisme. C'est l'arsenic. L'arsenic est, en effet, très utile soit pour guérir l'eczéma, soit pour prévenir ses récidives.

Il ne doit être donné qu'à la période squameuse et continué longtemps. (Pour le mode d'administration et les doses, voy. p. 65.)

Les bons effets de l'arsenic nous paraissent devoir être mis sur le compte de l'action spéciale qu'il exerce sur la peau.

On devra éviter dans le *régime* les substances capables de produire une irritation de la peau : boissons alcooliques, coquillages, charcuterie, épices.

Si l'eczéma s'accompagne de fièvre, on instituera le traitement antifébrile.

Il va sans dire que l'on cherchera à supprimer les causes occasionnelles externes de l'eczéma : parasites, substances irritantes, etc. .

EAUX MINÉRALES. — Les eaux minérales ne sont indiquées que dans les eczémas chroniques et récidivants. On se guidera, pour le choix des eaux, sur les indications fournies par l'état général et l'état local ;

ce dernier étant le moins important, car les eaux minérales, il ne faut pas l'oublier, ne sont si efficaces dans les dermatoses que parce qu'elles impriment une modification profonde à l'organisme.

Eaux sulfureuses. Ce sont les plus employées dans l'eczéma. Les sources fortes, Barèges, Bagnères de Luchon, etc., conviennent aux eczémas torpides qui ont surtout besoin de médication révulsive, et aux malades peu irritables. Les sources faibles, Moligt, Saint-Sauveur, etc., sont indiquées chez les malades nerveux impressionnables, qui ont un eczéma prompt à s'exaspérer.

Eaux chlorurées sodiques. Elles sont clairement indiquées dans l'eczéma des scrofuleux. Suivant l'état local on choisira les sources fortes : Salies de Béarn, Salins (Jura), Salins-Moutiers (Savoie) ou les sources faibles : Bourbonne, Lamotte, etc.

Eaux chlorurées sodiques sulfurées. Ces eaux remplissent à la fois les indications des sulfureuses et des chlorurées sodiques ; aussi sont-elles des plus efficaces dans les eczémas arthritiques et scrofuleux ainsi que j'ai pu m'en rendre compte dans ma pratique.

Source forte : Uriage (Isère) ; source moyenne : Saint-Gervais (Savoie); source faible: Tercis (Landes).

Les eaux qui renferment de l'*arsenic* en quantité appréciable, la Bourboule, le Mont-Dore sont également utiles.

Les *bains de mer* sont, d'après Hardy, plus nuisibles qu'utiles.

AFFECTIONS BULLEUSES

PEMPHIGUS

Grâce à son étymologie (πεμφιζ, qui signifie bulle), le mot pemphigus a été appliqué un peu à tort et à travers à beaucoup d'affections cutanées dans l'évolution desquelles peut survenir accidentellement un soulèvement épidermique bulleux. Des bulles se montrent en effet dans l'érythème polymorphe, l'érysipèle, l'eczéma, les brûlures au second degré, l'urticaire, les applications cantharidiennes, etc., et pourtant ces maladies pemphigoïdes ou bulleuses n'ont rien de commun avec le pemphigus. C'est parce que, chez elles, la bulle n'est pas obligatoire, elle peut manquer et la maladie n'en conserve pas moins son identité. Dans le pemphigus, au contraire, la bulle est absolument indispensable, pas de bulle, pas de pemphigus.

DÉFINITION. — Le pemphigus est une affection de de la peau aiguë ou chronique, contagieuse ou non, caractérisée par des bulles du volume d'un pois à un œuf de dinde, pleines d'un liquide citrin qui peut devenir purulent. La bulle disparaît soit par résorption du liquide et formation de squames, soit par rupture des parois et formation de croûtes.

Nous avons trois formes à décrire : *pemphigus vulgaire*, *pemphigus foliacé*, *pemphigus épidémique des nouveau-nés*.

1° **Pemphigus vulgaire**

Symptômes. — La maladie débute par une éruption
de taches érythémateuses, arrondies, isolées qui, au
bout de peu de temps, quelques heures, se surmontent
d'une bulle qui va croissant et atteint tout son développement au bout de quelques jours.

Tantôt la tache érythémateuse est complètement
recouverte par la bulle, en sorte que celle-ci semble
sortir de la peau normale; tantôt incomplétement
recouverte par la bulle, elle lui forme une aréole
ou un simple liseré rouge.

La bulle reste trois ou six jours stationnaire, puis
elle s'affaisse par résorption du liquide, ou se rompt
soit spontanément par distension, soit par une cause
extérieure.

Dans le cas de résorption du liquide, l'épiderme
soulevé devient une squame large, épaisse, recroque-
villée, peu adhérente. Si la bulle a été déchirée, le
liquide se concrète et forme une croûte grisâtre ou
jaunâtre, saillante, large, et pouvant persister dix ou
vingt jours.

Au-dessous de la croûte existe une exulcération
suintante qui se guérit sans cicatrice.

Le pemphigus se montre sur toute la surface cutanée et même sur les muqueuses : conjonctives, lèvres,
bouche, pharynx, vagin.

Son étendue est variable; tantôt il est borné à
certaines régions, aux membres particulièrement,
tantôt il est généralisé. Quelquefois il est constitué

par une seule bulle volumineuse (*pemphigus solitarius*).

L'éruption ne se fait pas d'une seule poussée, mais successivement et pour ainsi dire bulle par bulle. Elle peut se prolonger ainsi deux à six mois.

Les symptômes subjectifs de cuisson, de prurit, sont habituellement peu marqués ; dans le cas contraire, on a le *pemphigus prurigineux*.

Les symptômes généraux sont généralement en rapport avec le nombre des bulles. Si l'éruption ne se compose que d'une ou quelques bulles, elle se fait sans fièvre ; si au contraire l'éruption est confluente, elle est précédée et accompagnée de symptômes fébriles : malaise, dyspepsie, abattement, etc. (*pemphigus aigu, fébrile*[1].)

Les récidives sont très fréquentes, elles peuvent même devenir si rapprochées qu'elles sont subintrantes et aggravent beaucoup le pronostic.

ANATOMIE PATHOLOGIQUE. — Le processus inflammatoire du pemphigus est superficiel. Il n'atteint que les papilles que l'on trouve infiltrées de cellules embryonnaires, et le corps muqueux de Malpighi, dont les cellules sont dissociées. La bulle est formée par le soulèvement de couches cornées. (Voyez page 28 la différence du mécanisme de formation entre les bulles et les vésicules.)

Le liquide des bulles est alcalin ou neutre, albumineux, coagulable par la chaleur, ainsi que le sérum

---

[1] Pour Horand (de Lyon), le pemphigus aigu fébrile est une sorte de fièvre pseudo-exanthématique.

du sang. Il contient en suspension des leucocytes qui, lorsqu'ils sont abondants et morts, transforment la sérosité en pus. On y voit aussi des globules rouges, dont le nombre peut être assez considérable pour donner lieu au *pemphigus hémorrhagique*.

L'analyse chimique a donné des résultats très variables. On a trouvé dans le liquide de l'urée, des urates, de l'ammoniaque, de l'acide acétique, de la leucine, de la tyrosine, des chlorures, de la cholestérine. Il n'est guère possible de tirer une conclusion pratique de la constatation de ces diverses substances.

Déjérine, en examinant les nerfs sous-jacents aux bulles du pemphigus, les a trouvés altérés. La myéline était fragmentée, la gaîne de Schwann avait un aspect moniliforme, le cylindre-axe avait disparu. Vidal a confirmé ces résultats.

Il est donc permis de considérer le pemphigus comme une lésion d'ordre trophique.

Gibier a découvert dernièrement une bactérie dans le liquide des bulles. Mais l'inoculation de ce liquide, cultivé selon la méthode de Pasteur, n'a donné aucun résultat.

ÉTIOLOGIE. — Les causes du pemphigus sont fort obscures. Cette maladie s'observe à tout âge, surtout chez le nouveau-né et le vieillard, chez les gens bien portants et chez les cachectiques.

Les saisons, l'alimentation n'ont sur elle aucune influence.

Hébra a vu des femmes qui, à chaque grossesse, étaient régulièrement atteintes de pemphigus. On l'a observé dans le cours des néphrites (Braune, Beyerlein), de la pyémie, après une névralgie brachiale (Rayer), dans la lèpre.

Il résulte de tout cela que l'on est fort empêché de se faire une idée sur la nature des pemphigus. Certains auteurs le considèrent comme une affection infectieuse (Cantani, Spillmann, Vidal), d'autres comme une éruption consécutive à l'élimination par la peau des principes de l'urine ; d'autres encore, comme une lésion trophique. La question appelle de nouvelles études.

La *syphilis* produit-elle le pemphigus? Y a-t-il un *pemphigus syphilitique* ? On l'a cru longtemps et l'on a même décrit les pemphigus syphilitique des nouveau-nés. Mais, depuis les recherches de Cornil, Vidal, Parrot, Tanturri, il est établi que ce pemphigus syphilitique n'est autre qu'une papule syphilitique surmontée d'une bulle purulente d'emblée.

Le pemphigus syphilitique des adultes n'existe pas.

L'acide nitrique (Duhring) et la poudre de cantharides (Lailler) peuvent produire un pemphigus artificiel.

Pronostic. — Au point de vue du pronostic, il y a lieu de distinguer un *pemphigus bénin* et un *pemphigus malin*.

Le premier a des bulles peu nombreuses, bien remplies, se succédant à longs intervalles. Le second est confluent, les bulles sont molles, flasques, se succédant rapidement. Il s'accompagne de symptômes généraux graves et se termine habituellement par la mort. Le pemphigus malin s'observe surtout chez les gens cachectiques (*pemphigus cachectique*) et par lui-même il augmente encore la cachexie.

DIAGNOSTIC. — Le diagnostic de la bulle du pemphigus est basé sur son apparition rapide, son isolement et l'absence de large surface érythémateuse. Ces caractères la feront distinguer des bulles accidentelles de l'*érythème polymorphe* (hydroa bulleux), de l'*érysipèle*, de la *brûlure, de l'eczéma*. Si le cas était douteux, l'évolution de la maladie, l'apparition successive des bulles feraient bientôt reconnaître le pemphigus.

L'*impétigo herpétiforme* se reconnaîtra à ses bulles réunies en groupes comme l'herpès. Les grosses pustules d'*ecthyma* diffèrent du pemphigus par leur contenu brunâtre, par leur large aréole inflammatoire, par les croûtes épaisses et l'ulcération qu'elle laissent après elles.

La *syphilide pseudo-bulleuse* se distinguera par son aréole cuivrée, son ulcération et ses croûtes.

TRAITEMENT. — Les indications tirées soit de l'étiologie, soit de l'état général seront remplies avec soin. On n'oubliera pas que le pemphigus est, par lui-même, une cause de débilitation et qu'il faut, par conséquent, un traitement tonique, reconstituant, dont les agents seront fournis soit par des médicaments : quinquina, fer, arsénic, soit par une bonne hygiène.

Le traitement *local* sera surtout protecteur et émollient.

Les bulles seront ponctionnées, puis recouvertes soit de topiques pulvérulents, notamment les poudres antiseptiques : acide salicylique (**20 p. 100**), acide borique pur ; soit de topiques huileux : liniment oléo-calcaire, huile ; thymol (1 p. 100). Une couche de ouate enveloppera les parties malades.

Hébra et Kaposi emploient les bains prolongés jour et nuit pendant plusieurs mois.

2° **Pemphigus foliacé**

Le pemphigus foliacé (*herpétide maligne exfoliatrice de Bazin*) est une variété rare du pemphigus qui tantôt s'établit d'emblée, tantôt succède au pemphigus vulgaire. Ses bulles, au lieu d'être fermes, bien tendues, sont molles, flasques, ridées, par suite du peu de liquide qu'elles renferment. Elles disparaissent rapidement par affaissement ou rupture ; l'épiderme de la bulle tombe et laisse à nu une excoriation rouge, qui suinte quelque temps et donne lieu à une exfoliation de lamelles épidermiques larges, épaisses, très peu adhérentes, se renouvellant incessamment.

L'éruption s'étend rapidement, occupe de vastes surfaces et finit par envahir toute la surface cutanée et les muqueuses.

L'aspect de la peau est alors particulier. Sur certains points, elle est rouge, luisante, suintante, croûteuse ; sur d'autres, elle est recouverte de larges écailles ; ailleurs on voit des bulles flasques.

Les cheveux sont grêles et tombent, les ongles sont amincis et cassants.

Le malade éprouve des sensations de cuisson, de chaleur, et les mouvements qu'il fait, rompant les

les bulles, tiraillant les croûtes, irritant les surfaces excoriées, sont la cause de vives douleurs.

Les symptômes généraux consistent, au début, en des accès fébriles fréquemment renouvelés, puis l'état général va s'aggravant, le malade perd l'appétit, les forces, et meurt soit dans la cachexie, soit par le fait d'une complication, entérite, néphrite, broncho-pneumonie.

La maladie est habituellement longue, deux ou six ans; dans quelques cas rares, la mort arrive ou bout de trois ou quatre mois.

La guérison est tout à fait exceptionnelle.

DIAGNOSTIC. — Le pemphigus foliacé se distinguera aisément du *psoriasis* par la largeur, le peu d'adhérence des squames, la présence d'exulcérations; du *pytiriasis rubra*, par l'existence ou la préexistence de poches remplies d'eau; de l'*eczéma*, par sa généralisation, la largeur des squames, le peu d'abondance et de plasticité du liquide sécrété.

TRAITEMENT. — Vu le pronostic fatal de la maladie, on ne peut guère faire que de la thérapeuthique symptomatique, en soutenant les forces du malade et en calmant ses souffrances.

C'est surtout dans cette forme que les pansements pulvérulents, huileux, ouatés, doivent être faits avec le plus grand soin et que sont indiqués les bains prolongés jour et nuit.

3° **Pemphigus aigu épidémique des nouveau-nés**

Il se développe du deuxième au dixième jour de la naissance, son siège d'élection est la face et le cou, mais il peut se montrer partout, sauf à la paume des mains et à la plante des pieds. Le développement et l'évolution des bulles est rapide, leur base est entourée d'une aréole rouge.

L'éruption se fait par poussées successives et s'accompagne ordinairement d'un léger mouvement fébrile.

La caractéristique de l'éruption est d'être *épidémique* et *contagieuse*. Le liquide des bulles est auto-inoculable, inoculable de l'enfant à l'enfant, et de l'enfant à l'adulte et à la mère.

Cette affection guérit généralement en quelques jours. Toutefois, chez les enfants faibles, athrepsiques, elle complique la situation et peut entraîner la mort.

DIAGNOSTIC. — Nous avons exposé déjà les caractères auxquels on distinguera le genre pemphigus. Chez les enfants, il y aura lieu de distinguer les différentes variétés entre elles.

Le *pemphigus foliacé* se reconnaîtra à ses bulles flasques, ses squames abondantes, sa généralisation ;

Le *pemphigus épidémique*, à son origine, son inoculation possible.

Le *pseudo-pemphigus syphilitique*, à son siège sur

la paume de la main et la plante des pieds, à la purulence d'emblée des bulles.

Les indications *thérapeutiques* se déduisent de la nature épidémique et contagieuse de la maladie. Les petits malades seront isolés, nourris à la têterelle, et l'on aura soin de faire des pansements aptes à empêcher l'auto-inoculation des bulles.

AFFECTIONS PUSTULEUSES

IMPÉTIGO

Depuis Willan et Bateman, le terme impétigo a été appliqué à une maladie caractérisée par une éruption de petites pustules, acuminées, pressées les unes à côté des autres, souvent même confondues. Ces pustules se rompent rapidement et laissent écouler un liquide plastique, séro-purulent, qui donne lieu à la formation de croûtes jaunâtres ou couleur de miel (*mélitagre flavescente*). Au-dessous des croûtes existent des exulcérations suintantes et, lorsque l'écoulement est fini, il reste une surface rouge en desquamation.

Considérant que l'impétigo a une évolution semblable à celle de l'eczéma, que l'eczéma est fréquemment accompagné de pustules (*eczéma impétigineux*), et que l'impétigo est souvent mélangé de vésicules (*impétigo eczémateux,*) Hébra, Hardy, Erasmus,

Wilson et Anderson ont fait de l'impétigo une variété de l'eczéma.

Besnier pense que l'impétigo de la face qui se montre surtout chez les jeunes sujets, les enfants lymphatiques ou strumeux, mérite une individualité morbide. Nous sommes de cet avis et pensons que le mot impétigo doit être conservé lorsque l'éruption se présente avec les caractères assignés par Willan et Bateman.

Indépendamment de la forme ordinaire de l'impétigo, on en a décrit deux autres assez différentes : l'*impétigo contagiosa* et l'*impétigo herpétiforme*.

L'*impétigo contagiosa* est une maladie sur laquelle on n'est pas d'accord, car elle a été décrite bien différemment par les auteurs.

Hardy voit de la varicelle ou une éruption vaccinale dans le cas décrit par Fox, une syphilis vaccinale dans celui de Piffard.

Dans d'autres cas, la maladie a été considérée comme de l'ecthyma ou de l'herpès tricophytique.

La question est donc encore à l'étude.

Impétigo herpétiforme. Sous ce nom, Hébra et Kaposi ont décrit une éruption de pustules et même de bulles réunies en groupes, ces groupes se disposent en cercles ou en anneaux ; c'est pour cela qu'on a donné à la maladie le nom d'herpétiforme.

L'éruption débute par le pli de l'aine, les seins, les aisselles et peut, au bout de quelques mois, couvrir tout le corps.

Cette maladie est rare. Kaposi n'en a observé que huit cas, tous chez des femmes enceintes ou récemment accouchées, dont sept se sont terminés par la mort.

En France, on considère cette éruption comme étant d'origine septicémique.

ECTHYMA

L'ecthyma est une affection inflammatoire de la peau, caractérisée par la formation de pustules volumineuses, reposant sur une base enflammée, généralement isolées, donnant lieu à une exulcération recouverte d'une croûte brunâtre et se terminant sans cicatrice.

SYMPTÔMES. — L'éruption débute par des taches érythémateuses, arrondies ou ovales, isolées, peu ou pas saillantes, dont la dimension varie entre celle d'une lentille à une pièce de cinquante centimes. Rapidement la pustule se forme au centre et acquiert tout son volume au bout d'un jour ou deux. Elle est alors de la grosseur d'un petit pois ou d'une noisette; sa coloration est jaunâtre si elle ne contient que du pus, brunâtre si elle renferme des hématies. Sa base est entourée d'une large aréole inflammatoire.

Le liquide de la pustule est auto-inoculable. Hanot y a trouvé des bactéries. Au bout de deux ou trois jours, l'épiderme se rompt et l'on aperçoit une exulcération douloureuse, sécrétant un liquide sanieux qui se dessèche et forme une croûte brunâtre, épaisse, saillante. Au bout de quelques jours, cette croûte tombe laissant apercevoir l'exulcération guérie sans cicatrice.

Dans certains cas, et cela principalement chez les sujets cachectiques (*ecthyma cachectique*), l'exulcération a de la tendance à s'étendre en surface et en profondeur. Dans ces conditions la croûte primitive s'élargit et s'épaissit par l'adjonction de couches d'autant plus larges qu'elles sont plus récentes, elle est conique, composée d'étages en forme d'escalier et ressemble assez à une coquille d'huître. C'est là une forme de *rupia*, car le rupia n'est pas une entité morbide, mais une simple modalité de l'ecthyma ou des syphilides pustuleuses. L'ecthyma rupiforme laisse des cicatrices. D'autres fois, principalement chez les personnes débilitées, chez les diabétiques, l'aréole inflammatoire de la pustule se gangrène, produit une eschare circulaire qui, en se détachant, laisse une ulcération profonde, de mauvais aspect. (*Ecthyma gangreneux*.)

L'éruption de l'ecthyma se fait par poussées successives; les pustules apparaissent les unes après les autres et l'évolution peut durer longtemps si la cause persiste.

Les pustules peuvent se développer sur toutes les régions, mais elles sont plus fréquemment observées sur les mains, les pieds, les fesses et les membres. Il est exceptionnel de les voir sur la face et le cuir chevelu.

On observe l'ecthyma à tout âge.

Les symptômes *subjectifs* consistent en un sentiment de chaleur, de cuisson et même de douleur. La douleur est marquée surtout lorsque les exulcérations sont exposées à l'air.

Les symptômes *généraux* sont variables.

Souvent l'éruption est précédée et s'accompagne d'un mouvement fébrile (*ecthyma aigu*). Dans l'ecthyma cachectique et gangréneux, les phénomènes généraux sont graves : fièvre hectique, adynamie, amaigrissement, etc. Ces phénomènes peuvent être le fait de la cachexie, mais il est équitable d'admettre qu'ils sont aggravés par l'ecthyma.

Chez les enfants, l'ecthyma prend parfois une extrême gravité par la généralisation de l'éruption, la tendance des ulcérations à s'étendre en surface et en profondeur, et la détérioration de l'état général qui est la conséquence de ces vastes surfaces en suppuration. C'est *l'ecthyma térébrant infantile* de Fournier et Lailler.

ÉTIOLOGIE. — Les causes de l'ecthyma sont *externes* et *internes*.

Les causes externes ou irritantes sont nombreuses : tartre stibié appliqué localement ou absorbé; vésicatoires, emplâtres, et surtout la *gale* et la *phthriase*. Elles ne donnent lieu qu'à un ecthyma léger, discret, à moins qu'il n'y ait complication de causes internes.

Les causes internes sont toutes celles qui débilitent l'organisme : maladies générales, diathèses, misère physiologique ou pathologique, travaux excessifs, mauvaise alimentation, etc.

L'ecthyma se voit souvent dans la fièvre typhoïde, les fièvres éruptives.

Chez les petits enfants, l'entérite, l'athrepsie sont des causes fréquentes d'ecthyma. Toutes ces causes donnent généralement lieu à un ecthyma grave (*ecthyma cachectique*). Le diabète expose à l'ecthyma gangréneux.

La *syphilis* n'est pas une cause d'ecthyma, elle

produit des syphilides pustuleuses, mais non l'ecthyma vrai ; il n'y a pas plus d'ecthyma syphilitique
que de pemphigus syphilitique.

Pronostic. — Il est entièrement subordonné à la
cause. Un ecthyma d'origine purement externe dure
peu et n'a point de gravité.

Quant à l'ecthyma d'origine interne, il indique
toujours une détérioration plus ou moins profonde de
l'organisme.

Anatomie pathololique. — Les lésions inflammatoire de l'ecthyma n'ont rien de spécial, nous renvoyons le lecteur à l'anatomie pathologique générale
des pustules, page **28**.

Diagnostic. — Une pustule volumineuse, isolée,
entourée d'une large aréole, tels sont les caractères
qui feront distinguer l'ecthyma de l'*eczéma impétigineux* et de l'*acné*. La lenteur de l'éruption, l'apparition successive des pustules, la durée de l'évolution
le distingueront de la *variole*. Avec le *pemphigus* la
confusion est plus facile. Les éléments du diagnostic
se trouveront dans la couleur du liquide qui est citrin ou trouble dans le pemphigus, purulent ou brunâtre dans l'ecthyma ; dans les dimensions de l'a-
réole qui sont plus grandes dans l'ecthyma ; dans les.
croûtes qui sont grisâtres dans le pemphigus, jaunâtres ou brunâtres dans l'ecthyma, dans la desquamation qui est habituelle dans le pemphigus, nulle
dans l'ecthyma.

L'ecthyma enfin peut être confondu avec la *syphi-*

lide pustuleuse, puisqu'on l'a appelé ecthyma syphilitique. La syphilide pustuleuse se reconnaîtra à son évolution lente, son aréole cuivrée, son ulcération profonde et taillée à pic. Dans le cas d'ecthyma rupiforme le diagnostic est difficile, car les croûtes ont le même aspect et l'ulcération est également profonde. Les commémoratifs, d'autres lésions coexistantes, éclaireront le diagnostic.

TRAITEMENT. — L'ecthyma de cause externe cède rapidement à la suppression de la cause et au traitement local.

Les pustules seront l'objet d'une médication émolliente : bains, lotions, pansement ouaté ou caoutchoucté. On n'oubliera pas que le liquide est auto-inoculable et que, par conséquent, on doit éviter son transport par le grattage, surtout chez les enfants. Les croûtes doivent être respectées. Quand elles tombent, il faut toucher l'exulcération avec des substances excitantes : vin aromatique, solution phéniquée, nitrate d'argent, iodoforme.

L'ecthyma de cause interne sera traité par les mêmes moyens locaux et surtout par les toniques reconstituants : bonne hygiène, alimentation généreuse. Les enfants athrepsiques seront rendus à la diète lactée et au sein d'une nourrice.

ACNÉ

Le terme d'acné est applicable à toutes les affection des glandes sébacées. Mais parmi ces affections il en est qui ne sont que de simples troubles de sécrétions : acné sébacée fluente, concrète, sèche, ponctuée, cornée, molluscoïde, qui ont été déjà décrites ; d'autres qui sont inflammatoires. Ces dernières sont les seules dont nous nous occupons maintenant. Nous en avons deux formes à décrire : l'*acné pustuleuse* et la *couperose* ou *acné rosacée*.

1° Acné pustuleuse

SYMPTÔMES. — L'acné pustuleuse est une lésion inflammatoire des follicules sébacés qui débute par une tache érythémateuse à peine saillante, de la dimension d'une tête d'épingle à une lentille, surmontée bientôt d'une petite pustule qui se desséche rapidement en formant une croûtelle et se terminant par résolution en laissant ou non une cicatrice. Les symptômes subjectifs : cuisson, prurit, sont très peu marqués.

La pustule est souvent traversée par un poil qui ne se trouve pas toujours situé au centre mais sur les côtés. L'évolution de chaque papulo-pustule est d'un à plusieurs jours.

Quelquefois le processus inflammatoire s'arrête avant la pustulation, on a alors l'*acné papuleuse* reconnaissable à ce que le centre de la papule est habituellement occupé par un point noir (comédon).

Souvent l'acné se présente comme un véritable tubercule rouge, saillant, dur, douloureux à la pression, globuleux ou conique, de la grosseur d'une lentille ou d'une noisette, surmonté d'une large pustule.

C'est l'*acné indurée* ou *tuberculeuse*. Ces tumeurs inflammatoires restent plusieurs jours stationnaires, puis elles se ramollissent.

Si on les incise ou si on les écrase entre deux doigts il en sort du pus, du sang et un véritable bourbillon de matière sébacée. La tumeur peut suppurer un jour ou deux et se guérit. Abandonnée à elle-même elle disparaît par résorption. Dans les deux cas il se forme une cicatrice assez profonde.

L'acné se voit partout où il y a les glandes sébacées, elle est par conséquent inconnue à la paume des mains et à la plante des pieds. Son siège de prédilection est la face et la partie supérieure du dos.

L'acné des régions pourvues de poils (*acné pilaris*) mérite une mention spéciale.

Acné pilaris. — Elle est constituée par des éléments éruptifs de la grosseur d'un grain de millet à un pois. La pustule centrale est habituellement traversée par un poil, elle s'ombilique rapidement et forme une croûtelle jaune verdâtre, légèrement enchâssée (caractère typique). Au-dessous de la croûte existe une ulcération qui après sa guérison laisse une cicatrice déprimée, indélébile.

Les lieux d'élection sont la lisière de la barbe et la barbe, la lisière du cuir chevelu, les régions sternales moyenne et dorsale.

Cette forme d'acné est décrite par Kaposi sous le nom de *varioliforme* [1] probablement en raison de

---

[1] Le nom très défectueux de *varioliforme* est appliqué à deux formes d'acné : l'*acné molluscoïde* (acné varioliforme de Bazin) et l'*acné pilaris*.

l'ombilication des pustules et des cicatrices qui leur succèdent.

Besnier l'appelle *acné sébacée pilaire* et la considère comme étant de nature arthritique.

ANATOMIE PATHOLOGIQUE. — Les lésions ne sont autres que celles d'une inflammation folliculaire (folliculite) et périfolliculaire (périfolliculite). La cause première du processus inflammatoire est habituellement la rétention de la matière sébacée qui, faisant office de corps étranger, irrite les parois glandulaires. Tantôt l'inflammation est légère et disparaît par résolution (*acné papuleuse*); tantôt (c'est le cas ordinaire) il se forme quelques gouttelettes de pus; tantôt enfin la glande entière est détruite.

Dans l'acné *pilaris*, il est probable que les lésions envahissent aussi le follicule pileux.

ETIOLOGIE. — L'acné s'observe aussi bien chez les hommes que chez les femmes, et il est d'observation vulgaire que les jeunes gens des deux sexes de quinze à vingt-cinq ans en sont le plus affligés. Duhring fait remarquer avec raison qu'à cet âge les follicules pileux entrent en activité et, par conséquent, aussi les follicules sébacés qui leur sont annexés. La suractivité sécrétoire est assurément une cause prédisposante, peut-être même déterminante. Hardy invoque l'abstinence sexuelle.

La misère physiologique, les fatigues, les veilles, les cachexies, sont au nombre des causes banales. Le lymphatisme, la scrofule, l'arthritisme sont des causes plus certaines. Nous avons dit, que pour Besnier, l'arthritisme est la cause principale de l'acné pilaris.

On peut incriminer aussi l'usage de certains aliments : fruits acides, condiments, charcuterie, poissons et notamment les boissons alcooliques.

Enfin, il ne faut pas oublier les irritations du tégument venant soit de l'extérieur : chaleur, froid, cosmétiques, pommades au goudron, au brôme, à l'iode, à la chrysarobine; soit de l'intérieur : *absorption* du goudron, de l'acide phénique, des bromures, des iodures, qui s'éliminent par la peau. L'abus de ces médicaments produit parfois une acné confluente ressemblant à un anthrax.

PRONOSTIC. — L'acné n'a aucune gravité, mais c'est une affection tenace, rebelle de longue durée, énergiquement récidivante; et comme elle siège principalement à la face et laisse des cicatrices, elle n'en est pas moins un inconvénient pour les garçons, un grave sujet d'ennuis pour les jeunes filles. Des atteintes répétées d'acné sur le visage peuvent produire de véritables difformités, *acné hypertrophique*. (Voyez plus loin.)

DIAGNOSTIC. — On ne confondra pas l'acné papuleuse avec les papules de *prurigo*, qui sont très prurigineuses, les papules de *lichen* et de *psoriasis*, qui sont recouvertes de squames. Les *syphilides* papuleuses se reconnaîtront à leur couleur cuivrée, à leur marche lente et excentrique.

L'acné pustuleuse ressemble assez aux pustules de la *variole*, mais les autres signes de cette maladie la feront aisément reconnaître.

La confusion est possible avec la syphilide *tuberculo-pustuleuse*, et cela surtout pour l'acné pilaris, qui affecte souvent une forme figurée, linéaire, circinée même. La syphilide se diagnostiquera par sa coloration livide ou cuivrée, son indolence, ses croûtes brunâtres, habituellement stratifiées, son ulcération. On recherchera les commémoratifs et les autres éruptions qui peuvent exister présentement sur le corps.

Pour le diagnostic entre l'acné et le *sycosis*, voyez sycosis.

TRAITEMENT. — La littérature médicale est très riche en remèdes contre l'acné, mais, comme il arrive en pareil cas, cette richesse est la preuve de leur insuffisance ou de leur incapacité.

La plupart des remèdes préconisés contre l'acné ont pour objectif de faire disparaître les pustules existantes, mais la vraie thérapeutique n'est pas là. Ce ne sont pas les lésions existantes qu'il est important de faire disparaître, puisqu'elles ne durent que quelques jours ; ce qu'il faut, c'est empêcher la formation de nouvelles efflorescences, et l'on ne peut y parvenir que par une connaissance exacte de la cause.

L'alimentation et l'hygiène du malade seront surveillées et dirigées.

La diathèse *arthritique* et ses manifestations multiples attireront particulièrement l'attention et les soins du médecin ; il en sera de même de l'état général, s'il est entaché de lymphatisme, de scrofule, ou altéré par des états pathologiques divers.

On n'oubliera pas que l'inflammation du follicule est produite souvent par la rétention de la matière

sébacée et que, par conséquent, il est indiqué d'empêcher cette rétention. On pourra y parvenir par les
moyens qui stimulent les fonctions de la peau : bains
chauds, bains, douches sulfureux, bains de vapeur.

Hardy recommande les *eaux sulfureuses* de Louèche,
Luchon, Barèges et les *eaux chlorurées sulfurées*
d'Uriage. Ces dernières, en vertu de leur soufre et de
leur chorure de sodium, sont efficaces surtout chez
les malades lymphatiques ou strumeux.

L'hydrothérapie est rationnellement indiquée soit
pour stimuler la peau, soit dans un but de reconstitution générale. Duhring recommande des douches
froides tous les matins.

Faire sortir la matière sébacée retenue dans le
follicule (acné ponctuée) est une autre indication. On
y parvient soit en comprimant le follicule à sa base
entre les ongles de deux doigts opposés, soit en em-
ployant des lotions *alcalines* : borate de soude, 3 à 5
p. 100 ; sous-carbonate de soude, 1 p. 100 ; ou des
frictions au savon mou de potasse pur ou mélangé à
un tiers d'alcool.

Restent enfin les moyens applicables aux pustules
ou tuberculo-pustules existantes.

Hardy déclare que les révulsifs sur le tube digestif,
et la médication locale émolliente sont complètement
inertes et que l'on ne doit compter que sur la médication locale substitutive.

Les préparations les plus usitées sont :

Le *soufre précipité*, en pommade ou en lotion,
2 à 7 p. 100 ;

Les *sulfures de sodium et de potassium*, 1 à 5 p. 100.

Le *sublimé*, 5 à 20 centig. p. 100.

La *teinture d'iode*, l'*huile de cade*, le *biiodure de mercure*, 1 à 2 p. 100.

Kaposi recommande la ponction des tuberculo-pustules, puis des frictions avec les topiques précédents.

Fournier a recours soit à des fils rougis de platine, soit à une pointe métallique rougie à la flamme.

Morin[1] dit avoir obtenu de bons résultats en portant, au moyen de l'extrémité mousse d'une aiguille, une goutte de teinture d'iode, dans les follicules préalablement nettoyés avec le même instrument.

2º Couperose

Symptômes. — La couperose ou *acné rosacée*, *rosée*, est une affection inflammatoire de la peau du visage qui se complique souvent d'une inflammation des follicules sébacés. Cette folliculite n'étant nullement obligatoire, il s'en suit que le terme d'acné rosacée peut induire en erreur sur le siège anatomique de la maladie. C'est pourquoi nous préférons le terme couperose.

La couperose affecte plus spécialement le nez, les pommettes, l'espace inter-sourcilier; elle peut envahir la lèvre inférieure et le menton. On distingue trois périodes dans son évolution.

Première période. La maladie débute par des tâches érythémateuses, diffuses, sur le nez, le front et les joues. Ces taches ne se montrent d'abord que par

[1] Thèse de doctorat, Paris 1883.

moments ; elles paraissent, dit Hardy, plutôt le soir
que le matin, pendant et après les repas, principalement lorsque les malades sont dans des endroits
chauds et renfermés et surtout lorsque l'exposition à
la chaleur succède à un froid assez vif.

Cette période peut durer plusieurs mois et passe à
la suivante. Toutefois la maladie peut parfaitement
se borner là.

Deuxième période. Les taches rouges se sont fusionnées et définitivement installées ; elles recouvrent soit
le lobule du nez, soit le nez en entier, soit l'espace in-
tersourcilier, le front et les joues. Les parties rouges
sont unies, luisantes, œdématiées, épaissies, sillonnées
par des veinules dilatées et flexueuses (telangiectasie).

Les malades éprouvent des sensations de chaleur
fort incommodes et qui augmentent, ainsi que la
rougeur, dans les circonstances qui font affluer le sang
à la tête : digestion, exposition à la chaleur. Malgré
ces sensations de chaleur, le nez est froid au toucher.

Sur les surfaces malades on voit apparaître très
fréquemment des papules, pustules, et tubercules
acnéiques. Cette acné est le résultat de l'extension du
processus inflammatoire de la couperose aux follicules
sébacés abondants dans ces régions.

La durée de cette période est longue, plusieurs
années. A ce degré la maladie peut rester stationnaire
et guérir, comme aussi la marche peut continuer et
passer à la troisième période.

Troisième période. Elle est caractérisée par l'hypertrophie de la peau des régions malades.

Le nez étant le siège de prédilection de la couperose,
c'est lui qui est le plus hypertrophié. Cette hyper-

trophie se traduit, bien entendu, par l'augmentation de volume du nez, mais elle n'est pas régulière, elle produit des mamelons, des tubercules, des tumeurs sessiles ou pédiculées, limitées par des sillons plus ou moins profonds. Ajoutez à cela la dilatation et les flexuosités des veines, les pustules d'acné, la coloration livide, et vous conviendrez que rien ne manque pour rendre peu agréable l'aspect d'un nez ainsi déformé.

Sur les autres régions, front, joues, les déformation sont moins graves, la peau est épaissie, inégale; les orifices glandulaires sont dilatés.

Ces lésions constituent ce que Hardy appelle l'*acné hypertrophique* qui est une terminaison soit de la couperose soit de l'acné pustuleuse. On leur donne encore le nom de *rhinophyma*.

ANATOMIE PATHOLOGIQUE. — La lésion consiste d'abord en un simple érythème qui, vu sa fugacité, est de nature congestive. Puis l'inflammation s'établit, la peau est infiltrée d'exsudat liquide et de cellules de nouvelle formation.

L'organisation de ces cellules produit l'hypertrophie de la peau et les végétations dont elle est parsemée.

Duhring rapporte l'examen microscopique d'un nez atteint de couperose au dernier degré, fait par Piffard. La couche cornée était atrophiée, la couche muqueuse de l'épiderme épaissie et infiltrée de jeunes cellules. Les papilles étaient hypertrophiées et gonflées de cellules arrondies et fusiformes; le derme présentait une épaisseur considérable et l'aspect d'un tissu conjonctif nouvellement organisé.

Quant aux glandes sébacées, les unes étaient normales ou peu altérées, les autres étaient transformées en tissu conjonctif.

ÉTIOLOGIE. — La couperose s'observe chez les deux sexes, mais pas avant la puberté. Elle est souvent héréditaire.

La plupart de ses causes agissent en favorisant les congestions céphaliques. Telles sont l'aménorrhée, la dysménorrhée, la ménopause, la constipation rebelle, les affections du foie.

On ne fera pas difficulté de reconnaître que ces affections sont souvent d'origine *arthritique* et qu'il est juste par conséquent d'incriminer cette diathèse.

L'usage habituel des boissons alcooliques, une vie sédentaire, un travail assis, sont autant de causes actives.

Il faut citer enfin les causes externes : le froid, la chaleur et les professions qui y exposent : boulangers, patissiers, cuisiniers; les vents violents. Kaposi signale la couperose des personnes qui font des cures excessives d'hydrothérapie.

DIAGNOSTIC. — A la *première période*, lorsque les taches érythémateuses sont intermittentes, la couperose peut être confondue avec d'autres érythèmes. Le siège de l'érythème couperosique, sa fugacité, la connaissance des causes qui les ramènent suffiront à établir sa nature.

A la *seconde période*, la rougeur uniforme des régions malades pourrait être prise pour un *lupus érythémateux* qui, comme on sait, affectionne la face. Celui-ci se reconnaîtra à la présence de ses squames

minces, jaunâtres, à l'absence de dilatations vei-
neuses.

Quant à l'*engelure* ou *geluredu nez*, les circonstances
antécédentes, le mode de début, la feront aisément
distinguer.

Les papules et tuberculo-pustules qui se développent
sur l'érythème couperosique pourraient être confondues avec des *syphilides*. Nous avons déjà fait ce
diagnostic à propos de l'acné, nous ajouterons qu'ici
l'erreur est moins facile à commettre, si l'on remar-
que que ces efflorescences reposent sur une surface
rouge vif ou livide et sillonnée de veinules.

Les tubercules du *lupus* se distingueront des efflorescences ou végétations de la couperose par leur
forme arrondie, leur consistance plus mollasse, par
l'absence de veinules sur la peau. L'évolution ulcéreuse du lupus éclairerait bientôt un diagnotic hési-
tant.

On distinguera la couperose de l'*acné* par la constatation des dilatations variqueuses des vaisseaux du
nez.

TRAITEMENT. — On s'attachera tout d'abord à supprimer les causes en réformant l'hygiène du malade,
en éloignant les influences extérieures irritantes pour
la peau du visage, en traitant les états pathologiques
préexistants : constipation, troubles menstruels, etc.,
et surtout la diathèse arthritique.

Ce traitement général pourra être suffisant, à la
première période, pour enrayer la maladie et la
guérir.

A la seconde période il faut lui ajouter le traitement local qui consistera dans une médication substitutive.

Hardy conseille des lotions et douches d'eau très chaude faites matin et soir pendant une minute. Il emploie concurremment des onctions avec une pommade au *proto-iodure de mercure*, 0 gr., 20 à 0 gr. 30 p. 30, dont il augmente progressivement les doses jusqu'à 1 gr. p. 30 ou 1 gr. p. 20. L'application de cette pommade augmente d'abord la rougeur, mais ce phénomène de réaction disparaît après quelques jours et la peau pâlit.

On peut aussi se servir de l'*iodure de chlorure mercureux* aux mêmes doses, de l'*oxyde de zinc* à 4 p. 30. Neumann et Kaposi recommandent un pansement par occlusion fait au moyen de bandelettes d'*emplâtre mercuriel*. Citons encore la glycérine iodée (iode et iodure de potassium ââ 5, glycérine 10, Kaposi), la potasse caustique en solution (0 gr. 60 à 0 gr. 80 p. 30. Duhring), l'acide phénique (solution alcoolique à un tiers ou un quart. Neumann), les sulfures de sodium et potassium.

Enfin, dans les cas rebelles, il faut pratiquer la destruction des vaisseaux au moyen des scarifications ou ponctions faites soit avec une lancette, soit avec l'aiguille d'Hébra. Les sacrifications quadrillées donnent de beaux résultats.

A la dernière période (acné hypertrophique), le traitement chirurgical (abrasion, décortication) est seul efficace.

SYCOSIS NON PARASITAIRE

Le sycosis [1] est une inflammation des follicules pileux. Cette inflammation est le plus ordinairement consécutive à la présence d'un parasite, le tricophyton; elle n'est dans ce cas qu'une modalité de la tricophytie. Mais on admet encore une folliculite pileuse non parasitaire, c'est celle dont nous nous occupons maintenant.

SYMPTÔMES. — Le sycosis est caractérisé par une éruption de papules plates ou saillantes (tuberculeuses) surmontées d'une pustule qui se termine par résolution ou dessication.

On pourra s'étonner que nous n'ayons pas mentionné dans la définition la présence d'un poil au centre de la papule ou de la pustule, mais ce caractère, quoique habituel, n'est pas constant, car le poil a pu tomber, et d'autre part, les pustules d'eczéma impétigineux, d'ecthyma, d'acné, peuvent aussi être centrées d'un poil, ainsi que le font remarquer les traducteurs de Kaposi.

Dans sa forme la plus simple, le sycosis se présente sous la forme d'une pustule acuminée, de la grosseur d'un grain de millet, reposant sur une base érythémateuse et centrée par un poil. Si l'on procède à l'extraction de ce poil, il s'écoule une gouttelette de séro-

---

[1] Dérivé de σῦκον, figue, en raison de l'analogie qui existe entre l'état grenu des folliculites pilaires agminées et la surface de déchirure d'une figue.

sité purulente. La racine du poil est souvent repliée, tordue sur elle-même.

Au bout de quelques jours, le pus se dessèche et forme une croûte jaunâtre peu adhérente.

Très souvent l'inflammation passe à un degré supérieur, l'infiltration envahit les tissus périfolliculaires et il se forme alors une espèce de tubercule rouge, dur, douloureux, implanté profondément dans le derme, et faisant sur la peau une saillie pyramidale surmontée de la pustule. Quelquefois l'inflammation s'étend au loin dans le derme et dans le tissu cellulaire sous-cutané. Ces tubercules peuvent disparaître par résorption, ou bien la suppuration s'en empare et l'on a sous les yeux un véritable abcès glandulaire dont le pus, se déversant sur la peau, forme des croûtes jaunâtres qui pourraient faire croire à un impétigo.

Dans ce cas, le sycosis ne guérit qu'en laissant des cicatrices.

Les poils sont habituellement entraînés par la suppuration. Ils peuvent repousser, mais le poil nouveau, sécrété par un follicule altéré, n'aura pas ses caractères normaux, il sera grêle, lanugineux, décoloré. Il peut se faire aussi que, les follicules ayant été détruits, les poils ne repoussent pas du tout.

Les pustules sycosiques sont généralement discrètes et disséminées, mais elles peuvent être confluentes, se toucher par leur base, et si l'on a affaire au sycosis tuberculeux en suppuration, la peau, criblée d'orifices suppurant, semble atteinte d'un abcès anthracoïde.

Le siège de prédilection du sycosis est la lèvre supérieure, puis viennent le menton et les joues. On le voit rarement à l'aisselle, au pubis et sur le cuir chevelu, plus rarement encore sur le tronc et les membres.

La maladie procède par poussées successives , pustule par pustule, comme l'acné. Sa durée peut être ainsi très longue, plusieurs années, alors que la pustule elle-même évolue en quatre ou six jours.

Les symptômes généraux sont nuls, les symptômes subjectifs peu importants.

ANATOMIE PATHOLOGIQUE. — Le processus inflammatoire débute par les parois du follicule pileux qui se remplit bientôt de pus. Mais l'infiltration séreuse et cellulaire ne tarde pas à envahir le derme, les papilles voisines et les corps muqueux de Malpighi (*périfolliculite pilaire*) ; c'est cette infiltration qui constitue les tubercules sycosiques.

La racine des poils baignant dans le pus est infiltrée de leucocytes et de cellules embryonnaires. Dans beaucoup de cas, le follicule est oblitéré définitivement par le tissu cicatriciel.

ÉTIOLOGIE. — Le sycosis est produit par des causes locales et générales.

Les causes *locales* agissent par irritation. Les plus fréquentes sont le contact d'un mauvais rasoir, des cosmétiques, des fards. Le tabac à priser, le coryza sont les causes qui rendent fréquent le sycosis de la lèvre supérieure.

Citons encore les professions qui exposent le visage à l'ardeur d'un feu intense : cuisiniers, boulangers, rôtisseurs, forgerons, ou au contact des poussières : chiffonniers, cardeurs de matelas, etc. Le sycosis coexiste fréquemment avec l'eczéma pilaire.

Ces diverses causes ne sont le plus souvent qu'occasionnelles ; c'est dans la diathèse *arthritique* qu'on trouvera la véritable cause du sycosis.

PRONOSTIC. — Le sycosis peut guérir seul et sans cicatrices. Mais la forme tuberculeuse avec ses abcès sous-dermiques laisse des cicatrices indélébiles et disgracieuses. Il ne faut pas oublier non plus qu'une calvitie persistante peut en être la conséquence.

DIAGNOSTIC. — Le sycosis, en tant qu'affection pustuleuse, se distingue facilement de l'*impétigo* par l'absence d'excoriations et de suintement gommeux ; de l'*ecthyma* par le volume plus petit des pustules et la présence des tubercules.

Il est plus difficile de distinguer le sycosis non parasitaire du sycosis parasitaire, de l'acné et des syphilides pustuleuses et tuberculeuses.

Sycosis parasitaire. En présence d'une pustule de sycosis, il n'y a souvent qu'un seul moyen de reconnaître immédiatement si elle est parasitaire ou non, c'est l'examen microscopique du poil qui montrera la présence ou l'absence de cryptogame dans les gaînes radiculaires. Le diagnostic peut se faire encore par l'extension plus rapide du sycosis parasitaire, sa ténacité, par les altérations du poil qui est cassé, dissocié, par la constatation sur d'autres points d'érythème ou d'herpès tricophytique.

Acné. Les pustules et les tubercules de l'acné sont si semblables à ceux du sycosis que le diagnostic est parfois très difficile. On l'établira en se rappelant que les tubercules acnéiques sont moins durs, moins profonds; que le poil qui traverse la pustule se trouve souvent sur les côtés et non au centre, comme dans le sycosis; que la traction enlève difficilement le poil dans l'acné, facilement dans le sycosis; que l'acné siège surtout sur les parties non velues de la face, et le sycosis sur les parties velues. Enfin, un dernier signe consiste à écraser entre les doigts les tubercules, s'ils sont acnéiques, il en sortira du pus mélangé à de la matière sébacée, s'ils sont sycosiques il n'en sortira que du pus.

Syphilides. Les syphilides *pustuleuses* se reconnaîtront aux caractères suivants : elles ne sont pas traversées par des poils, elles s'ulcèrent et se recouvrent de croûtes verdâtres ou brunâtres, elles sont entourées d'une aréole rouge sombre, cuivrée.

Les *tubercules* syphilitiques sont indolents, durs, de couleur cuivrée, s'ulcèrent et forment des croûtes profondément enchâssées.

TRAITEMENT. — Le traitement du sycosis doit être avant tout antiphlogistique. Or le poil, dans la pustule sycosique, étant altéré, mort, est une épine qui entretient l'inflammation, il faut donc l'enlever, pratiquer l'*épilation*. Si l'éruption est discrète, on n'enlèvera que les poils attenant aux pustules; si elle est confluente, on épilera toute la région malade. L'opération se fait en une ou plusieurs séances, suivant la sensibilité du malade. Elle est souvent suivie d'une légère dermite qui cède facilement.

En même temps, l'on emploie des topiques émollients : onctions grasses, cataplasmes, douches de vapeur, enveloppement par le caoutchouc.

L'épilation doit être faite jusqu'à ce qu'il ne se développe plus de pustules.

Dans le sycosis tuberculeux ce traitement, n'est pas suffisant en général. On pratique alors sur les parties malades des *mouchetures* et des *scarifications* qui font rapidement affaisser les tubercules. Si cela ne suffit pas, on opère le raclage des tubercules par la curette.

Les indications tirées de l'état général : scrofule, arthritisme, hygiène, professions, seront remplies par un traitement adapté à la situation.

AFFECTIONS SQUAMEUSES

PSORIASIS

SYMPTÔMES. — Le psoriasis est une affection de la peau généralement chronique, caractérisée par les phénomènes suivants : une éruption de petites papules rouge brun, cuivré, de la grosseur d'une tête d'épingle, recouvertes, dès leur début, d'une petite squame blanche. Cette squame s'enlève facilement par le grattage et la papule saigne par fines gouttelettes. A cette période, le psoriasis est dit *ponctué*.

Très rapidement les papules se réunissent, se fondent et forment des groupes de la grosseur d'une lentille, recouverts d'écailles épidermiques, blanches, nacrées, stratifiées, modérément adhérentes, et bordées d'un liséré rouge, saillant. Ces groupes ressemblent à une tache de bougie ou de plâtre. Assez souvent les squames recouvrent complètement les papules et la tache blanche tranche sur la peau saine. Quand ces groupes restent isolés on a le psoriasis *guttata*.

Par l'extension de chaque groupe et par la réunion de plusieurs groupes voisins, il se forme tantôt des plaques arrondies (*psoriasis nummulaire*), tantôt des plaques irrégulières disséminées (*psoriasis diffusa*), tantôt des lignes courbes (*psoriasis gyrata, circinata*), tantôt des lignes circulaires (*psoriasis annulaire*). Le psoriasis annulaire peut être également produit par une plaque nummulaire guérie au centre.

Après un temps qui varie de quelques semaines à plusieurs mois, la desquamation devient moins abondante et la papule disparaît en laissant la peau légèrement pigmentée. Quelquefois le psoriasis produit des végétations cutanées (*psoriasis papillomateux*).

Le psoriasis s'accompagne de peu ou pas de démangeaison.

Son siège d'élection est les coudes, les genoux et le dos ; mais on peut l'observer partout ailleurs. Au cuir chevelu, les squames retenues par les poils qui les traversent forment des amas qui atteignent le volume et la saillie d'une noisette ou d'une moitié de noix. Cette disposition en monticules est, d'après Besnier, à peu près exclusive au psoriasis.

Le psoriasis atteint très exceptionnellement la paume des mains et la plante des pieds ; ce fait est important à connaître pour diagnostiquer les syphilides papuleuses et l'eczéma squameux de ces parties.

Le psoriasis des ongles produit des altérations semblables à celles de l'eczéma.

Évolution. — Le psoriasis a, dans la grande majorité des cas, une évolution très lente ; il a de la tendance à s'étendre ; les plaques durent très longtemps, plusieurs années, avec des alternatives d'aggravation et d'amélioration ; il se généralise rarement ; il disparaît, mais la récidive est presque fatale.

Il se produit parfois des exacerbations avec phénomènes fébriles.

Anatomie pathologique. — Le processus inflammatoire débute, d'après Neumann, par la prolifération des cellules profondes du corps de Malpighi.

Plus tard, les vaisseaux des papilles se dilatent, celles-ci sont infiltrées de cellules de nouvelle formation, épaissies, augmentées de volume.

Dans les cas invétérés, l'hyperplasie cellulaire aboutit à l'atrophie des papilles, des glandes sébacées et pileuses.

On a trouvé des spores dans les squames du psoriasis, mais, d'après Balzer, ces spores sont communes, banales, et ne peuvent être considérées comme cause du psoriasis.

Étiologie. — Le psoriasis est, après l'eczéma, une des maladies de la peau les plus fréquentes. Il est plus fréquent chez l'homme que chez la femme ; bien que visible à tout âge, on l'observe surtout de vingt à quarante ans.

L'état de santé n'a rien à faire sur le développement du psoriasis, car on le rencontre autant chez les gens bien portants que chez les gens chétifs et cachectiques.

Le psoriasis est fréquemment, mais non toujours héréditaire ; il n'a aucune parenté avec l'eczéma ; il n'est pas contagieux.

Les arthritiques en sont fréquemment atteints.

Les irritations de la peau ne jouent que le rôle de causes occasionnelles, de même que les excès, les fatigues, qui, s'ils ne produisent pas le psoriasis, n'ont pas moins une grande influence sur ses oscillations.

DIAGNOSTIC. — Le diagnostic du psoriasis n'est pas difficile en général. C'est seulement certaines de ses formes ou sa localisation dans quelques régions qui peuvent le faire confondre avec d'autres maladies.

L'*eczéma squameux* se distingue du psoriasis en ce que ses lamelles sont plus minces, non stratifiées, en ce que la rougeur érythémateuse se confond insensiblement avec la peau, tandis que, dans le psoriasis, elle s'arrête brusquement ; en ce qu'il a suinté ou suintera. Il faut savoir que l'eczéma peut se développer sur une plaque de psoriasis.

Lichen. Les papules du lichen sont plus petites ; les plaques de lichen sont chagrinées et leurs squames ne sont ni si grandes ni si abondantes.

On ne confondra pas le psoriasis du cuir chevelu avec la *séborrhée sèche*, car dans cette dernière affection, il n'y a pas de blocs épidermiques, pas de rougeur ; ses squames sont furfuracées.

Syphilis. Le psoriasis punctata et le psoriasis circinata, annulaire, peuvent être confondus avec la syphilide papuleuse.

La papule du psoriasis a souvent, au début, une

couleur cuivrée, mais elle est plus large, plus aplatie, plus squameuse, plus brillante ; si on la gratte, elle saigne par petites gouttelettes, chaque gouttelette correspondant à une papille excoriée.

La papule syphilitique est plus saillante, plus dure, ses squames sont rares, non stratifiées, non brillantes. Le grattage en fait sourdre du sang, mais le sang sort en bavant et non en gouttelettes.

Les mêmes caractères serviront à distinguer le psoriasis circinata et annulaire de la syphilide papuleuse circinée annulaire ; on se rappellera, en plus, que cette dernière a une évolution rapide et progressive, tandis que le psoriasis procède par poussées. A la paume de la main et à la plante des pieds, le diagnostic est plus difficile, mais le psoriasis de ces régions est très rare ; on se fixera aussi sur l'épaississement de la peau qui est plus marquée dans le psoriasis que dans la syphilide.

La forme circinée du psoriasis peut être un motif de le confondre avec l'*herpès circiné*, l'*érythème marginé*.

Dans l'*herpès circiné*, l'agrandissement des cercles est rapide, la desquamation est furfuracée et a été précédée de vésicules ; dans l'*érythème marginé*, il n'y a point de desquamation.

Le *lupus érythémateux* se distingue du psoriasis en ce qu'il siége presque toujours à la face, en ce que ses squames sont jaunes, graisseuses et non blanches et sèches, comme dans le psoriasis. L'évolution, du reste, lèverait tous les doutes.

Le *psoriasis des ongles* est, avons-nous dit, semblable à l'eczéma des ongles ; le diagnostic ne pourra donc se faire que par la constatation d'un psoriasis ou d'un eczéma sur d'autres régions.

Le psoriasis généralisé peut être confondu avec le *pityriasis rubra*. Mais, dans le psoriasis le plus étendu, il y a toujours des îlots de peau saine, ce qui peut ne pas exister dans le pityriasis. De plus, dans le pityriasis, les squames sont minces, sèches, papyracées, recroquevillées et la peau n'est pas épaissie.

Le psoriasis généralisé est une des formes de la dermite exfoliatrice.

TRAITEMENT. — On doit s'efforcer de remplir les indications fournies par l'*état général*.

A-t-on affaire à une organisme débilité? on prescrira une médication reconstituante; à un lymphatique? on prescrira l'huile de foie de morue, les eaux chlorurées sodiques; à un arthritique? une hygiène et un régime convenable, les alcalins, les stimulants de la nutrition.

La tenacité, la récidive presque fatale du psoriasis indiquent clairement qu'il n'est pas une affection purement locale. Le médecin doit donc s'efforcer de découvrir le point faible de l'organisme et le combattre. On aura soin d'éviter les boissons alcooliques, les fatigues, les veilles.

L'*arsenic* a été vanté presque comme spécifique de psoriasis: on en est bien revenu. Lailler, Besnier, Fournier n'ont qu'une médiocre confiance dans la vertu curatrice de ce médicament et préfèrent de beaucoup le traitement externe. Leur opinion est basée sur ces faits : 1° que la médication arsénicale seule ne guérit pas le psoriasis; 2° que la médication locale seule peut le guérir ; 2° que sur un malade soumis à l'arsenic et au traitement local, seules les plaques traitées localement guérissent.

L'arsenic n'est donc indiqué que comme agent reconstituant et lorsque la maladie n'est pas dans une période d'acuité.

Traitement local. Les indications sont : 1° de faire tomber les squames ; 2° de modifier les surfaces malades par la médication irritante substitutive.

Le décapage des plaques s'opère au moyen de bains émollients prolongés, de bains de vapeur, de l'enveloppement par le caoutchouc, d'onctions adoucissantes : glycérolé d'amidon, vaseline, coldcream, etc.

Les plaques étant dépouillées de leurs squames, le topique substitutif qui a été longtemps le plus employé est l'*huile de cade*, pure ou mitigée, suivant le degré d'irritation qu'on veut obtenir.

Mais l'huile de cade n'a pas une bonne odeur, elle salit beaucoup de linge ; on a donc cherché à la remplacer.

On essaya alors la chrysorabine, dont les effets furent satisfaisants, car on peut avec elle obtenir en trois semaines la guérison de psoriasis datant de plusieurs années. La chrysorabine s'emploie en pommade dans les proportions de 5 à 20 p. 100. On fait chaque jour une ou deux applications de pommade. Mais la chrysorabine a l'inconvénient de colorer en violet brun le linge, la peau, les ongles, les poils et les cheveux. D'autre part, elle produit une dermite s'accompagnant de fièvre, de malaise général.

Pour ces motifs on a remplacé la chrysorabine par l'*acide pyrogallique* qui agit tout aussi bien et n'a pas les mêmes inconvénients au même degré. Il tache bien le linge et la peau, mais un lavage à l'eau chaude fait disparaître la coloration brune.

La dermite s'observe quelquefois, mais elle est peu intense et peut être facilement évitée par une surveillance attentive de la médication. On emploie une pommade à 5 ou 10 p. 100, avec laquelle on fait chaque soir une friction sur les parties malades. Si l'inflammation substitutive est trop intense, on suspend les frictions et on emploie les émollients.

L'acide pyrogallique s'absorbant par la peau, on a observé quelques cas d'empoisonnement. Pour éviter ce résultat fâcheux, il suffit de surveiller les urines et d'arrêter le traitement si elles prennent une coloration noire.

Ce traitement local étant reconnu le plus efficace, il est inutile, pensons-nous, de parler de tous les médicaments employés jusqu'à ce jour.

Eaux minérales. — Les eaux sulfureuses fortes, à haute température et richement minéralisées sont les seules capables de produire l'amélioration ou la disparition du psoriasis. Barèges, Bagnères de Luchon, Ax, Louèche, sont indiqués.

Terminons par ces peu consolantes paroles :

« On ne peut obtenir la guérison *radicale* du psoriasis (Hardy) [1].»

« Il n'existe aucune méthode de traitement pouvant assurer la guérison *durable* du psoriasis (Kaposi) [2]. »

---

[1] Art. *psoriasis*, in *Dict. de Jaccoud*.

[2] Leçons sur les maladies de la peau.

PSORIASIS DES MUQUEUSES ET PSORIASIS BUCCAL

Tout le monde connaît le psoriasis des muqueuses et le psoriasis bucco-lingual pour en avoir entendu parler, fort peu pour l'avoir vu. C'est qu'en effet il est très rare. Hébra et Kaposi ne l'ont jamais vu.

Depuis de nombreuses années, Besnier recherche avec tenacité la coïncidence du psoriasis de la peau avec le psoriasis buccal, et il l'a trouvé dans des proportions si restreintes que la démonstration de l'indépendance des deux altérations est absolue pour lui. Il ajoute n'avoir jamais vu une plaque de psoriasis mi-partie cutanée, mi-partie buccale, sur plus de mille psoriasiques.

Le psoriasis est assez fréquent sur la muqueuse du gland. La sècheresse de cette muqueuse fait que le psoriasis y prend les mêmes caractères que sur la peau. Sur les muqueuses humides, la bouche par exemple, le psoriasis ne peut conserver ses caractères de sècheresse, l'aspect des squames n'est plus aussi caractéristique; aussi est-il bien difficile de le distinguer des autres affections de la muqueuse bucco-linguale qui se manifestent par de la rougeur et une desquamation grisâtre, comme cela s'observe dans les aphtes, les plaques laiteuses des fumeurs, les glossites syphilitiques desquamatives et superficielles, la desquammation icthyosique.

Le diagnostic du psoriasis buccal ne peut donc être fait que par exclusion.

PITYRIASIS

Les auteurs anciens et modernes ont décrit sous le le nom de pityriasis (de πιτυρον, son) une affection caractérisée par la présence de squames minces, non imbriquées, se détachant sous forme de lamelles furfuracées et se reproduisant incessamment.

Mais la desquamation n'est qu'un épiphénomème de l'inflammation ou de la sécrétion sébacée et les caractères assignés par les auteurs au pityriasis se rencontrent dans beaucoup d'affections ; c'est pourquoi il est nécessaire d'éliminer tout d'abord les affections pityriasiformes confondues à tort avec le pityriasis. Ainsi :

Le *pityriasis rouge* de Hardy n'est que l'eczéma squameux ; le pityriasis rouge de Devergie n'est encore que de l'eczéma ;

Le *pityriasis simple* ou *blanc* est de la séborrhée squameuse ou de l'eczéma squameux ;

Le *pityriasis capitis* est tantôt de la séborrhée squameuse, tantôt le résultat d'une inflammation du cuir chevelu : érysipèle, eczéma ;

Le *pityriasis tabescentium* est la séborrhée généralisée des cachectiques ;

Le *pityriasis circiné, annulaire*, est le plus souvent parasitaire. Il est produit soit par le microsporon furfur, soit par le tricophyton, soit par le microsporon anomœon dispar (parasite de Vidal). Dans les autres cas, c'est une variété de pityriasis rosé.

Le *pityriasis nigra* est une hypertrophie pigmentaire, consécutive à des lésions diverses ; le *pityriasis versicolore* est, comme on sait, une affection parasitaire, il est décrit au chapitre des dermatoses parasitaires.

Ces éliminations faites, nous ne trouvons plus, en fait d'entités morbides méritant le nom de pityriasis, que le *pityriasis rubra simple* ou *lisse*, de Hébra, le *pityriasis rubra pilaris*, de Devergie, et le *pityriasis rosé*, de Gibert. Encore y a-t-il contestation au sujet de ce dernier, ainsi qu'on peut s'en convaincre par le nombre de ces appellations : roséole squameuse (Fournier), pityriasis rubra aigu disséminé (Bazin), érythème papuleux desquamatif (Vidal), pseudo-exanthème érythémato-desquamatif (Besnier).

1° **Pityriasis rubra simple.** (HÉBRA.)

SYMPTÔMES. — Le pityriasis rubra simple ou lisse est caractérisé par la présence de plaques d'un rouge vif, recouvertes de squames fines ou lamelleuses, ayant une grande tendance à envahir le corps tout entier et restant constamment sèches.

L'affection débute par des taches érythémato-squameuses localisées principalement aux plis articulaires. Rapidement ou lentement, suivant les cas, ces placards s'agrandissent, couvrent de larges régions et envahissent la surface cutanée tout entière.

Le corps présente alors une coloration rouge vif ou violacé ; il est le siège d'une desquamation abondante, furfuracée ou lamelleuse. Les squames se détachent facilement, sans douleur et, au-dessous d'elles, la peau est sèche et luisante, non épaissie.

Les squames sont parfois si abondantes qu'on les ramasse par poignées dans le lit des malades.

Les cheveux sont grêles et tombent, les ongles deviennent secs, épais et friables.

Au bout de plusieurs années la peau se rétracte, s'atrophie par places, et il en résulte de la gêne dans les mouvements des membres, des lèvres, des paupières.

Les symptômes subjectifs sont presque nuls; les malades ne se plaignent habituellement ni de prurit, ni de cuisson, ni de brûlure. Ce fait est important à retenir pour distinguer le pityriasis rubra de l'eczéma.

L'évolution de la maladie est généralement lente, elle se fait en quelques mois ou plusieurs années; dans certains cas graves l'affection ne guérit pas et entraîne la mort.

Au point de vue des symptômes généraux il y a lieu de distinguer deux formes. L'une, bénigne, ne porte aucune atteinte à la santé, c'est celle qui est susceptible de guérison; l'autre, grave, finit par amener l'amaigrissement, la perte des forces, le marasme et la mort au bout de plusieurs années.

Étiologie. — Le pityriasis rubra, surtout dans sa forme grave, est une maladie rare; Hébra et Kaposi n'en ont observé que onze cas s'étant tous terminés par la mort; tous les malades étaient du sexe masculin.

Quant aux causes proprement dites, elles sont totalement inconnues; la maladie a été observée sur des sujets de toute catégorie.

ANATOMIE PATHOLOGIQUE. — Les lésions ont été étudiées par Hans Hébra. Au début, elles consistent dans une infiltration cellulaire et œdémato-séreuse du réseau muqueux et du derme. Plus tard les cellules de l'infiltrat s'organisent, forment du tissu conjonctif jeune qui, en se rétractant, comprime, atrophie les papilles, les glandes pileuses, sébacées et sudoripares. C'est une vraie sclérose.

DIAGNOSTIC. — Par sa rougeur et ses squames le pityriasis rubra peut être confondu avec l'eczéma squameux, le psoriasis, le pemphigus foliacé.

Le *pemphigus foliacé* se distinguera facilement par ce fait qu'à un moment donné il y a eu des poches pleines d'eau, ce dont le malade se souviendra parfaitement; le pityriasis rubra est toujours sec.

Si l'*eczéma* squameux a été précédé d'une période de suintement, cela suffira à le faire reconnaître, mais s'il n'a jamais suinté, le diagnostic s'établira sur la coloration de la peau qui est rouge ou rose dans l'eczéma, rouge violacé dans le pityriasis ; sur les sensations de prurit, de cuisson qui sont de règle dans l'eczéma et non habituels dans le pityriasis ; sur l'épaisseur de la peau qui est augmentée dans l'eczéma, normale ou diminuée dans le pityriasis. De plus, l'eczéma se généralise rarement, tandis que la généralisation est ordinaire dans le pityriasis.

Le *psoriasis* se généralise aussi très rarement, ses squames sont adhérentes, nacrées, en les enlevant avec l'ongle on fait sourdre quelques gouttelettes de sang, la peau est endurcie et l'éruption affecte de préférence les régions où la peau est épaisse : dos, membres (côté de l'extension); dans le pityriasis les squames sont grisâtres, tombent facilement, s'enlèvent sans effusion de sang et il n'y a pas d'épaississement de la peau.

Traitement. — Le pityriasis rubra est une affection tenace et récidivante, le traitement en est fort difficile. Kaposi a employé les bains continus, les onctions grasses, la toile caoutchouctée, le goudron, sans grand résultat. Le seul remède efficace est, d'après Kaposi et Besnier, l'usage interne de l'acide phénique (80 centig. à 1 gr. 20 par jour). L'état général sera traité suivant ses indications et l'on n'oubliera pas que le pityriasis rubra qui dure plusieurs années altère profondément la santé et qu'il faudra soutenir l'organisme par une médication reconstituante.

2° Pityriasis rubra pilaris

Le pityriasis rubra pilaris ou simplement pityriasis pilaris (*kératose pilaire, lichen pilaris*) est une affection assez différente du pityriasis de Hébra.

Symptômes. — Il est constitué par deux sortes de lésions : une éruption érythémato-squameuse et des cônes épidermiques entourant la base des poils. Il est remarquable que ces deux lésions ne siègent pas simultanément sur les mêmes points.

L'attention du malade est d'abord attirée par les

placards *érythémateux*. Ces placards ont une coloration rose et sont recouverts de squames qui se détachent facilement, au-dessous des squames la peau est lisse, non épaissie. Les surfaces desquamantes sont tantôt bien délimitées, tantôt leurs bords se confondent insensiblement avec la peau saine. La peau est toujours sèche, on n'y voit ni croûtes, ni vésicules, ni suintement. Cette éruption s'observe principalement sur le tronc, les bras, la paume des mains, le cou et la face ; les membres inférieurs sont rarement atteints. Elle peut envahir de larges surfaces, recouvrir le tronc tout entier. Le cuir chevelu est le siège d'une desquamation abondante qui paraît être produite plutôt par de la séborrhée que par une inflammation pityriasique.

Les ongles sont fréquemment altérés, épaissis, déformés par suite de l'extension à la matrice de l'ongle de la desquamation qui affecte la paume des mains.

Les *cônes épidermiques* siègent principalement sur les régions couvertes de poils follets, aussi le cuir chevelu, la barbe et les poils du pubis en sont-ils exempts (Richaud) [1]. On les voit sur le dos des phalanges de la main, la face externe de l'avant-bras, le front, le cou, les épaules et le dos ; ils sont rares aux membres inférieurs.

Ils se présentent sous forme de petites saillies coniques, grisâtres, qui entourent la base des poils à la manière d'une bague. Si on les enlève par le grattage, on voit qu'ils sont formés de deux parties : l'une

---

[1] Richaud. *Etude sur le pityriasis pilaris*. Thèse, Paris, 1877.

extradermique à sommet tronqué, dirigé en haut, l'autre intra-dermique, pointue, qui s'enfonce dans le follicule pileux. Le poil est quelquefois recouvert par le cône et il faut enlever celui-ci pour le voir se dérouler et se redresser.

L'assemblage de ces cônes donne aux régions malades l'aspect de la chair de poule et à la main qui les explore la sensation d'une râpe.

Sur les mains la maladie se montre dans toute sa netteté, car la paume est le siège d'une desquamation abondante et le dos est hérissé de ces saillies épidermiques.

Les sensations de prurit, de cuisson sont très peu marquées et n'existent pas toujours.

La maladie n'a aucun retentissement sur l'état général.

L'évolution est lente, chronique, mais l'éruption est sujette à des poussées aiguës qui surviennent souvent sans cause appréciable ; l'affection dure plusieurs années et récidive facilement.

ÉTIOLOGIE. — Les causes du pityriasis pilaris sont aussi inconnues que celles du pityriasis de Hébra ; comme lui il se montre spécialement sur les sujets du sexe masculin et à l'âge adulte ; l'hérédité ne joue aucun rôle. On l'a observé chez des malades arthritiques et scrofuleux. C'est du reste une maladie rare, car Richaud n'a pu en colliger que huit observations.

ANATOMIE PATHOLOGIQUE. — Les lésions des surfaces desquamantes n'ont pas été examinées, mais tout porte à croire qu'il ne s'agit là que d'un processus inflammatoire vulgaire. Renaut et Richaud ont examiné les cônes épidermiques. D'après Renaut, le pityriasis pilaris serait de l'ichthyose pilaris ; le diagnostic montrera les motifs qui légitiment la première dénomination. Les cônes sont sécrétés par la gaîne interne du poil et formés de couches s'emboîtant les unes dans les autres comme des cornets de papier.

Il y a dissentiment sur les altérations des poils. Renaut dit que le poil est le plus souvent dissocié dans sa partie enserrée dans le cône et qu'il se brise facilement ; pour Richaud, les poils ne se cassent ni ne s'arrachent plus facilement que des poils sains, seulement leur racine est amaigrie et atrophiée. Nous avons signalé déjà les altérations des ongles.

Il résulte de cet ensemble de lésions que le pityriasis rubra pilaris est une affection qui atteint le système épidermique dans son ensemble : épiderme, cheveux et ongles.

Diagnostic. — Le diagnostic du pityriasis rubra pilaris repose essentiellement sur la constatation des deux lésions décrites : érythème squameux et cônes épidermiques autour des poils. Si les deux lésions coexistent, la maladie sera facile à reconnaître ; mais si l'on se trouve en présence d'une seule de ces _ésions, le diagnostic devient plus difficile.

Les surfaces desquamantes pourraient être prises pour de l'eczéma, du psoriasis, du pemphigus foliacé, de l'ichthyose nacrée. Elles se distingueront de l'*eczéma* par l'absence de démangeaisons, de suintement préalable ; du *psoriasis* par l'absence d'épaississement de la peau, par la chute plus facile des squames qui ne sont ni nacrées, ni brillantes, par l'absence d'écoulement sanguin lorsqu'on gratte les squames ; du *pemphigus foliacé* par l'absence de bulles pleines de liquide ; de l'*ichthyose* par la présence de l'érythème.

Les saillies épidermiques ont été confondues souvent avec le lichen et l'ichthyose ansérine. Le *lichen* est une affection papuleuse et ses papules sont rouges, il produit l'épaississement de la peau ; dans le pityriasis les saillies ne sont pas rouges et il n'y a pas d'épaississement de la peau.

L'*ichthyose ansérine* est une affection congénitale ou qui apparaît la première année de la vie, le pityriasis appartient à l'âge adulte ; les saillies coniques de l'ichthyose ne siègent pas forcément autour d'un poil et si on les enlève elles ne présentent pas, comme celles du pityriasis, de sommet pointu s'enfonçant dans le follicule pileux ; l'ichthyose enfin est incurable, tandis que le pityriasis, quoique rebelle au traitement, peut guérir complètement.

TRAITEMENT. — Pour le pityriasis pilaris comme pour le pityriasis de Hébra l'acide phénique (80 centig. à 1 gr. 20) à l'intérieur est le seul médicament qui se soit montré utile. Le traitement local sera purement émollient : bains d'amidon, onctions grasses, etc.

3° **Pityriasis rosé**

Le pityriasis rosé (Gibert) ou *roséole squameuse* (Fournier), *pityriasis rubra aigu disséminé* (Bazin), *érythème papuleux desquamatif* (Vidal), *pseudo-exan-thème érythémato desquamatif* (Besnier) est une légère affection inflammatoire de la peau, débutant par des taches rouges, saillantes, de la largeur d'une lentille, pityriasiques, s'agrandissant rapidement et se fondant les unes dans les autres de manière à couvrir des espaces étendus, ne s'accompagnant généralement pas de phénomènes subjectifs et disparaissant au bout de quelques jours par résolution.

SYMPTÔMES. — L'éruption se fait habituellement sans aucun trouble de l'état général ; quelquefois elle est précédée de symptômes fébriles légers qui disparaissent au moment où l'éruption s'établit.

Il est facile de voir que le pityriasis rosé a tout à fait la symptomatologie et les allures de l'érythème polymorphe (voy. p. 168); c'est pourquoi Fournier, Vidal et Besnier lui donnent un nom qui rappelle cette maladie. Au surplus, il est probable que le pityriasis rosé sera bientôt distrait du cadre du pityriasis.

Les taches du pityriasis rosé peuvent affecter différentes formes. Arrondies et de la largeur d'une pièce de un franc, elles constituent le pityriasis *maculata* ; cerclées ou annulaires, elles forment les pityriasis *circiné* et *annulaire* non parasitaires.

La marche de la maladie est régulière dans certains cas, dans d'autres elle se fait par poussées successives.

Les régions spécialement atteintes sont le cou, la face antérieure du thorax, le ventre et les flancs. Sur les membres, l'éruption est toujours plus atténuée. La maladie dure une à trois semaines.

ÉTIOLOGIE. — Les causes habituelles du pityriasis rosé sont : l'action de la chaleur, du froid, les écarts de régime, l'absence de soins de propreté, les impressions morales. La diathèse arthritique joue un grand rôle comme cause prédisposante. On l'observe surtout chez les jeunes gens et les femmes ; il n'est pas contagieux.

ANATOMIE PATHOLOGIQUE. — Les lésions sont celles de toute dermite simple. Les squames sont recouvertes d'une grande quantité de spores de la *torula communis* qui se trouvent du reste dans la plupart des affections squameuses.

DIAGNOSTIC. — Les maladies qui se rapprochent le plus du pityriasis rosé sont le pityriasis versicolore, la syphilide érythémateuse, la tricophytie érythémateuse, l'eczéma sec.

Les caractères objectifs du *pityriasis versicolore* sont assez semblables à ceux du pityriasis rosé pour que la confusion soit facile ; mais dans le pityriasis rosé le raclage avec l'ongle ne fait tomber que des squames pulvérulentes, tandis que, dans le pityriasis versicolore, il détache une véritable lamelle épidermique ; la marche du pityriasis versicolore est incomparablement plus lente que celle du pityriasis rosé ; enfin l'on aura la ressource de l'examen microscopique.

La *syphilide érythémateuse* ou roséole, malgré sa ressemblance avec le pityriasis rosé, s'en distinguera toujours facilement, car elle ne desquame jamais.

L'*érythème tricophytique* a une marche plus lente que le pityriasis rosé ; sa coloration est d'un rouge plus vif, mais le microscope sera souvent nécessaire au diagnostic.

L'*eczéma* est toujours prurigineux; de plus il a généralement suinté et sa durée est plus longue que celle du pityriasis.

TRAITEMENT. — Une affection aussi bénigne ne réclame pas un traitement énergique. S'il y a des symptômes généraux avec embarras gastrique ils seront combattus pour un éméto-cathartique. Le traitement local consistera en bains d'amidon, en onctions de glycérolé d'amidon.

DERMATITE EXFOLIATRICE

Synonymie : Dermatite exfoliatrice généralisée, dermatite exfoliatrice périodique (Bulkley), érythème desquamatif scarlatiniforme (Féréol), eczéma aigu périodique (Fagge), dermatite aiguë généralisée (Pye-Smith), érythème exfoliatif périodique (Fox), herpétide maligne exfoliatrice (Bazin).

On décrit sous ce nom une affection caractérisée par une rougeur étendue de la peau et une desquamation abondante se faisant par larges et minces lambeaux épidermiques. Les noms divers que lui ont donnés les auteurs montrent bien qu'ils s'entendent tous sur ces deux phénomènes principaux. Mais, à partir de là, l'accord cesse complètement et les auteurs se contredisent formellement sur le mode de début de l'éruption, sur son étendue, la forme des squames, sa durée, son pronostic. Cela suffit à prouver que des affections fort diverses sont décrites sous un même nom et il convient, pour jeter un peu de jour dans la question, d'établir deux formes de dermatite exfoliatrice.

L'une, *secondaire*, n'est qu'un épiphénomène consécutif à plusieurs dermatoses : érythème calorique, érysipèle, pemphigus foliacé, eczéma, psoriasis , pityriasis rubra , lichen ruber ; l'autre, *primitive*, idiopathique, a son individualité et mérite seule le nom de dermatite exfoliatrice. Elle correspond à la dartre squameuse maligne d'Alibert. C'est celle que nous allons étudier.

SYMPTÔMES. — La dermatite exfoliatrice primitive débute par des plaques érythémateuses, rugueuses, disséminées sur tout le corps, qui s'agrandissent et finissent par se fondre les unes dans les autres. La peau est alors uniformément rouge, tuméfiée et suinte légèrement en répandant une odeur fade assez marquée. Puis elle se dessèche, se crevasse et se couvre de squames abondantes. Ces squames sont larges, minces, écailleuses, adhérentes par une de leurs extrémités, libres et frisotantes à l'autre et se recouvrent à la manière des tuiles d'un toit. Elles tombent et se renouvellent avec une grande rapidité. L'épiderme du corps tout entier peut ainsi tomber avec ses produits similaires : ongles, cheveux.

La maladie débute souvent avec un appareil fébrile, dure trois ou cinq mois et se termine le plus souvent par la guérison, quelquefois par la mort du malade. Elle est sujette à récidiver. Les causes sont à peu près inconnues ; on l'observe aussi bien sur des gens bien portants que sur des cachectiques.

Anatomie pathologique. — L'anatomie pathologique a été faite par Vidal. Le médecin de Saint-
Louis a trouvé dans l'épiderme une prolifération
abondante des cellules du corps muqueux, dans le
derme la congestion et la dilatation des vaisseaux,
notamment des vaisseaux papillaires, l'hypertrophie
de ces papilles et une prolifération de cellules embryonnaires.

Diagnostic. — Une rougeur étendue et une desquamation abondante étant les principaux symptômes
de la dermatite exfoliatrice, il faut se demander, en
leur présence, si l'on a affaire à une dermatite primitive ou à une dermatite secondaire.

Le *pemphigus foliacé* se reconnaîtra aisément par
les commémoratifs, car le malade se souviendra toujours avoir eu à un moment donné des poches remplies d'eau.

L'*érythème solaire* s'établira par la connaissance de
la cause.

L'*eczéma*, le *psoriasis*, le *lichen ruber* généralisés
ont des squasmes plus petites, plus minces, moins
adhérentes, et de plus, dans le lichen, on pourra reconnaître les petites papules acuminées.

L'*érysipèle* n'occupe jamais de vastes surfaces, et
s'il envahit une grande partie du corps, ce n'est que
successivement, en se promenant ; c'est de plus une
maladie aiguë dont la durée n'est jamais longue. Le
pityriasis rubra s'observe principalement chez les
cachectiques, son pronostic est presque toujours fatal ;
il dure plusieurs années et la desquamation est beaucoup plus abondante.

Traitement. — Les indications locales sont de modérer le processus inflammatoire par la médication émolliente : bains, enveloppement par le caoutchouc, poudres isolantes, etc.

En fait de médicament interne nous essayerions volontiers l'acide phénique, comme Besnier le donne dans le pityriasis rubra.

TROISIÈME CLASSE. — Néoplasmes

NÉOPLASMES FIBREUX

MOLLUSCUM FIBREUX

SYMPTÔMES. — Le molluscum fibreux (*molluscum vrai, fibrome cutané, fibro-lipome, molluscum simplex, molluscum non contagieux*) est une tumeur solide de la peau, du volume d'un pois à une tête d'enfant, dont la consistance est molle et résistante, dont la forme est globuleuse ou piriforme ; elle se présente parfois comme un simple pli de la peau.

La tumeur est sessile ou pédiculée, son aspect est celui de la peau normale, cependant la surface des grosses tumeurs est sillonnée de vaisseaux dilatés. Dans certains cas, le molluscum atteint des proportions extraordinaires, on en a vu qui pesaient **11**, **12** et même **16** kilogrammes.

Le nombre des tumeurs est variable, tantôt il n'y en a qu'une seule, tantôt on en trouve un nombre considérable (parfois cent), à tous les degrés de développement.

Leur siège n'a rien de particulier, elles peuvent se former dans toutes les régions. Elles sont tout à fait indolores.

Leur durée est indéfinie ; elles peuvent néanmoins disparaître par ulcération et, plus rarement, par résorption. Dans ce dernier cas, il reste à la peau un appendice en forme de sac ou de pli dont les parois ne peuvent être séparées.

ANATOMIE PATHOLOGIQUE. — Le molluscum fibreux est constitué par du tissu cellulaire infiltré d'un liquide gélatiniforme. Sur une surface de section, on voit qu'il est composé de lobules séparés par des tractus fibreux ; à la base de la tumeur, le tissu fibreux est dense, serré et se continue avec le tissu cellulaire sous-cutané ; à la périphérie, on reconnaît la peau avec laquelle la tumeur est entièrement confondue. La peau n'est presque pas altérée, les glandes sont tiraillées, déformées par la distension, quelques glandes sébacées sont dilatées comme dans l'acné non inflammatoire.

A mesure qu'elles vieillissent, les tumeurs se durcissent, par suite de la transformation du tissu fibreux gélatiniforme, en tissu dense et résistant.

ÉTIOLOGIE. — Les causes sont peu connues. Quelquefois le molluscum est héréditaire. Il est aussi fréquent chez les hommes que chez les femmes, on l'observe également chez les gens bien portants et chez ceux dont la constitution est débilitée. Dans tous les cas observés, le début de l'affection remontait à la première enfance.

Cette maladie n'a pas d'influence sur l'état général.

DIAGNOSTIC. — Le molluscum fibreux pourrait être confondu avec le molluscum sébacé, mais celui-ci est déprimé au centre et pourvu d'un conduit qui mène dans la glande; on en fait sortir, par la pression, un liquide laiteux. Aucun de ces caractères n'existe dans le molluscum fibreux.

TRAITEMENT. — L'extirpation par le bistouri, le thermo-cautère et la ligature élastique, si la tumeur est pédiculée, est le seul traitement à appliquer.

RHINOSCLÉROME

SYMPTÔMES. — Le rhinosclérome, décrit pour la première fois en 1870 par Hébra et Kaposi, est caractérisé par des nodosités tuberculeuses, plates ou saillantes, arrondies, bien délimitées, isolées ou agglomérées, d'une dureté comparable à celle du cartilage ou de l'ivoire, qui se développent dans les ailes ou la cloison du nez et de là peuvent s'étendre à la lèvre supérieure et pénétrer jusque dans les cavités buccale et pharyngienne.

Leur couleur est tantôt celle de la peau normale, tantôt d'un rouge clair ou sombre; leur surface est lisse, luisante, sillonnée par des vaisseaux dilatés. Ils sont douloureux à la pression, mais non spontanément.

Quand un certain nombre de ces néoplasmes a envahi les ailes du nez, ces organes hypertrophiés, déjetés en dehors, sont d'une rigidité telle qu'il est impossible de les rapprocher de la cloison. Pour peu que de semblables tubercules se soient développés dans la cloison l'orifice des narines ne tarde pas à être oblitéré.

L'aspect de ces parties est alors assez semblable à un nez arrivé à la troisième période de la couperose.

Au bout d'un ou deux mois les tumeurs envahissent la lèvre supérieure où elles s'étalent et forment des plaques irrégulièrement arrondies, de la dimension d'une pièce de cinquante centimes ou de cinq francs en argent. D'abord superficielle la plaque néoplasique finit par envahir toute l'épaisseur de la lèvre, la muqueuse gingivale, le maxillaire supérieur, la voûte palatine, le voile du palais et le pharynx. Kaposi dit même que l'affection peut se développer primitivement sur le voile du palais.

D après Kaposi, ces tumeurs persistent indéfiniment à l'état de dureté, sans jamais suppurer ni s'ulcérer. Pour Besnier, ce point n'est pas absolu, car il a vu le rhinosclérome se ramollir et s'ulcérer. Du reste Kaposi lui-même signale des ulcérations concomitantes et la perforation du voile du palais, mais il dit ne pas savoir comment se fait cette perforation.

ANATOMIE PATHOLOGIQUE. — D'après Kaposi[1], les lésions sont les suivantes :

L'épiderme corné et la couche de Malpighi sont normaux. Les papilles sont allongées et noueuses. Au-dessous d'elles le derme est infiltré de cellules embryonnaires fortement serrées les unes contre les autres. Les couches profondes du derme sont infiltrées également de ces cellules, mais à un moindre degré. L'infiltration peut envahir les tissus sous-jacents, mais

---

[1] *Traité des maladies de la peau*, de Hébra, et Kaposi, t. II, p. 386.

le point de départ de la tumeur est dans le tissu conjonctif sous-papillaire.

La morphologie des cellules du rhinosclérome les rapproche du sarcome à petites cellules ; aussi Besnier l'appelle-t-il *scléro-sarcome*, et cela avec d'autant plus de raison que cet auteur croit en avoir vu un cas non seulement étendu à d'autres points que la région bucco-nasale, mais généralisé.

ETIOLOGIE. — Les causes sont inconnues. Cette affection est indépendante de la syphilis, de la scrofule et de la tuberculose.

PRONOSTIC. — Le rhinosclérome, quoique n'ayant aucune influence directe sur l'état général, est cependant une maladie grave par les troubles mécaniques qu'elle apporte dans la respiration, la mastication et la déglutition.

Kaposi signale des accès de suffocation qui peuvent être mortels.

Le pronostic est encore aggravé par ce fait que les tumeurs ont toujours de la tendance à s'étendre, et que, enlevées, elles récidivent sur place assez rapidement.

DIAGNOSTIC. — A son début, lorsqu'il n'est encore constitué que par des tubercules isolés, durs, le rhinosclérome peut être confondu avec le lupus tuberculeux, une syphilide gommeuse, la kéloïde, l'épithéliome.

Les tubercules *lupiques* se reconnaîtront à leur couleur sucre-d'orge, les *gommes* à leur couleur cuivrée ou jambonnée, les nodosités du rhinosclérome étant de la couleur de la peau ou rouge sombre. Quelque confluents qu'ils soient, les tubercules du lupus ou les gommes ne donnent jamais aux ailes du nez, à la lèvre, cette dureté caractéristique du rhinosclérome.

Enfin, le lupus et les gommes évoluent rapidement, se ramollissent de bonne heure, tandis que le rhinosclérome persiste des années et ne se ramollit qu'exceptionnellement.

Les nodosités de la *kéloïde* ne se voient pas habituellement sur le nez, elles ne sont pas agglomérées, leur aspect est souvent radié, elles s'étendent rarement au delà de leur siége primitif.

L'*épithéliome* diffère du rhinosclérome par sa couleur livide, sa délimitation moins nette, sa consistance moins dure.

Le rhinosclérome ulcéré est difficile à distinguer des ulcérations syphilitiques et scrofuleuses. Le diagnostic se fera par les commémoratifs, l'évolution de la maladie, les caractères de l'ulcération.

TRAITEMENT. — La destruction de la tumeur est le seul traitement à établir. Cette destruction s'opérera soit à l'aide des caustiques chimiques, ou physiques (thermo-cautère, galvano-caustique), soit à l'aide du bistouri avec autoplastie. Mais il ne faut pas oublier que la tumeur récidive souvent.

KÉLOÏDE

SYMPTÔMES. — La kéloïde est une tumeur fibreuse de la peau, saillante, aplatie, très adhérente, bien délimitée, de consistance élastique, de couleur blanche ou rosée, douloureuse à la pression et souvent accompagnée de douleurs spontanées.

La forme de ces tumeurs est variable. Elle est tantôt ronde ou ovalaire, tantôt allongée, tantôt étoilée, tantôt tout à fait irrégulière. Il est à remarquer que le centre de la tumeur est habituellement plus saillant que la périphérie.

La surface est tantôt lisse, unie, brillante, tantôt sinueuse, mamelonnée.

Si l'on comprime ces tumeurs on provoque une vive douleur, mais elles sont, de plus, le siége de douleurs lancinantes, spontanées, qui reviennent par accès et qui ont parfois une grande intensité. Ces douleurs sont attribuées à la compression de filets nerveux.

La kéloïde est ordinairement unique, mais on peut en voir un certain nombre chez un même sujet. Dans ce cas, les tumeurs sont habituellement situées dans une même région et rapprochées les unes des autres.

Leur siége le plus fréquent est le sternum, les côtes, le dos, la nuque, le cou. On les voit rarement sur le visage et les membres.

Le développement et la marche des kéloïdes s'opèrent avec beaucoup de lenteur; il faut plusieurs années pour qu'une kéloïde arrive à son maximum de grosseur et d'étendue. Arrivée là, elle reste indéfiniment stationnaire, sans se ramollir ni s'ulcérer.

Dans quelques cas rares on a vu ces tumeurs disparaître par régression spontanée.

ÉTIOLOGIE. — Les causes de la kéloïde sont peu connues. Ces tumeurs se développent dans l'adolescence ou l'âge adulte, elles sont plus fréquentes dans la race nègre que dans la blanche.

Le point étiologique le plus intéressant est de savoir si la kéloïde s'est développée dans une peau normale (*kéloïde spontanée, vraie, idiopathique*) ou dans une cicatrice (*kéloïde fausse, cicatricielle, secondaire*). Quelques auteurs pensent que la kéloïde est tantôt spontanée, tantôt cicatricielle; pour d'autres, la kéloïde se développe toujours dans une cicatrice, celle-ci ayant pu passer inaperçue (cicatrice d'acné, de piqûre de sangsue, de vaccine, etc.). Nous verrons tout à l'heure la distinction anatomique que Kaposi établit entre ces deux espèces de kéloïdes.

La kéloïde cicatricielle s'observe fréquemment chez les scrofuleux.

ANATOMIE PATHOLOGIQUE. — Partant de ce fait que dans toute cicatrice les papilles font complètement défaut, et ayant constaté l'existence des papilles dans certaines kéloïdes et leur absence dans d'autres, Kaposi[1] admet les deux formes de kéloïdes qui, si elles ne sont point cliniquement distinctes, le sont néanmoins au point de vue anatomique.

Kéloïde spontanée. Sur une coupe de la tumeur on aperçoit une masse fibreuse, fusiforme, implantée dans le derme, de telle sorte que au-dessus et au-dessous d'elle, la peau est normale. Au-dessus, l'épiderme, le corps muqueux et les papilles sont normaux, au-dessous, le derme n'est point altéré.

Cette tumeur intra-dermique est composée de fais-

---

[1] *Traité des maladies de la peau,* par Hébra et Kaposi.

ceaux fibreux compactes, dirigés parallèlement et obliquement, au milieu desquelles ont voit des cellules fusiformes. Ces cellules sont beaucoup plus nombreuses à la périphérie de la kéloïde qu'au centre. Ce sont des cellules embryonnaires en évolution vers le tissu conjonctif.

On ne rencontre dans la kéloïde ni glandes ni vaisseaux.

Kéloïde cicatricielle. La kéloïde développée dans une cicatrice se présente toujours sous l'aspect d'une masse fibreuse à faisceaux compactes et serrés, mais le tissu dans lequel elle est logée est différent. Au lieu d'être une peau normale, c'est un tissu de cicatrice formé de réseaux fibreux irréguliers et caractérisé par l'absence de papilles et de glandes.

Il résulte de cet exposé que la kéloïde n'est autre qu'un fibrome intra-dermique.

DIAGNOSTIC. — La kéloïde a des caractères assez tranchés par sa consistance, sa forme, sa couleur pour que le diagnostic du genre soit facile. Mais il est presque impossible de reconnaître cliniquement une kéloïde spontanée d'une kéloïde cicatricielle et même d'une cicatrice hypertrophique. (Voy. plus bas *Cicatrice hypertrophique.*)

PRONOSTIC. — La kéloïde est une affection tout à fait bénigne au point de vue de l'état général. Mais il n'en est pas de même au point de vue local, en raison des douleurs souvent intenses qu'elle détermine et par ce fait que la tumeur extirpée récidive fatalement sur place.

TRAITEMENT. — La crainte de la récidive doit faire éviter toute ablation ou destruction de la tumeur. On se bornera à combattre les douleurs par la morphine, les anesthésiques locaux : chloroforme étendu d'eau, éther, acide cyanhydrique, extrait de ciguë. Vidal recommande les scarifications quadrillées (voy. *Lupus tuberculeux*) pour faire cesser les douleurs.

CICATRICE HYPERTROPHIQUE

Les cicatrices sont constituées (voy. p. 34) par du tissu fibreux ayant remplacé une perte de substance de la peau. Ce tissu n'a de ressemblance avec la peau que par son épiderme, car il ne renferme ni glandes ni papilles. Sous l'influence de certaines conditions, la la cicatrice est sujette à l'hypertrophie et, dans ce cas, elle fait une saillie ou tumeur semblable à la kéloïde par ses caractères objectifs et subjectifs. Et cependant il y a une grande importance au point de vue du traitement à distinguer la cicatrice hypertrophique de la kéloïde. Celle-ci, récidivant fatalement, ne peut être attaquée par les caustiques et le bistouri; celle-là, au contraire, peut-être avantageusement modifiée.

Puisque les caractères objectifs et subjectifs sont insuffisants pour établir ce diagnostic, on tiendra compte du siège et de l'évolution des tumeurs.

Les tumeurs kéloïdiennes siégent principalement sur le sternum et le tronc, les cicatrices hypertrophiques n'ont pas de siège déterminé. Les kéloïdes ont de la tendance à s'étendre en surface, les cicatrices hypertrophiques s'accroissent en hauteur, mais non en surface.

Les causes principales qui rendent hypertrophiques les cicatrices sont la scrofule et les irritations. Certains caustiques : acide sulfurique, chlorure de zinc paraissent favoriser la disposition hypertrophique des cicatrices.

TRAITEMENT. — La compression par des bandelettes de diachylon ou de Vigo, les cautérisations superficielles, l'ablation de la tumeur en tranches horizontales par le bistouri, les scarifications quadrillées sont les moyens ordinaires employés dans la cicatrice hypertrophique. Mais très souvent on aura des insuccès.

XANTHÔME

Le xanthôme (*xanthélasma*, *vitiligoïdea* (Addison), *molluscum cholestérique* (Bazin), *taches hépathiques*) est une néoplasie jaune, saillante ou plane, qui n'a aucune tendance à disparaître par résolution ou ulcération.

Il y a lieu d'en distinguer trois espèces : xanthôme plan, xanthôme saillant, xanthôme en tumeur (Besnier).

Xanthôme plan. — Il est constitué par des taches de couleur jaune clair, chamois, café au lait, de forme ponctuée, ronde, ovale, allongée, nullement douloureuses et siégeant principalement sur les paupières et les pourtours de l'orbite.

Ces taches sont très communes puisqu'on les rencontre, dit Besnier, sur la surface palpébrale et périorbitaire de tous les sujets que l'on visite pour une raison quelconque.

Le xanthôme plan est des plus bénins, il reste indéfiniment stationnaire.

Xanthôme saillant. — Il se montre sous forme de saillies lenticulaires, jaunes, dures, plus ou moins élevées et plus ou moins volumineuses, d'où les xanthômes *papuleux*, *tuberculeux*, *tubéreux*. Leur volume, qui est quelquefois celui d'un grain de millet, ne dépasse jamais celui d'une amande.

Ces tumeurs sont peu douloureuses, discrètes ou confluentes, disséminées irrégulièrement ou agglomérées en plaques ou en lignes.

On les voit dans les régions soumises à des pressions continues : coudes, genoux, paumes des mains, plantes des pieds, fesses, saillies osseuses diverses.

Le xanthôme saillant coexiste fréquemment avec le xanthôme plan.

C'est la forme la plus grave, car les tumeurs peuvent se généraliser non seulement à la peau, mais aux viscères et à la paroi interne des gros vaisseaux.

Cette généralisation fait du xanthôme une sorte de maladie générale à manifestations multiples mais identiques.

Xanthôme en tumeur. — Dans cette espèce, ce ne sont plus des tubercules que l'on voit sur la peau, mais de véritables tumeurs sessiles ou pédiculées, du volume d'une noisette ou d'un œuf de poule, jaunes comme les tubercules ou les taches. Leur siège est le même que celui des tubercules. Cette forme a un pronostic bénin parce qu'elle ne se généralise pas.

ANATOMIE PATHOLOGIQUE. — Les lésions anatomiques sont les mêmes dans les trois formes de xanthôme. Elles siégent dans le derme, respectant l'épiderme qui cependant est soulevé et aminci surtout dans les xanthômes tuberculeux et en tumeur. Elles consistent dans une altération des cellules conjonctives du derme qui se gonflent, augmentent de volume, deviennent globuleuses, par suite de l'envahissement de leur protoplasma par des granulations graisseuses. Ces cellules ressemblent alors à des vésicules adipeuses.

Ces lésions sont les seules que l'on observe dans le xanthôme plan, mais dans les tubercules et les tumeurs, il y a, de plus, une néoformation de tissu conjonctif avec périartérite, périfolliculite, périnévrite. Les cellules conjonctives de la néoplasie présentent le même aspect que celui qui vient d'être indiqué. L'hypertrophie conjonctive s'étend souvent au tissu cellulaire sous-cutané, aux tendons et aux os.

Tel était l'état de la question en 1880, au point de vue de l'anatomie pathologique, lorsqu'en 1881, Balzer[1] vint montrer que ce que les observateurs avaient pris pour des cellules de tissu conjonctif transformées en vésicules adipeuses n'étaient autres que des amas de *vibrions* et de *microbes*. En sorte que les lésions du xanthôme pourraient se résumer ainsi : infiltra-

Académie de médecine.

tion du derme par des parasites et prolifération irritative des éléments conjonctifs.

Quant à la coloration jaune du xanthôme (*xantochromie*), elle n'est nullement due à des matières colorantes de la bile comme on l'avait d'abord pensé. D'une part, en effet, le xanthôme existe parfaitement sans ictère, d'autre part, la matière jaune du xanthôme a été analysée par M. Dastre, et reconnue analogue à la lutéine qui se trouve dans le jaune de l'œuf et le sang.

ÉTIOLOGIE. — Les causes du xanthôme sont très obscures. On l'avait d'abord rattaché aux maladies du foie mais si l'ictère est fréquent dans le xanthôme, nous venons de dire qu'il était loin de toujours exister.

PRONOSTIC. — Le xanthôme n'est pas grave, mais il persiste toute la vie sans se modifier.

La généralisation aux tuniques des gros vaisseaux et aux viscères présente de la gravité, mais l'étude de ces localisations viscérales est encore peu avancée. Nous avons dit déjà que la forme tuberculeuse était la plus apte à se généraliser.

DIAGNOSTIC. — Les tubercules et les tumeurs du xanthôme se reconnaîtront aisément à leur couleur jaune, leur consistance, leur siège dans les régions soumises à des pressions et leur persistance indéfinie.

Le xanthôme plan serait facilement confondu avec les éphélides, le lentigo, le vitiligo. Mais ces diverses dyschromies se reconnaissent à leur coloration d'un jaune plus clair et à leur siège différent.

TRAITEMENT. — Le seul traitement recommandé jusqu'ici par les auteurs était une intervention chirurgicale : excision ou raclage.

Dans ces derniers temps, Besnier a essayé un nouveau traitement qui lui a donné de remarquables résultats. Il consiste à faire prendre au malade, à trois reprises, pendant dix jours, des capsules d'huile phosphorée à 1 milligr. de phosphore par capsule, en augmentant progressivement jusqu'à six capsules par jour. Pendant le mois suivant, le malade prend 10 gr. par jour, d'essence de térébenthine en capsules. En même temps, des frictions sont faites chaque jour sur les parties malades avec de l'alcoolat de térébenthine. Par cette médication, Besnier a vu se manifester une grande atténuation de la coloration jaune et l'affaissement des tubercules.

NÉOPLASME CELLULAIRE

SARCOME

Le sarcome de la peau se présente sous forme de nodosités grosses comme un grain de blé, un pois ou une noisette, de couleur brune ou violacée, de consistance tantôt ferme, tantôt spongieuse, globuleuses ou aplaties, isolées ou groupées, se terminant par résorption ou ulcération.

Ces tumeurs apparaissent en grand nombre d'abord sur la plante et le dos du pied, puis sur les mains ; de là elles gagnent les jambes, les bras et le tronc, mais dans cette dernière région elles sont en petit nombre.

Quelques tumeurs peuvent s'atrophier, mais la plupart s'ulcèrent par un processus gangréneux et la mort arrive dans l'espace de deux ou trois ans par généralisation des tumeurs.

On a observé le sarcome de la peau isolé ; son pronostic est loin d'avoir la même gravité.

Cette affection est rare, elle s'observe principalechez les hommes de trente et quarante ans.

Le sarcome pourrait être confondu avec la *lèpre*, mais dans cette dernière affection, les tubercules siègent à la tête, de préférence aux membres. |On aura de plus, pour se guider, les autres manifestations lépreuses,

Le sarcome est constitué par des amas de cellules embryonnaires rondes, logées dans le derme. On trouve dans ces cellules de grandes quantités de pigment que Kaposi attribue à de petits foyers hémorrhagiques.

Le traitement ne peut être que symptomatique, car on ne peut songer à enlever toutes les tumeurs qui du reste récidiveraient.

L'ablation est indiquée dans le sarcome isolé.

NÉOPLASME ÉPITHÉLIAL[1]

ÉPITHÉLIOME

L'épithéliome revêt à la peau trois formes différentes : epithéliome superficiel ou plat, profond ou tubéreux, papillomateux.

I. Epithéliome plat. — Il se présente sous forme de papules ou granulations de la grosseur d'une tête d'épingle, jaunes ou rougeâtres, dures, isolées, disséminées ou groupées, se mouvant avec la peau.

Au bout de quelques mois ou de quelques années, ces papules s'ulcèrent spontanément ou par le grattage et il se forme une perte de substance qui, d'abord petite et arrondie, s'étend progressivement jusqu'à acquérir les dimensions d'une pièce de cinq francs en argent ou de la paume de la main. La progression de l'ulcère se fait à la suite de la formation sur ses bords de nouveaux nodules qui se détruisent à leur tour. Les ganglions lymphatiques ne sont pas tuméfiés. L'ulcère guérit lorsque tous les nodules sont détruits.

L'évolution de cet épithéliome est très lente, elle peut durer dix, vingt ans, sans altérer l'état général. Elle se transforme quelquefois en épithéliome profond ; son pronostic est alors plus grave.

---

[1] Nous n'étudierons point le carcinome (fibrome alvéolaire). car il ne se montre à la peau que secondairemen.

II. Epithéliome tubéreux ou profond. — Il est constitué au début par des tumeurs de la grosseur d'un pois. Ces tumeurs serrées les unes contre les autres forment des agglomérats du volume d'une noix, sont proéminantes ou étalées, dures, indolores. La peau qui les recouvre est rosée, luisante, parcourue de vaisseaux sanguins dilatés. La tumeur est difficile à délimiter, car l'infiltration épithéliomateuse s'étend assez loin dans le derme et le tissu conjonctif sous-cutané.

L'ulcération attaques tôt ou tard un point de la tumeur et elle va croissant en surface et en profondeur, pouvant envahir de vastes régions et détruire les organes sous-jacents.

Les ganglions sont habituellement tuméfiés.

L'épithéliome profond ne guérit pas spontanément.

III. Epithéliome papillomateux. — Celui-ci se présente d'abord comme une verrue qui augmente rapidement de volume et arrive à former une tumeur saillante de plusieurs centimètres, à surface inégale, papillomateuse, suintant un liquide ichoreux, de mauvaise odeur. Sa base se continue avec une peau infiltrée à une distance plus ou moins grande.

La tumeur finit par s'ulcérer et se comporte comme les ulcérations précédentes, avec cette différence que l'épithéliome papillomateux est celui qui a le plus de tendance à envahir les organes. C'est donc la forme la plus grave.

Souvent primitif, il n'est quelquefois qu'un épithéliome plat ou tubéreux devenu végétant.

Les *ulcérations* épithéliomateuses présentent des

caractères semblables, quelle que soit la forme de la tumeur. Leurs bords sont épais, indurés, saillants, taillés obliquement, renversés en dehors ; leur fond est inégal, rouge ou violacé, bourgeonnant ; leur base est indurée ; elles sécrètent un liquide visqueux qui, en se desséchant, les recouvre comme d'un vernis jaunâtre. L'exploration digitale montre que les parties voisines sont indurées, infiltrées et que l'ulcère siège bien sur une tumeur et non sur des tissus normaux.

Le siège le plus fréquent des épithéliomes est la face, principalement les paupières, le nez, les lèvres et les joues. On les voit aussi dans les fosses nasales, la bouche, le pharynx, etc.

ANATOMIE PATHOLOGIQUE. — Les épithéliomes de la peau sont formés de masses de cellules épithéliales séparées par des tractus de tissus conjonctifs de nouvelle formation adulte ou jeune. Leur texture présente des variétés, suivant l'épithélium qui leur a donné naissance.

Si l'épithéliome s'est formé aux dépens de l'épiderme, et c'est le cas de la forme superficielle, la tumeur est un épithéliome *lobulé*. Il est constitué par des globes de cellules épidermiques, cornées au centre, arrondies à la périphérie. Ces globes sont logés dans des cavités dont les parois formées de tissu fibreux de nouvelle formation sont tapissées d'un épithélium cylindrique. Les nodules nés dans l'épiderme s'enfoncent dans le derme en écartant, déformant, atrophiant les papules et le tissu conjonctif.

L'épithéliome *tubéreux* prend naissance de préférence dans les glandes (sébacées, sudoripares, pileuses) de la peau. Il est donc plus profondément situé dès son origine. Ici les amas épithéliaux ne forment plus des globes, mais des cylindres logés dans un tissu conjonctif de nouvelle formation. C'est un épithéliome *tubulé*.

L'épithéliome *papillomateux* n'est qu'une des deux espèces précédentes devenue végétante.

Tôt ou tard les cellules épithéliales des globes et des cylindres tombent en dégénérescence granulo-graisseuse, muqueuse ou colloïde. Cette dégénérescence est le point de départ de la désintégration de la tumeur et de son ulcération.

ÉTIOLOGIE. — Les causes de l'épithéliome sont obscures comme celles, du reste, de toutes les tumeurs. Dans beaucoup de cas l'hérédité ne peut être niée. Les statistiques démontrent qu'il est plus fréquent chez l'homme que chez la femme, qu'il est rare avant quarante ou cinquante ans. Il se développe fréquemment sur les points qui sont le siège de verrues, nœvi pigmentaires, excoriations, ou qui sont soumis à des irritations fréquentes.

PRONOSTIC. — Le pronostic dépend de la forme de tumeur, nous savons déjà que l'épithéliome superficiel est moins grave que l'épithéliome profond et papillomateux ; de son siège, l'épithéliome de la face est plus bénin que celui du pénis ; de l'âge des malades, c'est dans l'âge adulte que l'on voit les formes les plus graves.

On ne peut compter sur la guérison spontanée de l'épithéliome, mais, en revanche, on peut être presque sûr de sa récidive sur place ou ailleurs, après l'ablation. Cette récidive toutefois n'est pas fatale et si elle se fait, elle offre moins de gravité que la tumeur primitive.

Dans beaucoup de cas l'épithéliome entraîne la mort.

DIAGNOSTIC. — L'épithéliome non ulcéré pourrait être pris pour des syphilides papuleuses ou gommeuses, du lupus ; mais l'évolution de la tumeur, sa marche lente, l'âge des malades, aideront au diagnostic.

Le diagnostic avec le carcinome est plus difficile ; celui-ci a une marche plus rapide et s'accompagne de douleurs lancinantes.

L'épithéliome ulcéré se distinguera des autres ulcérations par les caractères que nous avons décrits.

TRAITEMENT. — L'extirpation est le seul traitement applicable à l'épithéliome. Elle sera faite par les caustiques, le bistouri ou le thermo-cautère. Il faut toujours se rappeler que l'infiltration s'étend souvent au loin et, par conséquent, détruire toute région suspecte.

Le pansement au chlorate de potasse doit être cité comme ayant donné de bons résultats.

NÉOPLASME RÉTICULÉ

MYCOSIS FONGOÏDE

Le mycosis fongoïde (*néoplasie inflammatoire fon-goïde* (Duhring) *lymphadénie cutanée)* est une affection rare de la peau dans laquelle il se développe des tumeurs lymphatiques pouvant se résorber ou s'ulcérer « dont la durée est longue, la marche progressive, et la terminaison presque toujours (non toujours) fatale » (Besnier).

Besnier divise la maladie en deux périodes.

SYMPTÔMES. — La *première période* est caractérisée par des éruptions fugaces et évoluant par poussées d'érythème, d'urticaire, de purpura. Ces éruptions banales sont souvent très prurigineuses et le grattage produit en plus des dermites eczématiformes. Au bout d'un certain temps, la peau altérée par ces dermatoses s'épaissit, devient lichénoïde. Cette période dure une ou plusieurs années.

A la *seconde période* apparaissent les tumeurs. Ces tumeurs se développent rapidement et peuvent acquérir en quelques jours les dimensions d'un grain de raisin ou d'une aveline. Elles sont dures, indolores, arrondies, adhérentes à la peau, mais mobiles avec elle ; leur surface est lisse, leur couleur est rosée ou livide. Elles se développent tantôt sur les régions primitivement atteintes par les éruptions de la première période, tantôt ailleurs. On les voit partout : tête, tronc, membres ; elles sont isolées ou agglomérées ; leur réunion peut former des masses du volume d'une orange. Autour d'elles la peau est normale ou infiltrée. Ces tumeurs peuvent rester stationnaires plusieurs mois, puis elles disparaissent par résorption ou s'ulcèrent.

L'état général s'affaiblit dès le début de la seconde période ; avec les ulcérations, qui souvent s'étendent en profondeur, arrive la cachexie. Ces ulcérations peuvent guérir, mais de nouvelles tumeurs se forment qui s'ulcèrent à leur tour, compromettent gravement l'existence.

On observe quelquefois des temps d'arrêt dans la maladie.

ANATOMIE PATHOLOGIQUE. — Les tumeurs du mycosis fongoïde siègent dans le derme immédiatement au-dessous du corps de Malpighi. Elles sont constituées au début par un *simple amas de cellules lymphatiques* logées dans les interstices du derme, autour des vaisseaux et des glandes. Plus tard seulement il se forme un tissu réticulé, adénoïde. On n'observe aucune dilatation des vaisseaux lymphatiques. Les organes lymphoïdes : ganglions lymphatiques, amygdales, follicules clos, rate, moelle des os ne sont nullement hypertrophiés. Le mycosis fongoïde est donc une lymphadénie, un lymphadénome à peu près exclusivement limité à la peau (*dermato-lymphadémone*). Nous disons à peu près, car on a trouvé des amas de leucocytes autour des vaisseaux dans les reins, le foie, le péricarde, les alvéoles pulmonaires.

Les *causes* de cette affection sont inconnues.

DIAGNOSTIC. — Des tumeurs qui primitivement
dures, adhérentes à la peau, se ramollissent ensuite
et s'ulcèrent, ressemblent assez au lupus tuberculeux,
aux gommes syphilitiques et scrofuleuses.

Le *lupus* se reconnaîtra à sa couleur jaune rougeâtre, il est tubercule plutôt que tumeur, sa consistance est mollasse.

Les *gommes syphilitiques* sous-cutanées et les *gommes scrofuleuses* sont situées dans le tissu cellulaire
sous-cutané et la peau glisse sur elles. La gomme
syphilitique cutanée se distinguera par sa coloration
cuivrée et la disposition hémi-cerclée des éléments
éruptifs.

Si les tumeurs sont ulcérées, les caractères vulgaires de l'ulcération du mycosis feront éliminer les
syphilides et les scrofulides.

TRAITEMENT. — Aucune des médications employées
ne s'étant montrée active, on en est réduit à faire de
la thérapeutique symptomatique par la médication
reconstituante.

NÉOPLASME NERVEUX

NÉVROMES

Les névromes de la peau sont rares. Ils se présentent sous la forme de petites tumeurs du volume d'un
pois, dures, de couleur rosée ou violacée, adhérentes

à la peau. Ce qui les caractérise ce sont de violentes douleurs qui surviennent spontanément par accès et augmentent par la pression. Leur nombre est considérable et ils se trouvent cantonnés dans une région sous la dépendance d'un même nerf.

Ils sont formés par des tubes nerveux privés de myéline, enroulés et mélangés à du tissu conjonctif de nouvelle formation.

Le traitement consiste dans la résection du tronc nerveux sur les rameaux duquel les névromes sont distribués. Après cette opération les douleurs cessent et les tumeurs disparaissent.

NÉOPLASMES VASCULAIRES

ANGIOMES

1° Angiomes sanguins

Les angiomes sanguins sont des tumeurs formées par un lacis de vaisseaux sanguins. Ces vaisseaux sont tantôt normaux, tantôt de nouvelle formation.

Un angiome sanguin se reconnaît facilement à sa couleur rouge et à ce qu'il s'affaisse, pâlit ou disparaît par la pression.

On en distingue trois sortes principales : les nœvi, les télangiectasies, les tumeurs caverneuses.

I. Nœvi. — Les nœvi se présentent comme des taches de dimensions variables (depuis une tête d'épingle jusqu'à la paume de la main), saillantes ou à fleur de peau, de couleur uniformément rosée, rouge sombre ou bleuâtre, à contours nettement limités, de forme arrondie, ovale ou irrégulière et s'effaçant sous la pression du doigt pour reparaître aussitôt.

On les voit particulièrement sur le crâne et sur la nuque.

Ils sont congénitaux ou se développent peu de temps après la naissance.

Les nœvi restent ordinairement stationnaires après avoir acquis une certaine étendue ; quelquefois ils disparaissent spontanément par suite de l'oblitération des vaisseaux et il reste à leur place une cicatrice blanche ou pigmentée.

D'autres fois ils acquièrent des proportions considérables en surface et en profondeur et forment de vastes tumeurs sanguines qui détruisent les tissus sous-jacents (*angio-élephantiasis*).

ANATOMIE PATHOLOGIQUE. — Les nœvi sont constitués par un paquet de vaisseaux artériels, veineux et capillaires dont les parois sont épaissies, qui communiquent entre eux en maints endroits et qui sont de formation ancienne ou récente.

Les *causes* des nœvi sont inconnues.

Le *pronostic* n'est pas toujours bénin, car les nœvi peuvent suppurer, se grangréner et, s'ils sont volumineux, ces complications peuvent être dangereuses.

Nous n'insisterons par sur le *diagnostic* qui est ordinairement facile.

Traitement. — Les nœvi de petite dimension seront facilement détruits par les moyens suivants : cautérisation ignée, cautérisation chimique, compression par des bandes de tarlatane trempées dans du plâtre liquide (Hillairet), injections de percholure de fer. Scarifications quadrillées suivant, la méthode de Balmanno-Squire. Ces scarifications sont recommandées par Besnier.

L'électrolyse est préconisée par Duhring.

Pour les nœvi plus volumineux ces mêmes moyens pourront être employés, mais on ne sera obligé d'y revenir à plusieurs reprises. Les gros nœvi seront extirpés par la ligature (si c'est possible) ou par le bistouri.

II. **Télangiectasie**. — La télangiectasie est plutôt une dilatation variqueuse des capillaires et des fins ramuscules artériels et veineux qu'une véritable tumeur. Elle se présente sous forme de taches rosées ou violacées sur lesquelles on distingue des vaisseaux dilatés. Il n'y a ni élévation de température ni gonflement, ni douleur. Les dimensions, le nombre et la forme des taches sont variables.

La télangiectasie n'est pas congénitale, elle se développe dans l'âge adulte.

Généralisée et disséminée, elle représente un symptôme de l'asystolie, de la cyanose, en un mot des obstacles à la circulation veineuse. Quand elle est localisée dans une région : paupières, joues, oreilles, cou, il est difficile d'en saisir la cause. La télangiectasie est un élément important de la couperose ou acné rosacée. (Voy. ce mot.)

Le *diagnostic* de la télangiectasie est facile. On la distinguera des érythèmes par l'absence de chaleur et la présence des varicosités.

Le *traitement* est le même que celui des nœvi.

III. **Tumeurs caverneuses**. — Elles se développent dans le tissu celluraire sous-cutané où elles forment des tumeurs qui dépassent rarement le volume d'une noix, qui sont molles, élastiques. Au-dessus d'elle la peau est d'abord normale et mobile, mais elle ne tarde pas à prendre une couleur rouge, violacée et à adhérer à la tumeur.

Les tumeurs caverneuses diffèrent anatomiquement des nœvi et des télangiectasies en ce qu'elles ne sont pas formés de lacis vasculaires, mais d'un tissu fibreux creusé de lacunes communiquant toutes entre elles et dans lesquelles circule le sang. Elles ont une structure analogue à celles des corps caverneux, aussi sont-elles également érectiles.

Ces tumeurs sont rares ; on les voit principalement sur le trajet des veines saphène et céphalique.

Elles peuvent guérir par crétification de leur conteun.

Le seul traitement qui leur convienne est l'excision.

2° **Lymphangiome**

Décrite pour la première fois par Hébra et Kaposi sous le nom de *lymphangiome tubereux multiple*, cette affection est caractérisée par des tumeurs du volume d'une lentille, aplaties, de couleur rouge-brun, adhérentes à la peau, lisses, de consistance ferme et élastique, pâlissant et un peu douloureuses à la pression.

Ces tumeurs sont généralement multiples, disséminées ou groupées; elles persistent indéfiniment sans influencer l'état général.

A l'examen histologique d'une de ces tumeurs, Kaposi trouva qu'elle était constituée par des vaisseaux lympathiques du derme dilatés et hypertrophiés.

Ces vaisseaux lymphatiques étaient-ils anciens ou de formation nouvelle? Là est la question, car si les vaisseaux n'étaient pas de nouvelle formation, on avait à faire à une lymphangiectasie et non à un lymphangiome. Cornil et Ranvier disent n'avoir jamais observé de véritables lymphangiomes.

NÉOPLASME MUSCULAIRE

MYOMES

Symptômes. — Lés myomes de la peau (*dermat-myomes*, *lyomomes*) se présentent sous diverses formes. Quand ils sont petits ils forment des papules rose pâle, légèrement saillantes, dures, indolentes, lisses, rondes ou ovales, ayant les dimensions d'une pièce de vingt centimes. Plus volumineux, ils ressemblent à des tubercules saillants, fermes, élastiques, de couleur rose ou rouge sombre. Plus volumineux encore, ce sont des tumeurs sessiles ou pédiculées, de la grosseur d'une amande ou d'une orange, recouvertes d'une peau sillonnée de vaisseaux dilatés. Elles se contractent sous l'influence du froid et de l'électricité. Le nombre de ces tumeurs est variable, elles sont tantôt disséminées sur le tronc, les membres, tantôt localisées à une région, scrotum, grandes lèvres, mamelles, pénis.

Leur évolution est très lente, elles persistent indéfiniment ; quelquefois elles disparaissent par résorption. L'état général ne souffre nullement.

ANATOMIE PATHOLOGIQUE. — Les myomes de la peau se développent aux dépens des fibres musculaires lisses du derme. Ils sont constitués par des fibres lisses auxquelles s'ajoute souvent du tissu conjonctif (*fibromyome*). Quelquefois les vaisseaux de la tumeur prennent un développement exceptionnel qui les fait ressembler à des tumeurs caverneuses (*myome télangiectasique*).

DIAGNOSTIC. — Les myomes se reconnaîtront facilement à leur consistance ferme et élastique, à leur persistance indéfinie, à leur contraction.

TRAITEMENT. — On peut essayer de faire résorber les tumeurs en faisant dans leur intérieur des injections d'ergotine. Ce moyen réussit quelquefois dans les petites tumeurs. Pour les grosses, on aura recours à l'extirpation.

NÉOPLASME MUQUEUX

MYXÔMES

Les myxômes (tumeurs colloïdes, sarcômes géla-
tineux et hyalins) sont des tumeurs de volume variable, sessiles ou pédiculées, lisses ou papillaires, qui
se reconnaissent facilement à leur aspect et leur consistance gélatiniforme. Elles sont formées de tissu
muqueux identique à celui que l'on trouve normalement dans le cordon ombilical et pathologiquement
dans les polypes muqueux des fosses nasales.

QUATRIÈME CLASSE. — Affections spécifiques

SYPHILODERMIE

Classification. — Pour la description des syphilides, nous suivrons la classification de Fournier telle
qu'elle est donnée par Barthélemy et Balzer [1].

SYPHILIDES. — (HUIT GROUPES)

I. SYPHILIDES ÉRYTHÉMATEUSES

ROSÉOLE
{ Commune
{ Ortiée
{ Circinée

II. SYPHILIDES PAPULEUSES

SYPHILIDE
{ Papuleuse
{ Papulo-squameuse.
{ Papulo-érosive
{ Papulo-crouteuse

---

[1] Art. *Syphilides*, in *Dict. de Jaccoud.*

III. Syphilides squameuses

Ce groupe n'est pas légitimé en l'état actuel de nos connaissances.

IV. Syphilides papulo-vésiculeuses

Syphilide { Herpétiforme / Varicelliforme

V. Syphilides papulo-pustuleuses

Syphilide { Acneiforme / Varioliforme / Impétiginiforme / Ecthymateuse

VI. Syphilides bulleuses

Ce groupe comprend le pemphigus et le rupia syphilitiques, qui sont d'ailleurs fort contestables.

VII. Syphilides maculeuses ou pigmentaires

VIII. Syphilides gommeuses ou tuberculeuses

I. — **Syphilides érythémateuses.**

Elles sont caractérisées par de simples taches érythémateuses, ne s'accompagnant ni de prurit ni de desquamation. Elles se présentent sous trois formes : *roséole commune*, *roséole ortiée* et *roséole circinée*.

1º Roséole commune. — Elle est caractérisée par une éruption de taches érythémateuses, semées au hasard, sans saillie, ni desquamation, ni prurit, arrondies, ovalaires ou allongées, de la dimension d'une lentille ou d'une pièce de cinquante centimes. La coloration des taches est, au début, rose fleur de de pêcher et s'efface complètement sous la pression du doigt (Fournier) ; à la période d'état, la couleur rose devient foncée, sombre, et ne s'efface qu'incomplètement sous le doigt ; plus tard, avant de disparaître, la couleur est rose jaunâtre, fauve, et ne s'efface plus sous le doigt.

L'alcoolisme donne à ces taches une coloration vineuse, violacée, livide.

Les sièges d'élection de la roséole commune sont les flancs, les parties latérales du thorax, l'abdomen, la poitrine, le dos, les membres dans le sens de la flexion. Il est exceptionnel que les mains, les pieds, la tête et le cou soient envahis.

La roséole s'établit et poursuit son évolution sans symptômes généraux. Elle s'établit lentement, par poussées successives et arrive à son maximum d'intensité au bout d'environ deux semaines, puis elle rétrocède, lentement aussi, et disparaît après une durée variable entre deux, sept ou dix semaines.

Fournier a signalé une variété rare de roséole, la *roséole piquetée* ou *granuleuse*. Elle est caractérisée par la présence sur les taches érythémateuses de petites saillies miliaires, traversées par un poil et vraisemblablement constituées par des follicules pileux hypertrophiés.

D'après Besnier, ces saillies peuvent se montrer

sans fond érythémateux et remplacent complètement la roséole. Dans ce cas, l'on a la peau *ansérine syphilitique*.

La roséole est la plus précoce des syphilides ; elle apparaît en moyenne quarante-cinq jours après le début du chancre. Elle est très fréquente, car on l'observe quatre-vingt-dix fois sur cent, d'après Bassereau.

Les récidives sont assez fréquentes et se produisent dans les premiers six mois de l'infection, avec les caractères ordinaires. Après ce temps, Fournier a signalé la *roséole de retour* ou *roséole modifiée par le mercure*, qui est une récidive chez les malades traités par le mercure et qui se caractérise par des taches peu abondantes (une douzaine ou une demi-douzaine), plus larges et plus pâles que celles de la roséole commune.

DIAGNOSTIC. — La roséole syphilitique peut être confondue avec les autres roséoles : simple, médicamenteuse, infectieuse, et avec le pityriasis rosé et le pityriasis versicolore.

La *roséole simple* ou *saisonnière* est précédée de symptômes généraux, s'établit rapidement et disparaît de même, a une couleur franchement rosée qui disparaît sous la pression, s'accompagne de prurit et de desquamation. La roséole syphilitique s'établit insidieusement, lentement, dure plusieurs semaines, a une coloration rose fleur de pêcher au début, puis fauve et ne disparaît qu'incomplètement ou même pas du tout à la pression, ne s'accompagne pas de prurit et ne desquame jamais.

La *roséole médicamenteuse* est fortement prurigineuse, ses taches sont saillantes, rouges, et siègent au niveau des jointures des membres du côté de l'extension; leur durée est éphémère. Ces caractères diffèrent assez de la roséole syphilitique dont les taches ne sont pas saillantes et siègent principalement sur le tronc.

Les *roséoles infectieuses* (rougeole, variole, diphtérie, choléra, fièvre puerpérale, infection purulente) ont des taches distribuées en larges plaques, irrégulières, d'une coloration rouge vif ou violacé, d'une durée éphémère; elles sont précédées et accompagnées des symptômes propres aux maladies générales dont elles ne sont qu'une légère manifestation.

Le *pityriasis rosé* (roséole squameuse de Fournier) et le *pityriasis versicolore* diffèrent de la roséole syphilitique par leur desquamation.

2° Roséole ortiée (*roséole papuleuse*). — Elle ne diffère de la roséole commune que par la forme de ses éléments éruptifs qui sont en relief et ressemblent aux saillies de l'urticaire. Mais elle diffère de ces dernières par l'absence de centre anémique, de prurit, et par sa lente évolution.

3° Roséole circinée. — Deux caractères principaux séparent cette roséole de la roséole commune :

1° La date de son apparition qui est marquée à la fin de la première année, dans le cours de la seconde ou même de la troisième année de l'infection;

2° La forme circinée de l'éruption qui est en rapport avec la date d'apparition, car à mesure que la syphilis vieillit les syphilides se disciplinent.

Les taches sont d'un rose sombre, saillantes, cerclées ou plus souvent hemi-cerclées ; les segments de cercle ont habituellement la courbure des bords d'une pièce de deux francs. Il est probable que la forme circinée est produite par une tache nummulaire dont le centre se guérit rapidement.

L'évolution de la roséole circinée est lente, sa durée est longue, les récidives sont fréquentes.

DIAGNOSTIC. — L'absence de squames, de prurit différencieront la roséole circinée de l'*érythème tricophytique* et de l'*eczéma marginé* sec.

L'*érythème annulaire circiné* ou *marginé* qui est une variété de l'érythème polymorphe apparaît rapidement, il a une coloration rose vif, il siège sur les membres du côté de l'extension et a une courte durée, tandis que la roséole se voit surtout sur le tronc, apparaît lentement, a une couleur plus terne et dure longtemps.

II. — **Syphilides papuleuses**

La papule, élevure solide, arrondie et résistante, caractérise ce groupe de syphilides. A leur début, les papules sont lisses, luisantes, vernissées, dépourvues de squames (*syphilide papuleuse* proprement dite); mais, au bout de quelques jours, par suite des progrès de l'inflammation, l'épiderme s'altère et la papule se recouvre de squames (*syphilide papulo-squameuse*).

Ce sont là l'évolution et la physionomie ordinaires des papules, mais des circonstances diverses peuvent les modifier. C'est ainsi que les papules situées dans des régions humides, chaudes, exposées à des frottements dans des plis de la peau, deviennent humides, végétantes, exulcérées (*syphilides papulo-érosives*) végétantes. D'autres fois, la gravité de l'infection syphilitique, la scrofule, l'alcoolisme, un mauvais état général rendent les papules humides et croûteuses, sans exulcération (*syphilides papulo-croûteuses*).

Nous étudierons la syphilide papulo-squameuse qui est le type, puis nous examinerons les variétés tenant à la forme, et au siège.

SYPHILIDE PAPULEUSE ET SYPHILIDE PAPULO-SQUAMEUSE

Les papules syphilitiques ont la dimension d'une lentille (*syphilide papuleuse lenticulaire*) ou d'une pièce de un ou de cinq francs (*syphilide papuleuse nummulaire*); elles sont arrondies ou ovalaires, nettement délimitées, saillantes, dures et élastiques, lisses et vernisées au début; elles se couvrent de squames au bout de quelques jours.

Si on les prend entre deux doigts en faisant un pli à la peau, on sent une dureté qui ne disparaît pas par la pression, fait qui témoigne d'une infiltration cellulaire et non d'un simple œdème.

Leur couleur est jambonnée, quelquefois cuivrée; elle peut même être hémorrhagique chez les sujets débilités (Lailler).

Les squames du centre de la papule ont une durée plus éphémère que celles de la périphérie, et la persis=

tance de ces dernières formes à la périphérie une collerette dentelée, épidermique (collerette de Biett).

L'éruption papuleuse suit de près la roséole, elle se développe lentement, par poussées successives, met plusieurs semaines pour arriver au maximum, reste quelque temps stationnaire et décroît insensiblement, en laissant une tache fortement pigmentée.

Les papules se voient principalement sur le front, à la lisière des cheveux, autour de la bouche, sur la nuque, le dos, les plis de flexion des membres, la face interne des cuisses, l'espace interfessier. Rarement l'éruption est généralisée et disséminée sur tout le corps.

DIAGNOSTIC. — A son début, alors qu'elle n'est pas encore squameuse, la papule syphilitique peut être confondue avec l'*érythème papuleux arthritique*. Ce dernier a des papules d'une coloration d'un rose ou d'un rouge vif dont l'aspect n'est pas luisant, qui s'accompagnent de prurit, qui disparaissent par une forte pression, apparaissent rapidement et disparaissent de même sans laisser de traces. Par contre, la papule syphilitique est d'un rouge cuivré ou jambonné, elle est luisante, non prurigineuse, ne s'efface pas sous la pression, apparaît et disparaît lentement en laissant des macules pigmentaires.

Quand elle est recouverte de squames, la papule syphilitique ressemble au *psoriasis punctata*, d'autant plus que dans certains cas les squames de la syphilide papulo-squameuse peuvent être aussi abondantes que dans le psoriasis. Les éléments du diagnostic sont les suivants :

Les papules du psoriasis sont étalées, presque imperceptibles au toucher; celles de la syphilide sont nettement saillantes;

Les papules psoriasiques ont une couleur rouge ou rose, tirant sur le jaune; les papules syphilitiques ont une couleur rouge foncé, cuivrée ou jambonnée;

Les papules psoriasiques comprimées entre deux doigts s'écrasent, celles de la syphilis persistent quand même.

Les squames du psoriasis sont argentées ou nacrées, celles de la syphilide sont habituellement grisâtres; mais en admettant, ce qui arrive quelquefois, qu'elles aient la couleur argentée (*syphilide psoriasiforme*), on pourra les reconnaître au signe suivant : s'il s'agit d'un psoriasis, l'enlèvement des squames avec l'ongle produit l'écoulement de quelques gouttelettes de sang, s'il s'agit d'une syphilide, cet écoulement de sang n'a pas lieu et la papule devient luisante.

Le psoriasis a son siège d'élection sur les membres (côté de l'extension) et sur le dos, la syphilide papulo-squameuse se voit principalement sur la tête, la nuque et les membres (côté de la flexion).

Le psoriasis est peu prurigineux, mais il l'est; la syphilide papulo-squameuse ne l'est pas.

Enfin, on ne négligera pas les commémoratifs et l'examen complet du malade dont la peau pourra montrer d'autres éléments éruptifs (roséole, syphilides diverses) dont les caractères bien différents des psoriasides feront pencher le diagnostic vers la syphilis.

VARIÉTÉS DE FORME. — Nous venons de décrire la syphilide papulo-squameuse lenticulaire telle qu'elle se montre lorsque les éléments éruptifs, les papules, restent distincts les uns des autres; mais il n'en est toujours ainsi, et très souvent les papules se fusionnant entre elles, donnent à l'éruption un aspect particulier. Telles sont la *syphilide papuleuse en nappe*, la *syphilide papulo-circinée* et la *syphilide en corymbe*, qui constituent autant de variétés de syphilide papulosquameuse que nous allons passer en revue.

A. **Syphilide papuleuse en nappe.** — Cette forme est déterminée par la fusion des papules, de sorte que l'éruption se présente en placards dont les dimensions varient depuis deux jusqu'à cinq, dix centimètres carrés et plus. Ces placards sont saillants, bien délimités, de couleur jambonnée ou cuivrée, leur surface est squameuse, leurs bords sont arrondis ou festonnés, à leur niveau, la peau est épaissie. On voit autour d'eux un certain nombre de papules isolées, sortes de satellites, dit Fournier, qui gravitent autour de la lésion principale.

Ces placards sont généralement multiples, mais souvent il n'en n'existe qu'un seul; ils témoignent d'une syphilide déjà avancée en âge, disciplinée, car ce sont des syphilides régionales. Leur durée est longue, ils ne disparaissent qu'en laissant des macules fortement pigmentées.

DIAGNOSTIC. — C'est encore le *psoriasis* (psoriasis en plaques) que nous devons opposer à la syphilide papuleuse en nappe.

Les caractères distinctifs que nous avons donnés plus haut et qui tiennent à la saillie, à la couleur, aux particularités des squames, au siège de l'éruption sont également applicables ici. Insistons surtout sur le signe fourni par l'exploration de l'épaisseur de la peau au moyen d'un pli fait avec les doigts, dans le psoriasis la peau n'est que légèrement épaissie, dans la syphilide en nappe elle l'est d'une façon très sensible. Cette appréciation demande, pour être légitime, une grande habitude.

B. **Syphilide papulo-circinée**. — La forme cerclée ou hémi-cerclée est un apanage de la syphilis, apanage non pas exclusif, car les dermatoses parasitaires la présentent aussi ; cependant il n'en est pas moins vrai qu'une éruption de cette forme doit faire tout d'abord songer à la syphilis, surtout si elle est papuleuse.

La syphilide papulo-circinée se forme par deux mécanismes différents. Tantôt c'est une papule nummulaire ou une syphilide papuleuse en nappe qui se guérit au centre alors que la périphérie reste en activité. Dans ce cas, la syphilide papulo-circinée se présente sous forme d'un cercle (*syphilide annulaire*) ou d'un segment de cercle rouge cuivré, circonscrivant une portion centrale déprimée et fortement pigmentée de jaune. De là un aspect bicolore qui fait donner à l'éruption le nom de *syphilide en cocarde*.

D'autres fois, ce sont les papules qui d'emblée se juxtaposent et se rangent en lignes circulaires ou hémi-circulaires. Ces lignes sont formées par des papules tantôt fusionnées, tantôt distinctes ; dans ce dernier cas, elles sont disposées à la façon des perles d'un collier.

La syphilide papulo-circinée a une tendance manifeste à se développer excentriquement, soit par extension des papules déjà formées, soit par l'adjonction de nouveaux éléments éruptifs.

DIAGNOSTIC. — La forme circinée de la syphilide papuleuse peut la faire confondre avec diverses dermatoses également circinées : psoriasis, érythème annulaire, circiné, érythème tricophytique, lichen plan cerclé..

Nous ne reviendrons pas sur le diagnostic avec le *psoriasis* qui a déjà été fait.

L'*érythème tricophytique* ne s'accompagne ni d'épaississement de la peau, ni de squames et l'examen microscopique y décèle le parasite.

L'*érythème annulaire ou circiné* a une marche rapide, n'épaissit pas la peau et, de plus, il s'accompagne souvent de vésicules.

Dans le *lichen plan*, les papules sont petites, ombiliquées, de couleur rose, très prurigineuses et la zone centrale a une coloration noire et non pas jaune.

C. **Syphilide en corymbe**. — Elle débute par une papule nummulaire avec ses caractères ordinaires ; puis, au bout de deux à quatre jours, on voit se développer autour d'elle une rangée de petites papules analogues à celles que nous décrirons plus loin sous le nom de papules granulées. Cette rangée entoure bientôt la papule centrale d'un cercle complet. De nouveaux cercles semblables peuvent se développer autour de la première rangée, en sorte que le placard éruptif, qui est arrondi ou ovalaire, peut

avoir une assez grande étendue. La papule centrale,
la première en date, peut avoir disparu, il en résulte
que le centre de l'éruption n'est alors occupé que par
une macule pigmentaire.

Les petites papules granuleuses ne se disposent pas
toujours en cercles concentriques autour de la papule
nummulaire, quelquefois elles sont disséminées et
jetées sans ordre autour d'elle.

La syphilide en corymbe est pathognomonique de
la syphilis.

La syphilide en corymbe ne pourra être confondue
avec aucune autre maladie lorsque la papule centrale
existe encore. Quand celle-ci a disparu on pourrait
croire à un lichen plan, mais ce dernier est toujours
prurigineux.

Variétés de siège. — ***A.* Syphilides papulo-squameuses de la paume des mains et de la plante
des pieds.** — Les syphilides papulo-squameuses de
ces régions méritent une mention spéciale, en raison
de la difficulté du diagnostic.

Les papules isolées sont moins larges que celles du
reste du corps, elles ont ordinairement les dimensions
d'une forte tête d'épingle; elles sont plus aplaties,
probablement, disent Barthélemy et Balzer, à cause
de l'épaisseur de la couche cornée épidermique qu'elles
refoulent devant elles; leur consistance est telle qu'on
les prendrait presque pour des grains de plomb enchâssés dans la peau (Fournier); leurs squames sont
lamelleuses et écailleuses; leur couleur est rouge
sombre.

Cette éruption est habituellement symétrique. Réunies en nappe, elles suivent de préférence les plis cutanés, et les tiraillements auxquels elles sont exposées en font bientôt une éruption fissuraire, suintante et croûteuse.

Il va sans dire que les papules peuvent, là comme ailleurs, prendre la forme annulaire ou circinée et Legendre rapporte un cas dans lequel les éléments éruptifs étaient groupés de telle sorte sur la face palmaire des doigts que pour voir la forme circinée, il fallait rapprocher ceux-ci les uns des autres; on apercevait alors une ligne éruptive passant d'un doigt à l'autre avec une régularité mathématique.

DIAGNOSTIC. — Pour différencier du *psoriasis* les syphilides palmaires et plantaires, on s'appuiera sur les caractères différentiels déjà indiqués, mais on se souviendra de plus que le psoriasis même généralisé respecte ordinairement la paume des mains et la plante des pieds, et que le psoriasis limité à ces régions n'a peut-être pas encore été observé,

Fournier a décrit sous le nom d'*exanthème arthritique palmaire* une affection qui peut être confondue avec les syphilides surtout quand celles-ci desquament peu ou pas du tout, soit par le fait de l'évolution, soit par suite du traitement. Cet exanthème arthritique peut se montrer en papules isolées, en nappe et sous la forme circinée. On le différenciera des syphilides par l'absence d'infiltration, de dureté de la peau, car la rougeur en constitue toute la lésion; il desquame, mais d'une façon légère et superficielle; sa durée est beaucoup plus longue que celle des syphilides et le traitement spécifique est naturellement sans action sur lui.

L'*eczéma* doit être soigneusement distingué de ces syphilides. Le toucher fera reconnaître l'épaississement de la peau, toujours moins accusé dans l'eczéma que dans les syphilides ; les bords d'une plaque eczémateuse sont moins nettement accusés que ceux des syphilides ; les squames de l'eczéma sont plus petites et moins épaisses que celles des syphilides ; enfin on pourra trouver ailleurs d'autres manifestations eczémateuses ou syphilitiques qui, ainsi que les commémoratifs, aideront au diagnostic.

B. **Syphilide fendillée**. — Dans les régions où la peau est plissée, comme aux commissures labiales, au sillon mentonier, à l'aile du nez, dans le sillon auriculo-temporal, les papules se fendillent, se crevassent, et comme les crevasses ont à peu près une direction parallèle, on a comparé ces syphilides à des feuillets de livre (*syphilide en feuillet de livre*).

Ricord et Fournier ont décrit sous le nom de *syphilide granulée* des ailes du nez une série de petites élévures grenues, verruqueuses, papilliformes, sèches, grisâtres, croûtelleuses ou squameuses, qui s'observent dans cette région.

C. **Syphilide papulo-érosive**. — Dans les régions où la peau est humide, chaude, exposée à des frottements par des plis cutanés, telles que l'aisselle, l'anus, le périné, les bourses, les papules deviennent également humides et leur surface s'excorie légèrement. Ce sont les syphilides humides ou papulo-érosives, ou *plaques muqueuses* de la peau. Ces papules s'hypertrophient souvent et constituent les végétations, les condylomes syphilitiques.

Le diagnostic des syphilides papulo-érosives est généralement facile. On ne les confondra ni avec l'érythème intertrigo, ni avec l'eczéma, maladies dans lesquelles il y a une rougeur uniforme et non papuleuse.

Variété tenant a l'état général. — **Syphilide papulo-croûteuse**. — Une papule syphilitique recouverte d'une croûte aura beaucoup de chance, au premier abord, d'être prise pour une syphilide pustulo-croûteuse. Et cependant il est des cas où la croûte se forme sans pustule préalable ; c'est ce qui se voit dans la syphilide papulo-croûteuse. Soulevez la croûte et vous verrez que la papule n'est *pas même excoriée*.

Cette absence d'excoriation différencie nettement la syphilide papulo-croûteuse de la syphilide pustulo-crustacée.

La syphilide papulo-croûteuse a une papule généralement plus étendue que celle de la syphilide lenticulaire ; elle est très saillante et la croûte qui la surmonte n'étant nullement enchâssée tombe facilement, et se renouvelle de même. Cette croûte est inégale de surface, sèche, brune ou jaunâtre.

Ces papules sont habituellement isolées, quelquefois elle se réunissent pour former soit des placards irréguliers, soit des lignes cerclées ou hémi-cerclées.

Leur siège de prédilection est le front, le nez, le pourtour de la bouche et les régions velues.

La présence des croûtes pourrait faire croire à un

19.

eczéma, un impétigo, mais il suffira de constater par la pression la présence de l'infiltrat papuleux.

Les syphilides papulo-croûteuses se voient principalement chez les alcooliques et les scrofuleux.

III. — Syphilides squameuses.

Il faudrait entendre sous le nom de syphilide squameuse une syphilide dont la desquamation fut le phénomène le plus important, comme dans le pityriasis et le psoriasis ; or Barthélemy et Balzer disent n'avoir vu aucune observation ou description pouvant se rapporter à une éruption squameuse d'origine syphilitique. On comprend sans peine que, dans la papulo-squame, la squame n'est qu'un phénomène sans importance comparativement à la papule.

IV. — Syphilides papulo-vésiculeuses[1] ou herpétiformes.

Elles sont caractérisées par une petite vésicule surmontant une papule également petite, miliaire. Deux éléments entrent donc dans la constitution des syphilides vésiculeuses : la papule et la vésicule, c'est pourquoi la dénomination de syphilide papulo-vésiculeuse est préférable à celle de syphilide vésiculeuse.

La vésicule n'a qu'une durée éphémère et l'élément

[1] Synonymie. — Syphilides pustulantes séreuses (Alibert) ; syphilides psydraciées (Rayer) ; pustules syphilitiques vésiculeuses, Syphilides herpétiformes, syphilides-vésiculeuses.

éruptif, après sa rupture, se présente sous forme d'une petite papule rouge dont le sommet dépouillé d'épiderme est bordé d'une petite collerette épidermique grisâtre. Ce sommet se recouvre bientôt d'une petite croûtelle grisâtre, sèche, peu adhérente.

Au bout d'un certain temps la croûte tombe et la papule disparaît sans suinter et en laissant à la peau une pigmentation brune.

La syphilide vésiculeuse dure plusieurs mois, elle procède par poussées successives ; c'est un accident de la première et de la seconde année de la vérole. Habituellement les éléments éruptifs sont disséminés, rarement ils se disposent en cercle. Fournier ne les a jamais vus ni à la face, ni aux mains, ni aux pieds.

Très exceptionnellement l'éruption est confluente au point que les papules se touchant toutes, les vésicules paraissent surgir d'un fond érythémateux. C'est le cas de la *syphilide varicelliforme*, et ce qui contribue encore à faire confondre la syphilide avec la varicelle, c'est que l'éruption est précédée de fièvre comme dans cette dernière. La syphilide varicelliforme est si rare que le musée de l'hôpital Saint-Louis n'en renferme pas un seul exemple.

DIAGNOSTIC. — La syphilide vésiculeuse se sépare de l'eczéma et de l'herpès par l'absence de prurit, par la couleur cuivrée de la papule et par la durée plus longue de l'éruption.

La durée de l'éruption sera encore le signe qui fera distinguer la syphilide varicelliforme de la varicelle.

V. — **Syphilides papulo-pustuleuses**

Elles sont constituées par une papule surmontée d'une pustule. Celle-ci ne tarde pas à former une croûte au-dessous de laquelle existe une ulcération superficielle ou profonde. C'est pourquoi ces syphilides sont encore appelées *pustulo-crustacées* (Fournier) *pustulo-érosives*, *pustulo-ulcéreuses*.

On a admis, d'après leurs formes, plusieurs variétés de syphilides pustuleuses dont voici le tableau, d'après Barthelémy et Balzer.

Syphilide pustuleuse
- acnéiforme.
- varioliforme.
- impétiginiforme.
- ecthymateuse.

1° Syphilide acnéiforme. — Appelée encore *acné syphilitique*, cette syphilide ressemble anatomiquement, à l'acné vulgaire en ce que l'inflammation est localisée dans les follicules sébacées. Comme l'acné, elle se présente tantôt sous la forme papuleuse, tantôt sous la forme tuberculeuse.

La syphilide *acnéiforme papuleuse* offre une petite papule syphilitique, d'un rouge sombre, du volume d'une tête d'épingle à celui d'un petit pois, surmontée d'une petite pustule, grosse comme la tête d'une épingle, qui se dessèche rapidement en formant une croûtelle au-dessous de laquelle existe une exulcération de l'épiderme.

La syphilide *acnéiforme tuberculeuse* est constituée par une papule large et épaisse, surmontée d'une pustule bien formée qui donne lieu à la formation d'une croûte jaune, adhérente, recouvrant une ulcération superficielle.

La syphilide acnéiforme laisse après elle de légères cicatrices déprimées.

DIAGNOSTIC. — C'est naturellement avec l'*acné* qu'il est le plus facile de confondre la syphilide acnéiforme. Les éléments du diagnostic sont les suivants :

La coloration des papules qui est cuivrée ou jambonnée dans la syphilide, rouge dans l'acné ;

Le contenu de l'élément éruptif. Si l'on serre entre les doigts une syphilide on ne fera sourdre que la gouttelette de pus renfermée dans la pustule ; si la même opération est faite à l'acné la pression fera sortir un bourbillon sébacé.

Le siège de l'éruption. L'acné affectionne le visage, le dos et les épaules ; la syphilide se voit partout.

L'évolution de la maladie. L'acné a une évolution lente, elle procède par petites poussées et pour ainsi dire bouton par bouton. La syphilide apparaît rapidement sur plusieurs points et arrive vite à son maximum de développement, sa durée est plus courte.

2° Syphilide varioliforme. — Dans cette variété, la pustule est assez volumineuse pour recouvrir la papule presque tout entière, elle est ombiliquée, sa durée en tant que pustule est longue, elle donne lieu à des croûtes brunes et adhérentes.

Suivant les dimensions de la pustule, on a la variété

varioliforme (dimensions d'une lentille), ou la variété *vacciniforme* (dimensions d'une pièce de vingt centimes).

La syphilide varioliforme est discrète ou confluente. Dans ce dernier cas, après la dessiccation des pustules, on voit de larges placards croûteux, grisâtres, semblables à ceux de la variole, mais bordés d'un bourrelet brillant et grisâtre.

Habituellement la syphilide varioliforme se développe sans symptômes généraux, mais il ne faut pas oublier que quelquefois la syphilis fait précéder ses éruptions de fièvre, de courbature et, si ce cas se rencontre pour une syphilide varioliforme, on aura grand'peine à distinguer la syphilide de la variole.

DIAGNOSTIC. — Les éléments du diagnostic sont les suivants. L'éruption de la variole est généralisée, la syphilide est cantonnée dans une région, face, tronc ; la variole arrive en quelques jours au summum de son extension, la syphilide ne se développe que lentement et progressivement, ce n'est qu'exceptionnellement que la syphilide est précédée de symptômes généraux ; le variole a une évolution cyclique, la syphilide n'est sujette à aucune règle dans sa marche. Enfin la recherche des commémoratifs, la présence d'autres syphilides, éclaireront le diagnostic.

3° **Syphilide impétiginiforme.** — Elle est caractérisée par une aréole rouge (qui représente la papule) surmontée de *plusieurs* petites pustules groupées les unes à côté des autres. Les éléments éruptifs en se réunissant forment des placards qui ne tardent pas à se recouvrir de croûtes jaunâtres, dures et sèches.

Au-dessous des croûtes la peau est plus ou moins ulcérée et, suivant la profondeur et la tendance à l'extension de l'ulcération, on a la forme superficielle ou profonde (*impetigo rodens*) de la syphilide impétiginiforme.

DIAGNOSTIC. — Cette syphilide se distingue de l'eczéma impétigineux par ses croûtes qui sont plus foncées, plus adhérentes, plus sèches, et entourées du même bourrelet grisâtre que nous avons signalé plus haut.

Le siège de l'éruption ne peut servir au diagnostic, car l'impétigo et la syphilide se voient dans les mêmes régions : front, ailes du nez, commissures labiales, cuir chevelu. La forme superficielle de la syphilide impétiginiforme est un accident de la période secondaire, la forme profonde (impétigo rodens) survient entre la période secondaire et la période tertiaire.

4o Syphilide ecthymateuse. — Une large papule recouverte d'une pustule volumineuse caractérise la syphilide ecthymateuse. La pustule dure peu de temps et est remplacée par une croûte brunâtre.

On en distingue deux formes : l'ecthyma superficiel et l'ecthyma profond.

L'*ecthyma superficiel* ou érosif est un accident de la période secondaire, il est très commun et les éléments éruptifs sont généralement disséminés. La perte de substance qui succède à la rupture de la pustule est très superficielle et la croûte qui la recouvre est brunâtre et peu adhérente. Cette syphilide se voit particulièrement à la nuque chez la femme, sur la face antérieure des jambes chez l'homme ; mais elle peut se développer sur le tronc, la face, les bourses, les membres supérieurs.

Sa signification pronostique n'a aucune gravité.

Il n'en est pas de même de la syphilide *ecthymateuse profonde* dont le pronostic est sévère et qui se montre à la fin de la période secondaire ou dans la période tertiaire. Elle diffère de la précédente par le volume beaucoup plus considérable de la pustule, la coloration plus foncée de la croûte, sa consistanec plus dure, son adhérence plus intime, son encastrement et surtout par la profondeur et la tendance extensive de l'ulcération sous-jacente.

DIAGNOSTIC. — Il est d'autant plus difficile de distinguer la syphilide ecthymateuse de l'*ecthyma* qu'il n'est pas rare d'observer, en même temps, une syphilide ecthymateuse et un ecthyma vulgaire.

L'aréole de la syphilide est de coloration cuivrée ou jambonnée, celle de l'ecthyma est rouge vif ou livide. La croûte de la syphilide est verdâtre, celle de l'ecthyma est brunâtre. L'ulcération de la syphilide a des bords taillés à pic, non décollés, son fond est grisâtre, bourgeonnant, sa base est indurée ; dans l'ecthyma vulgaire, la base est souple, le fond est uni.

Enfin, et ceci est le caractère différentiel le plus important, la pustule de l'ecthyma est auto-inoculable, celle de la syphilide ne l'est pas.

VI. — **Syphilides bulleuses**

On décrivait autrefois deux formes de syphilides bulleuses : le pemphigus et le rupia syphilitiques.

Or, le *pemphigus syphilitique* est tout à fait problématique. Fournier, Bazin, Martineau n'en n'ont pas vu un seul cas. Ce que l'on appelle *pemphigus syphilitique des nouveau-nés* n'est qu'une papule syphilitique transformée en phlyctène par suite de l'abondance de l'exsudat, abondance qui est ordinaire dans les dermatoses infantiles. Quant au *rupia*, on ne le considère plus que comme de l'ecthyma ayant de la tendance à l'ulcération. (Voy. p. 242.)

Il n'y a donc, quant à présent, aucune syphilide méritant le nom de *bulleuse*.

VII. — **Syphilides maculeuses ou pigmentaires**

Nous avons signalé plusieurs fois les taches pigmentaires qui succèdent aux éruptions syphilitiques, ce n'est pas de ces taches dont nous parlons actuellement. Les syphilides pigmentaires s'en distinguent précisément en ce qu'elles apparaissent sans qu'aucune dermatose leur ait donné naissance, elles sont en un mot idiopathiques.

La syphilide pigmentaire est caractérisée par des taches, tantôt bistrées, tantôt brunes, disposées les unes à côté des autres, se fondant sur les bords, de manière à circonscrire des îlots de peau saine, ne s'accompagnant d'aucune sensation subjective. Il n'y a aucun épaississement ni saillie de la peau, toute la lésion consiste en une hypertrophie pigmentaire. La peau voisine, qui paraît décolorée, contient néanmoins autant de pigment qu'à l'état normal (Tanturri). C'est donc bien une hyperchromie et non un vitiligo.

C'est sur le cou qu'il faut la chercher, car c'est là qu'on la trouvera vingt-neuf fois sur trente, dit Fournier. Elle forme dans cette région une collerette dentelée, beaucoup plus marquée sur les faces latérales. On la voit rarement sur le tronc, plus rarement encore sur les membres. Elle est, pour ainsi dire, spéciale aux sujets qui ont la peau fine et délicate; aussi est-elle l'apanage presque exclusif des femmes.

Cette syphilide apparaît dans la période secondaire, du sixième au trente-sixième mois après le chancre. Le traitement antisyphilitique peut l'arrêter dans son développement, mais il est impuissant, cela se comprend sans peine, à faire disparaître les macules déjà formées. Il faut un temps très long pour que les tissus puissent se débarrasser de leur excès de pigment.

DIAGNOSTIC. — La disposition festonnée des macules syphilitiques, leur localisation au cou, leur couleur brune et non pas jaune, les feront distinguer des éphélides et du vitiligo. L'absence de desquamation les différenciera du pityriasis versicolore.

VIII. — **Syphilides tuberculeuses**

Il est reconnu aujourd'hui que la lésion autrefois appelée tubercule syphilitique est absolument identique aux gommes sous-cutanées, le siège seul diffère.

Les tubercules gommeux de la peau sont de petites tumeurs enchâssées dans le derme, solides, résistantes, du volume d'un grain de millet à un pois, faisant une saillie d'un rouge cuivré ou sombre. La surface de la saillie est lisse, comme vernie. Ils ne provoquent ni cuisson ni prurit.

La syphilide gommeuse étant un accident de la période tertiaire dans laquelle les éruptions sont disciplinées, ses éléments éruptifs sont ordinairement cantonnés dans une région où ils forment des groupes irréguliers ou arrondis, des festons, des cercles ou segments de cercle.

Les régions de prédilection sont les ailes du nez, le front, les lèvres, les sourcils, le cuir chevelu, la barbe ; les membres sont assez rarement envahis.

Les gommes cutanées se terminent de deux façons ; ou bien elles se résorbent, ou bien elles s'ulcèrent ; de là deux formes : syphilides gommeuses sèches, syphilides gommeuses ulcéreuses.

1° Syphilides gommeuses sèches. — Nous ne reviendrons pas sur les caractères objectifs, les particularités de siège dont nous venons de parler et qui sont de tout point applicables aux syphilides gommeuses sèches.

La tumeur gommeuse a des dimensions assez variables, tantôt elle est petite et aplatie au point de ne faire presque pas de saillie, tantôt elle est grosse comme une noisette et, pour peu que l'éruption soit confluente, la région envahie semble atteinte de la lèpre.

Ces tumeurs persistent plusieurs mois, un an et plus, puis disparaissent laissant comme trace de leur passage soit une macule pigmentaire, soit une cicatrice durable et définitive, susceptible de rétracter.

Diagnostic. — La présence du tubercule étant bien constatée, il s'agit de le différencier des tubercules de la lèpre, du lupus, de l'acné, du sycosis.

Le tubercule de la *lèpre* est moins saillant, moins arrondi, sa coloration est violacée et non rouge cuivré.

Le tubercule *lupique* est plus mou, il a des reflets jaunâtres, on l'observe plus fréquemment dans le jeune âge et chez les scrofuleux, son évolution est plus lente comparée à celle de la syphilide.

L'*acné* indurata, avant que la pustule se produise, pourrait être prise pour un tubercule syphilitique, mais la coloration est d'un rouge rouge plus vif, plus inflammatoire, les éléments éruptifs sont habituellement isolés et disséminés et non groupés comme dans la syphilide. Si l'on presse un tubercule acnéique entre les doigts, on provoque une douleur assez forte et l'on en fait sortir de la sérosité ou de la matière sébacée; la pression du tubercule syphilitique ne produit au-

cune douleur et ne fait sortir aucune matière solide
ou liquide.

Les mêmes considérations sont applicables au tubercule du *sycosis* parasitaire ou non; on aura de plus
dans cette dernière affection l'altération des poils
pour aider le diagnostic.

2° Syphilide ulcéro-gommeuse (*tuberculo-ulcé-
reuse, tuberculo-croûteuse*). — Elle ne diffère de la
précédente que par sa terminaison. La gomme se ramollit, suppure, la peau s'amincit au sommet de la
tumeur, se perfore et le contenu s'échappe sous forme
de liquide jaunâtre, purulent, mêlé à des détritus cellulaires. Un processus ulcéreux s'empare de la peau et
va croissant chaque jour.

L'ulcération entame toute l'épaisseur du derme,
ses bords sont nettement taillés à pic, adhérents, entourés d'une aréole, rouge sombre, son fond est
grisâtre, inégal, bourgeonnant.

Elle n'a aucune tendance à la réparation et, quand
le traitement l'a guérie, elle récidive très facilement
sur place ou à côté.

Sa forme est, bien entendu, subordonnée à la disposition des tubercules. Arrondie si le tubercule est isolé,
elle est festonnée, circulaire, serpigineuse si les tubercules avaient cette disposition.

C'est dans cette syphilide que l'on aperçoit le mieux
les tendances à l'envahissement excentrique de la
syphilis, car tandis que l'ulcération se guérit au centre
elle progresse à la périphérie.

Deux complications peuvent envahir la syphilide
gommeuse : le phagédénisme et la gangrène.

Le *phagedenisme* imprime à l'ulcération une acuité parfois effroyable, qui se traduit par son extension rapide en surface et en profondeur et la destruction des organes sous-jacents.

La *gangrène* se montre sous deux formes différentes. Elle peut envahir une ulcération gommeuse comme toute autre ulcération et elle ne présente dans ce cas aucun caractère particulier; mais elle revêt parfois une allure toute particulière. Le processus gangréneux attaque la gomme avant qu'elle se soit ramollie et ulcérée, la surface de celle-ci se transforme en une eschare noire et sèche, ayant les dimensions de la gomme et une forme arrondie ou ovalaire. Les choses restent en cet état pendant des semaines et des mois, puis l'inflammation éliminatrice se déclare, un sillon se creuse entre la partie sphacélée et la peau saine et l'eschare, après être restée adhérente à son centre pendant quelque temps, s'élimine en laissant une ulcération possédant tous les attributs de l'ulcération gommeuse.

L'examen microscopique de l'eschare montre les éléments anatomiques mortifiés, mais aucune trace de lésion gommeuse.

La physiologie pathologique de cette gangrène spéciale n'est pas connue, on n'en trouve la raison ni dans l'état général ni dans l'état local. Cette complication comporte un pronostic moins sévère que le phagédénisme.

DIAGNOSTIC. — L'ulcération gommeuse doit être distinguée des ulcérations scrofuleuses, cancroïdales, lépreuses et farcineuses. Le tableau suivant indique

les caractères respectifs des ulcères syphilitiques,
scrofuleux et épithéliomateux.

	ULCÉRATIONS SYPHILITIQUES	ULCÉRATIONS SCROFULEUSES	ULCÉRATIONS CANCROÏDALES
Bords....	Nets, adhérents, taillés à pic, couleur cuivrée.	Machés, dé-collés, sur-plombant le fond, couleur violacée.	Épais, in-durés, renver-sés en dehors, couleur som-bre.
Fond....	Raviné, ferme, gri-sâtre.	Granuleux, mollasse, ro-se-pâle.	Anfractueux, bourgeon-nant, brun-jaunâtre.
Base....	Indurée.	Molle.	Indurée.
Sécrétion.	Séreuse.	Séro-puru-lente.	Séreuse, de mauvaise odeur.
Croûtes..	Dures, adhérentes, brun-verdâtres.	Molles, peu adhérentes, jaunâtres.	Molles, peu adhérentes, brunâtres.
Evolution	Rapide.	Lente.	Très lente.

Les ulcères lépreux et farcineux n'ont pas de caractères spéciaux. Le diagnostic se fera d'après la siège
et surtout d'après les commémoratifs et les autres
manifestations de la maladie.

Anatomie pathologique des syphilides

Les lésions des syphilides ne nous offrent rien de
caractéristique ; l'érythème, la papule sont constitués

dans la syphilis comme dans les éruptions similaires d'une autre provenance. La gomme seule pourrait être considérée comme spéciale à la syphilis, et pourtant des recherches histologiques récentes nous la montrent formée par des tubercules embryonnaires semblables à ceux que l'on trouve dans la gomme scrofuleuses et dans la granulation tuberculeuse. Mais ce n'est pas ici le lieu de discuter une question de spécificité.

Syphilides érythémateuses. — La roséole n'est point une simple hypérémie, car en plus des lésions habituelles de la congestion : exsudation de leucocytes et d'hématies, on trouve une prolifération des cellules conjonctives qui est le signe certain d'un processus inflammatoire.

Syphilides papuleuses. — La papule syphilitique est constituée par une inflammation circonscrite du derme et de l'épiderme.

La couche de Malpighi est épaissie, principalement au centre. A ce niveau, la couche cornée est soulevée (*syphilide papulo-squameuse*); les cellules se désagrègent et tombent pour peu que la papule se trouve dans une région humide, on a alors la syphilide *papulo-érosive*. Si, au contraire, la papule est dans une peau à épiderme épais, le soulèvement de la couche cornée produira la *syphilide psoriasiforme*.

Les vaisseaux superficiels et profonds sont congestionnés, les tissus sont infiltrés de leucocytes et de cellules embryonnaires.

Dans certains cas, l'infiltration se cantonne plus

particulièrement dans les papilles et donne lieu aux papules granuleuses ou ponctuées. Dans d'autres, l'infiltration descend jusqu'au tissu cellulaire sous-cutané, et produit les larges papules.

Syphilides vésiculeuses. — La syphilide vésiculeuse n'est qu'une papule dans laquelle le liquide exsudatif s'est collecté entre la couche cornée et la couche granuleuse de l'épiderme. Les cellules du réseau de Malpighi ont subi la transformation cavitaire, et sont remplies de sérosité et de leucocytes.

Syphilides pustuleuses. — De même, la syphilide pustuleuse est une papule qui suppure et dont le pus vient soulever l'épiderme. Dans la syphilide acnéiforme la suppuration se développe dans le follicule sébacé. Dans la syphilide impétiginiforme la suppuration est disséminée irrégulièrement. Dans l'ecthyma profond, l'inflammation est beaucoup plus intense, l'infiltration cellulaire est abondante, elle envahit les parois des vaisseaux et c'est peut-être à cette dernière lésion qu'est dû le processus ulcératif.

Syphilides bulleuses. Voyez ce que nous avons dit de ces syphilides.

Syphilides pigmentaires. — Elles sont constituées par une simple hyperchromie dont le processus ne diffère pas de celui qui produit les hyperchromies ordinaires.

Cornil pense que les syphilides maculeuses seraient précédées d'une roséole inaperçue; elles ne seraient, dans ce cas qu'une pigmentation consécutive et non idiopathique.

Syphilides gommeuses. — Les tubercules gommeux de la peau siègent dans l'épaisseur du derme, et sont formés par une agglomération de petits nodules. Chacun de ces nodules a pour centre un vaisseau oblitéré et dont la coupe représente une cellule géante. Autour de la cellule géante se trouve une zone de cellules embryonnaires en désintégration granuleuse et, à la périphérie, une zone de cellules embryonnaires bien vivantes. Ces nodules ressemblent donc à des tubercules embryonnaires.

Le tubercule est mal limité; de sa périphérie partent des prolongements cellulaires qui s'infiltrent entre les faisceaux conjonctifs, en suivant de préférence le trajet des vaisseaux.

Les tubercules peuvent se résorber, ou bien être envahis par une dégénérescence granulo-graisseuse ou caséeuse. Dans ce cas, la peau altérée, détruite, s'ouvre et l'ulcère est constitué.

SCROFULODERMIE

LUPUS

Le mot de lupus a été appliqué à deux affections : le lupus érythémateux et le lupus tuberculeux qui ont, comme point de ressemblance, leur tendance à l'extension et leur origine scrofuleuse, mais qui diffèrent par leur anatomie pathologique. C'est en raison de cette différence que Bazin[1] classe le lupus érythémateux dans les érythèmes et le lupus tuberculeux dans les néoplasies tuberculeuses.

I. — **Lupus érythémateux**

Le lupus érythémateux (*érythème centrifuge de Biett, lupus non exedens*) débute par une ou plusieurs taches d'un rouge sombre, violacé, saillantes, arrondies, de la dimension d'une tête d'épingle ou d'une lentille, dont le centre déprimé est tantôt luisant, tantôt recouvert de squames (*lupus érythémateux psoriasiforme*) ou de croûtes adhérentes (*lupus érythémateux acnéique, séborrhée congestive de Hébra, herpès crétacé de Devergie, acné atrophique de Chaussit, lupus sébacé*).

La présence des squames est très naturelle puisque le lupus érythémateux est une affection inflammatoire; quant à celle des croûtes, elle est due à ce que le processus inflammatoire, ainsi que nous le verrons plus loin, n'épargne pas les glandes sébacées. Ces croûtes sont huileuses ou sèches et tiennent à la peau par des filaments qui s'enfoncent dans les follicules sébacés dilatés.

Les squames et les croûtes constituent deux variétés de lupus qui sont du reste fréquemment associées. Les

---

[1] *Dictionnaire de Dechambre*, art. *Lupus*.

taches érythémateuses donnent lieu, suivant leur disposition, à trois formes de la maladie dont chacune à son pronostic spécial.

1° Lupus érythémateux discoïde. — Il est caractérisé par des taches affectant une forme discoïde, isolées, disséminées en petit nombre sur la face et le cuir chevelu. Ces taches se développent excentriquement et peuvent atteindre les dimensions d'une pièce de 2 fr. à de 5 fr. en argent et plus. C'est la forme la plus bénigne.

2° Lupus érythémateux agminé. — Il est constitué par de larges placards disposés en îlots et recouvrant une partie de la face et du cuir chevelu. Celui-ci s'accompagne souvent de bronchite tuberculeuse et d'arthropathies.

3° Lupus généralisé. — Il envahit la tête, le tronc et les extrémités, coexiste avec les lésions graves de la scrofule viscérale et offre, par conséquent, une grande gravité.

Il est bien évident que les formes légères peuvent se transformer dans la forme grave.

Les symptômes subjectifs sont à peu près nuls.

ÉVOLUTION. — Les taches érythémateuses évoluent lentement, elles mettent plusieurs mois à acquérir leur maximum de développement. Mais un travail de cicatrisation commence de bonne heure au centre de la tache. et y produit une dépression. Les taches persistent ainsi pendant des années, s'agrandissant à la périphérie, se guérissant au centre et disparaissent lentement toujours en laissant une cicatrice nacrée ou jaunâtre, molle ou résistante, gaufrée et légèrement déprimée. Le derme s'est détruit dans toute son épaisseur sans ulcération.

Ainsi que nous venons de le voir, la durée d'une tache de lupus est de plusieurs mois à quelques années, mais la maladie procédant par poussées successives, de nouvelles taches remplacent les anciennes, et le lupus érythémateux peut ainsi durer dix, quinze ou vingt ans.

ÉTIOLOGIE. — La scrofule est le cause principale du lupus érythémateux, c'est pour cela qu'on l'appelle encore scrofulide érythémateuse. Il est rare avant la puberté, plus rare encore chez les vieillards ; les femmes y sont plus sujettes que les hommes. L'apparition du lupus érythémateux est très souvent précédée de séborrhée, laquelle est, du reste, un attribut du tempérament lymphatique.

ANATOMIE PATHOLOGIQUE. — Les lésions du lupus érythémateux sont de nature inflammatoire, et s'attaquent à tous les éléments de la peau : épiderme, glandes, papilles, tissu conjonctif, vaisseaux.

Les vaisseaux superficiels et profonds sont congestionnés et dilatés, entourés de cellules embryonnaires. Les glandes sébacées, probablement en raison de leur richesse vasculaire, sont les plus infitrées de cellules, à leur pourtour et dans leur cavité.

L'intensité des lésions dans les glandes sébacées, avait été considérée, par Hébra, comme caractéristique du lupus érythémateux c'est pourquoi il l'avait appelée séborrhée congestive, mais Neumann a fait l'examen hstologique d'un lupus érythémateux de la paume de la main, région dépourvue de glandes sébacées.

Les papilles infiltrées sont augmentées de volume.

Les cellules épidermiques prolifèrent, deviennént granuleuses et provoquent l'exfoliation épidermique.

Il peut se faire que les cellules de nouvelle formation disparaissent par résorption, auquel cas les taches lupiques guérissent sans cicatrice ; mais, en règle générale, les éléments anatomiques nouveaux ou anciens entrent en dégénérescence granulo-graisseuse et se résorbent.

La peau a donc été détruite et, comme le processus est très lent, un tissu de cicatrice a le temps de se former et de réparer la perte des éléments anatomiques.

Tout n'est pas dit encore sur l'anatomie pathologique du lupus érythémateux. Cette évolution d'un processus inflammatoire sort de la règle ordinaire ; aussi ne sommes-nous pas éloigné de supposer qu'à côté des lésions inflammatoires il existe, comme dans le lupus tuberculeux, des tubercules embryonnaires qui n'ont pu encore être découverts parce qu'ils sont disséminés et non agminés.

Diagnostic. — Le diagnostic du lupus érythémateux n'est généralement pas difficile grâce à la dépression centrale des taches, à leur localisation sur la tête, à la lenteur de leur évolution. Ces signes serviront à le différencier des érythèmes divers et notamment de l'*érythème triçophytique*.

Si les squames sont un peu abondantes, on pourrait penser à un *psoriasis*, mais celui-ci a une coloration rouge tirant sur le jaune, ses squames sont nacrées, petites, adhérentes, son siège n'est pas le même.

Le lupus recouvert de croûtes ne sera pas pris pour un *eczéma* ou toute autre affection croûteuse, car en les soulevant on verra qu'il n'y a aucune perte de substance de l'épiderme.

Sur le nez, le lupus pourrait être confondu avec la *couperose*, mais dans cette affection la rougeur est plus diffuse et habituellement parsemée de pustules acnéiques.

Les taches lupiques étant également le siège d'une hypersécrétion séborréique huileuse on les distinguera de la *séborrhée huileuse* par la dépression centrale et par le fond érythémateux.

Les *syphilides papuleuses* ont une couleur cuivrée ou jambonnée qui ne s'efface pas par la pression, n'ont pas de dépression centrale et, comprimées entre deux doigts, sont dures et résistantes comme un néoplasme.

Traitement. — Kaposi et ses traducteurs, Besnier et Doyon, s'accordent à dire que rien n'est plus difficile et plus facile à la fois que le traitement du lupus érythémateux, en ce sens que les mêmes moyens thérapeutiques donnent des succès surprenants, comme aussi des insuccès absolus.

Les indications *générales* sont, si l'on a affaire à un scrofuleux, ce qui est le cas ordinaire d'instituer la médication anti-scrofuleuse par une alimentation et une hygiène bien ordonnées et par les médicaments appropriés. Au premier rang de ceux-ci se trouvent les préparations iodées. Call Anderson emploie avec succès l'iodure d'amidon, Besnier l'iodoforme à la dose de 0 gr. 50 à 1 gr. divisés en pilules de 5 à 10 centigr. prises au moment des repas.

Les eaux *chlorurées sodiques* et mieux encore les *chlorurées sufureuses* sont nettement indiquées.

Le traitement *local* exige une médication irritante substitutive d'abord, ensuite les caustiques superficiels, afin de ne pas produire une cicatrice plus laide que celle qu'entraînerait tôt ou tard la maladie abandonnée à elle-même. Il faut mettre au premier rang des substitutifs, dit Besnier, le vésicatoire volant vulgaire.

Duhring recommande le savon vert en emplâtre ; on se servira aussi avec avantage de l'emplâtre mercuriel de Vigo. Fournier a obtenu un rapide succès par des badigeonnages de glycérine iodée à 5 p. 15. Le goudron, le soufre, l'acide pyrogallique, etc., pourront être employés.

En fait de caustiques on se servira de nitrate acide de mercure, du sublimé, du nitrate d'argent, mais on évitera d'une manière générale les acides sulfurique, nitrique, chromique, le chlorure de zinc.

Enfin l'on peut avec succès appliquer au lupus érythémateux les méthodes de raclage, de sacrification et de cautérisations dont il est parlé au lupus tuberculeux.

II. — **Lupus tuberculeux ou vulgaire**

Le lupus tuberculeux est caractérisé par le développement dans l'épaisseur du derme de petits néoplasmes cellulaires qui disparaissent par résorption ou par ulcération.

SYMPTÔMES. — Le lupus débute par de petites nodosités de la grosseur d'un grain de mil ou d'une tête d'épingle, enchâssées dans la peau, ne faisant pas de saillie (*lupus plan*), mais se révélant par des taches érythémateuses d'une coloration jaune rougeâtre dont la surface est lisse, vernissée ou exfoliée (*lupus érythemato-tuberculeux, lupus maculeux*).

Ces nodosités primitives s'accroissent lentement et acquièrent le volume d'un grain de millet ou d'un gros pois (*lupus élevé*). Elles sont alors perceptibles à la vue et au toucher. Leur couleur est rouge jaunâtre, leur consistance est molasse ; elles sont absolument indolores. Dans certains cas les tubercules prennent des dimensions exagérées qui les font appeler *lupus hypertrophique, éléphantiasique*.

La disposition des éléments éruptifs est variable. Tantôt ils sont isolés et disséminés, évoluant chacun séparément (*lupus disséminé*) ; tantôt serrés les uns contre les autres ils se réunissent par groupes *(lupus agminé)*, et forment des placards irréguliers, des lignes droites (*lupus linéaire*), des cercles (*lupus circulaire*), des segments de cercle (*lupus marginé, circiné, excentrique, serpigineux*).

Le siège de prédilection du lupus tuberculeux est les ailes du nez ; c'est par là qu'il débute ordinairement et qu'il s'étend au reste de la face et au cuir chevelu. On le voit également sur les membres, le tronc, le pénis. Il ne faut pas oublier que le lupus envahit fréquemment les muqueuses buccale, pharyngienne et laryngienne.

ÉVOLUTION. — Les tubercules lupiques se terminent de deux façons : ou bien ils se résorbent, après avoir subi la dégénérescence granulo-graisseuse et ne laissent qu'une légère cicatrice déprimée comme trace de leur passage (*lupus non ulcéreux*, *lupus exfoliatif*); ou bien ils suppurent et entraînent l'ulcération de la peau (*lupus ulcéreux*). Les ulcérations lupiques ont une coloration rouge jaunâtre (sucre d'orge), leurs bords sont irréguliers, érodés, décollés, leur fond est mollasse, bourgeonnant, granuleux. Ces bourgeonnements prennent quelquefois des dimensions inusitées qui rendent le lupus *végétant*, *papillomateux*, *frambœsiforme*. Les ulcérations se recouvrent de croutes enchâssées, dures, de couleur brun jaunâtre, entourées d'une aréole rouge bleuâtre. Les ulcérations se réparent lentement et laissent une cicatrice blanche, gauffrée, déprimée. Telle est l'évolution ordinaire. Mais dans certains cas, soit que de nouveaux tubercules se développent successivement à côté des anciens, soit que le phagédénisme s'empare des ulcérations, celles-ci s'étendent progressivement en surface et en profondeur, détruisent de vastes étendues de peau et n'épargnent aucune des parties sous-jacentes : tissu cellulaire, aponévroses, cartilages, os ; on a alors le *lupus vorax, térébrant* qui produit l'effondrement du nez, qui ronge les os de la face, fait écrouler le plancher de l'orbite et rend les malades un objet d'horreur pour eux-mêmes et pour la société.

On conçoit sans peine que les cicatrices qui succèderont à ces vastes ulcérations seront dans beaucoup de cas un obstacle au jeu des muscles et des articulations.

L'évolution des tubercules lupiques est habituellement lente, il faut plusieurs années pour les voir disparaître, mais la maladie est de plus longue durée, car elle procède par poussées successives.

Quelquefois cependant les tubercules prennent des allures rapides (*lupus aigu, galopant*) et aboutissent en quelques mois aux mutilations désastreuses du lupus vorax.

ÉTIOLOGIE. — La scrofule est la cause ordinaire du lupus tuberculeux. Il apparaît avant la puberté. Les femmes en sont plus fréquemmeut atteintes que les hommes, et les pauvres que les riches, toutefois il n'est pas inconnu dans les classes élevées de la société.

Le lupus n'a rien à faire avec la syphilis, mais des parents en état de cachexie syphilitique sont essenliellement aptes à procréer des enfants prédisposés à la scrofule, à titre de condition dépressive profonde du système nutritif.

PRONOSTIC. — Le pronostic du lupus au point de vue général n'est pas grave, en ce sens que par lui-même il n'altère pas la santé, mais il est toujours l'indice d'un état général mauvais. Le pronostic local est en raison directe de l'étendue et de la profondeur des ulcérations.

Anatomie pathologique. — Le lupus est une néoplasie cellulaire enchâssée dans le derme dont il refoule les éléments, et par conséqnent recouverte par toutes les couches épidermiques qui ne présentent aucune altération.

Le tubercule lupique est constitué par un assemblage d'éléments plus petits qui sont les nodules ou granulations du lupus.

Le nodule est composé de trois zones : une zone centrale occupée par une cellule géante, une zone intermédiaire composée de cellules granuleuses, ne se colorant pas par le picro-carminate d'ammoniaque, une zone périphérique formée de nombreuses cellules embryonnaires.

Si par le pinceau on chasse de la préparation les éléments anatomiques cellulaires, il ne reste plus du nodule qu'une trame réticulée assez informe au centre, mais nette et dégagée à la périphérie. Les travées de cette trame sont disposées en mailles, elles présentent une cellule plate au niveau de leurs points de bifurcation et sont accompagnées par des vaisseaux sanguins dont la paroi leur sert de soutien [1]. Les vaisseaux du centre du nodule s'oblitèrent fatalement et de très bonne heure ; cette oblitération est vraisemblablement cause de la dégérescence granuleuse de la zone intermédiaire. Quant à ceux de la périphérie, ou bien ils s'oblitèreront à leur tour et deviendront ainsi

[1] Besnier et Doyon. — In Kaposi.

l'origine de nouveaux nodules (c'est ainsi que se forme le tubercule), ou bien ils resteront perméables et le tissu réticulé poursuivant son évolution se transformera en tissu fibreux. Ce tissu fibreux forme un collier autour du centre du nodule ; en se rétractant, il fragmentera ce centre dégénéré et se substituera à lui. C'est ainsi que le nodule devient un tubercule fibreux, tubercule de guérison semblable à celui que Cruveilher a décrit dans la phtisie pulmonaire.

Les éléments cellulaires du nodule paraissent provenir d'une prolifération de la tunique conjonctive des vaisseaux superficiels. Comme les glandes sudoripares et sébacées sont les plus riches en vaisseaux, c'est dans leur voisinage que se développent de préférénce les nodules lupeux.

Autour du tubercule lupique existe une zone inflammatoire consécutive à la présence du tubercule.

Ainsi que l'on a pu s'en rendre compte par cet exposé, le nodule lupique ressemble étrangement au follicule tuberculeux, ou tubercule embryonnaire de la granulation grise de Laennec qui caractérise la tuberculose. Mais ce n'est pas tout. On sait que, d'après des recherches récentes, on a trouvé dans la matière tuberculeuse des phtisiques un *bacille* qui, cultivé par la méthode de Pasteur et inoculé, reproduit une tuberculose locale ou généralisée ; or, ce même bacille a été trouvé par Leloir dans le tubercule du lupus. Cultivé et inoculé il a produit la tuberculose.

Nous nous contentons ici de cette simple constatation, renvoyant à la troisième partie pour les déductions que l'on en doit tirer.

DIAGNOSTIC. — Si le tubercule lupique est à fleur de peau, on pourrait le confondre au premier abord avec les diverses affections papuleuses, *érythème papuleux, lichen, eczéma papuleux sec*; mais la couleur rouge jaunâtre du lupus, son siège, la lenteur de son évolution qui se compte par années, l'absence de tout prurit, son début dans le jeune âge, feront immédiatement éliminer ces affections papuleuses.

Si le tubercule est saillant, son diagnostic est à faire d'avec les *syphilides papuleuses et gommeuses*. Voici, d'après Fournier, les caractères différentiels :

La consistance du lupus est plus mollasse que celle des syphilides ;

La coloration du lupus est rouge jaunâtre (sucre d'orge), celle des syphilides est cuivrée ou jambonnée ;

La disposition hémi-cerclée est affectionnée par les syphilides, elle est possible. mais rare dans le lupus ;

Le nombre des éléments éruptifs est plus grand dans la syphilis que dans le lupus ;

L'évolution est beaucoup plus rapide dans les syphilides que dans le lupus ; les syphilides accomplissent en quelques mois ce que le lupus ne fait qu'en plusieurs années. Pour le diagnostic du lupus ulcéreux, voyez p. 347.

TRAITEMENT. — Nous ne croyons pas utile de parler de tous les médicaments qui ont pu être employés dans le lupus, puisque la méthode des scarifications linéaires a laissé bien loin derrière elle tous les autres traitements. Inventée par Balmanno Squire, perfectionnée par Vidal et Besnier, cette méthode

consiste à faire sur les régions malades, au moyen
d'aiguilles tranchantes, des scarifications quadrillées,
comparables aux dessins que forment les dessina-
teurs qui ombrent leur tableau avec une plume à
écrire.

Les incisions doivent donc être aussi rapprochées
que possible et faites perpendiculairement à la peau.
Leur profondeur doit dépasser le tissu malade, et l'on
reconnaît que l'on est arrivé sur les tissus sains lorsque
l'aiguille rencontre une certaine résistance. L'instrument doit être manié comme une plume à écrire,
avec les doigts et non avec des mouvements du bras
et de l'épaule. Ces scarifications produisent une
légère hémorrhagie que l'on arrête facilement au fur
et à mesure de l'opération avec de petites éponges ou
de la ouate.

L'opération est généralement peu douloureuse. On
peut faire de l'anesthésie locale par les pulvérisations
d'éther, mais alors les tissus gelés par le froid prennent une égale consistance, et l'aiguille ne sent plus
la différence des tissus morbides ou sains, ce qui
rend l'opération moins sûre. L'opération terminée, on
fait un pansement par occlusion avec des bandelettes d'emplâtre de Vigo.

Les scarifications doivent être faites toutes les
semaines, jusqu'à ce que la cicatrice soit constituée,
ce qui arrive après un certain nombre de scarifications.

Les résultats de cette pratique sont rapides ; elle
donne une cicatrice blanche, lisse et souple, plus belle
que celle qu'aurait donné le lupus abandonné à lui-
même.

Chez les sujets fortement strumeux, la cicatrice s'hypertrophie, devient kéloidienne. Le meilleur moyen de la rendre normale est de la scarifier encore.

Les scarifications linéaires agissent vraisemblablement en atrophiant le tubercule, et cela de deux façons : par le sectionnement des vaisseaux et par la compression qu'exerce la cicatrisation immédiate des incisions.

Cette méthode est applicable non seulement au lupus non ulcéré, mais encore et surtout au lupus vorax.

Besnier, craignant que les scarifications ne favorisent la propagation des tubercules par auto-inoculation, les a remplacées tout dernièrement [1] par des cautérisations ponctuées ou linéaires faites par le thermocautère ou le galvano-cautère, avec des pointes et couteaux qu'il a fait construire par Mathieu. Ces instruments sont portés au rouge sombre, afin d'éviter l'hémorrhagie, et doivent dépasser de 1 à 2 millimètres les limites du néoplasme.

Ce nouveau traitement serait, d'après son auteur, le moyen le plus sûr, le plus rapide et le plus inoffensif de guérir toutes les variétés du lupus.

Si le traitement local du lupus tient le premier rang, on n'oubliera pas le traitement général basé sur une hygiène et une médication antiscrofuleuses.

Annales de dermatologie et de syphiliographie, 25 août 1883.

GOMMES SCROFULEUSES

Une tumeur dure qui se ramollit, s'ulcère et donne issue à du pus caséeux, telle est, en peu de mots, la définition de l'affection qui nous occupe. Cette maladie ne pouvait pas passer inaperçue, aussi est-elle décrite par les auteurs, mais sous des noms différents : *molluscum stéatomateux* (Bazin), *tubercules scrofuleux sous-cutanés* (Rayer), *abcès sous-cutanés* (Guersant), *scrofulide phlegmoneuse* (Hardy).

La diversité de ces noms montre assez que les auteurs cités ignoraient la nature de la lésion. Seul Bazin affirma la nature tuberculeuse du néoplasme en ayant soin de spécifier : « le mot tubercule est pris ici dans le sens de tubercule de Laennec, ou de produit morbide ». Les recherches ultérieures ont confirmé la nature tuberculeuse de cette affection que Vidal a nommé en 1873 gomme scrofuleuse, en raison de l'analogie de son évolution avec la gomme syphilitique.

Symptômes. — Les gommes scrofuleuses se présentent sous l'aspect de tumeurs dures, arrondies ou ovalaires, de la grosseur d'une noisette ou d'une figue, non douloureuses, indolentes, mobiles sous la peau et sur les tissus sous-jacents, ayant la coloration de la peau normale (période de crudité).

Leur siège de prédilection est la face, le cou et les membres.

Peu à peu ces tumeurs deviennent moins mobiles et leur consistance se ramollit, sinon dans la totalité, au moins sur quelques points. La peau qui les recouvre rougit d'abord légèrement, puis la couleur rouge devient de plus en plus sombre, violacée, à mesure que le ramollissement fait des progrès. Il arrive enfin un moment où la tumeur est fluctuante (période de ramollissement). La peau enflammée ne tarde pas à s'amincir et il se forme un ou plusieurs pertuis par lesquels suinte un liquide séreux jaunâtre. Ces pertuis s'agrandissent, se réunissent et donnent lieu à une ou plusieurs ulcérations à bords livides, mâchés, décollés, au fond fougueux, grisâtre, fournissant un pus sanieux et donnant issue, à un moment donné, à un bourbillon caséeux et filamenteux (période d'ulcération). Ces ulcérations ont peu de tendance à la cicatrisation, elles durent des semaines et souvent entament les cartilages et les os.

La réparation, qui est toujours lente, se fait par des bourgeons charnus, et il reste une cicatrice violacée, déprimée ou saillante, fréquemment squameuse.

Cette évolution des gommes scrofuleuses est presque fatale. Il est très rare de les voir disparaître par résolution. L'engorgement des ganglions est à noter comme signe important pour le diagnostic.

ANATOMIE PATHOLOGIQUE. — Hans Chiari, Bizzozero et Pautlen avaient indiqué la nature tuberculeuse des gommes scrofuleuses, mais c'est à Brissaud et Josias[1] que l'on doit la première description histologique de ces tumeurs. Voici le résumé du travail de ces auteurs :

[1] *Revue mensuelle de médecine et de chirurgie*, 1879, octobre et novembre.

Les gommes sont logées dans le tissu cellulaire sous-cutané; au-dessus d'elles le derme est normal, sauf la vascularisation et l'œdème que l'on observe lorsque la peau est devenue adhérente.

La tumeur est constituée au centre par une masse caséeuse environnée d'une zone épaisse d'éléments embryonnaires. Au sein de cette zone cellulaire, les vaisseaux sanguins sont oblitérés et l'on y trouve de nombreuses cellules géantes dispersées au milieu de petits amas de cellules épithélioïdes.

A la périphérie de la tumeur on trouve des follicules tuberculeux (tubercules embryonnaires), des granulations grises (tubercule de Laennec) et des tubercules fibreux.

Il résulte de cet examen que la gomme scrofuleuse est une véritable tuberculose caractérisée par ses deux éléments morbides : le tubercule embryonnaire et le tubercule adulte. Les conséquences à tirer de ce fait important seront exposées plus loin.

DIAGNOSTIC. — A la période de crudité, les gommes scrofuleuses pourraient être prises pour des tumeurs quelconques : *fibromes, lipomes*, qui sont également dures et ont la coloration de la peau normale. Mais ces tumeurs ont une évolution essentiellement lente, elles mettent plusieurs mois à se former et à se développer. D'autre part, on reconnaîtra la gomme en faisant l'examen de l'état général du sujet entaché de scrofule, et surtout par l'engorgement des ganglions voisins.

Il est plus difficile de distinguer la gomme scrofuleuse de la *gomme syphilitique*. Les antécédents du malade et l'épreuve thérapeutique par l'iodure de potassium qui, souverain dans la syphilis, est inefficace dans la scrofule, établiront le diagnostic.

Si la gomme est ulcérée, le diagnostic est encore à faire avec la syphilis. (Voy. p. 347.)

Traitement. — L'indication la plus importante est la médication anti-scrofuleuse par les toniques, une bonne hygiène, l'emploi des eaux chlorurées sodiques et chlorurées sulfurées.

Le traitement local variera suivant la période. Si le néoplasme est ramolli, il faut l'ouvrir et favoriser son élimination par la médication émolliente combinée à l'antisepsie.

Plus tard, on favorisera la cicatrisation par les caustiques légers : nitrate d'argent, iodoforme, etc.

TUBERCULODERMIE

Nous avons déjà mentionné la présence de ce que l'on appelle le tubercule embryonnaire ou follicule tuberculeux dans les gommes syphilitiques et scrofuleuses, dans le lupus. Nous parlons maintenant du tubercule adulte ou granulation grise de Laennec siégeant dans la peau.

Ce n'est que depuis 1877 que la tuberculisation de la peau a été nettement établie (Chiari, Jarisch). Récemment, Vidal, Riehl, en ont publié de nouvelles observations, et il n'est pas douteux que le nombre des cas augmentera à mesure qu'on saura mieux distinguer la tuberculose cutanée de la syphilodermie et de la scrofulodermie.

Jusqu'à présent les tubercules de la peau n'ont été observés que sur des sujets atteints de tuberculose viscérale (tube digestif, poumons).

Les lésions se montrent habituellement autour des orifices naturels : bouche, narines, anus; plus rarement on les observe sur le tronc et les membres.

Elles débutent par des tumeurs plus ou moins nombreuses, de la grosseur d'un grain de riz, dures, élastiques, indolentes, recouvertes d'une peau normale.

Au bout de quelque temps, les tumeurs se ramollissent, la peau rougit, s'ulcère et laisse échapper une matière caséeuse.

Ces ulcérations ont des bords sinueux, crénelés, épais, violacés, un fond inégal, rugueux. Elles s'agrandissent excentriquement par suite de la formation dans les bords de nouveaux tubercules, et n'ont aucune tendance à la guérison.

L'examen microscopique fait par Vidal des tumeurs non ulcérées a montré qu'elles étaient identiques à la granulation grise de la tuberculose pulmonaire.

Le diagnostic de la tuberculose cutanée ne s'impose pas; il ne peut guère se faire que par exclusion. On se basera sur la présence des petites tumeurs autour de l'ulcère et principalement sur la recherche d'une tuberculose viscérale.

L'iodoforme est le médicament qui s'est montré le plus efficace pour hâter la cicatrisation des ulcères. Il va sans dire que le traitement général est le plus important.

LEPRODERMIE

La lèpre étant une affection générale à manifestations multiples, il ne peut entrer dans notre plan d'en
faire une description complète. Nous nous bornerons
donc à étudier les localisations cutanées de cette
maladie.

A ce dernier point de vue, on peut distinguer trois
formes de lèpre : lèpre maculeuse, lèpre tuberculeuse,
et lèpre anesthésique ; ces formes sont du reste fréquemment associées sur le même malade.

I. **Lèpre maculeuse**. — Elle est caractérisée par
la formation de taches érythémateuses de couleur
rougeâtre, lisses, brillantes, bien délimitées, pâlissant sous le doigt, douloureuses à la pression, planes
ou légèrement saillantes, arrondies ou irrégulières,
ayant les dimensions d'une pièce de cinquante centimes ou de cinq francs en argent et même davantage.

Ces plaques sont quelquefois entourées d'un liséré
violacé ou lilas formé par un fin plexus de vaisseaux
sanguins. A mesure qu'elles vieillissent les taches
prennent une teinte jaunâtre ou brunâtre, et le centre
qui se guérit le premier reprenant la couleur normale, il en résulte qu'elles ont un aspect de cocarde tricolore, blanche au centre, violacée à la
périphérie et brunâtre entre les deux.

L'évolution d'une plaque érythémateuse est habituellement lente, elle disparaît au bout de plusieurs

mois par régression spontanée ; mais il s'en forme d'autres successivement.

Les taches lépreuses sont habituellement nombreuses ; on les voit principalement sur le dos, la poitrine, les fesses, les membres inférieurs du côté de l'extension.

II. Lèpre tuberculeuse. — Les tubercules lèpreux ont la grosseur d'un grain de plomb ou d'une noisette, ils sont plans ou hémisphériques, d'une couleur rouge brun, sale, d'une consistance résistante ou molle, d'un aspect lisse et brillant, douloureux à la pression.

Isolés au début, ils ne tardent pas à se rapprocher et à former par leur agglomération des nodosités, des bosselures.

Leur siège de prédilection est la face, les sourcils, les paupières, le nez, les lèvres, où leur confluence produit des déformations faciles à comprendre. Mais on les voit aussi sur toutes les autres régions, notamment sur les plaques érythémateuses, et même dans les fosses nasales, le pharynx, la bouche, la langue, le larynx, où ils sont l'origine de troubles fonctionnels proportionnés à leur nombre et à leur confluence.

L'évolution de la maladie se fait par poussées successives, celle de chaque tubercule est lente. Ce n'est qu'au bout de plusieurs mois que la régression commence. Cette régression aboutit soit à la résorption du tubercule, soit à son ulcération (*lèpre ulcéreuse*). L'ulcère est le plus souvent superficiel ; mais, dans certaines circonstances, il s'étend en profondeur, détruit les organes sous-jacents à la peau (*lèpre mutilante*).

III. Lèpre anesthésique. — Elle est caractérisée par des zones d'anesthésie cutanée irrégulières dans leur forme et leur distribution. Au début, l'anesthésie est mobile, saute d'un point à un autre, mais plus tard elle s'installe définitivement. Elle est quelquefois précédée d'hyperesthésie. Les zones d'anesthésie s'observent un peu partout et enferment fréquemment les plaques érythémateuses et tuberculeuses. Il n'est pas rare de voir des bulles de pemphigus sur les zones anesthésiées.

Ultérieurement la peau devient brunâtre, se dessèche et s'atrophie comme les muscles et les os.

ANATOMIE PATHOLOGIQUE. — Les lésions des plaques érythémateuses et des tubercules ne diffèrent que par leur distribution.

Elles consistent dans une infiltration du réseau fibreux du derme par des cellules lymphatiques. Cette infiltration est, comme toujours, plus marquée autour des vaisseaux et des glandes qu'elle comprime et oblitère. Elle respecte l'épiderme, mais s'étend fréquemment dans le tissu cellulaire sous-cutané.

Dans la lèpre maculeuse, l'infiltration lymphatique est distribuée en surface, tandis que dans la lèpre tuberculeuse, elle est agglomérée en nodules.

La cause première de ces altérations, ainsi que de toutes celles de la lèpre, réside dans l'envahissement de l'organisme par des *bactéries*. Ces bactéries ont été trouvées dans le sang par Hillairet et Gaucher[1], dans les tubercules par Cermauer Hansen (1869) et par Cornil et Suchard [2]. Elle se trouvent dans les cellules lymphatiques qui, irritées par ces corps étrangers, se multiplient avec rapidité.

ÉTIOLOGIE. — La contagion est la seule cause de la lèpre. Qu'il y ait des circonstances plus ou moins favorables à cette contagion, cela n'est pas douteux; mais il est bien reconnu aujourd'hui que la lèpre est une affection contagieuse et parasitaire.

DIAGNOSTIC. — Les plaques de la lèpre maculeuse pourraient être prises pour du lupus erythémateux, du vitiligo ou de la sclérodermie partielle.

Le *lupus érythémateux* se reconnaîtra à la dépression centrale de la plaque, aux squames ou croûtes qui la recouvrent, à son siège habituel, la face. Le *vitiligo* donne bien à la peau une coloration jaunâtre ou brunâtre, mais les tissus ne sont nullement œdématiés.

La *sclérodermie partielle ou lardacée* présente également une teinte jaunâtre bordée d'un cercle violacé, mais on voit au centre de la plaque une tache rouge, rugueuse, sillonnée d'arborisations vasculaires.

Les tubercules lèpreux se distingueront des tubercules *lupiques* par leur couleur rouge sale, ceux-ci ayant la couleur jaune rougeâtre du sucre d'orge. Les *tubercules* ou *gommes* cutanés *syphilitiques* se reconnaîtront aussi à leur couleur qui est cuivrée ou

Revue de biologie, 1880.

[2] Annales de Dermatologie. 1881

jambonnée, à leur disposition en lignes hémi-cerclées.

Enfin on n'oubliera pas la recherche des autres localisations morbides, notamment des zones d'anesthésie.

PRONOSTIC. — Le pronostic de la lèpre est très grave. Et, bien que l'on puisse prolonger l'existence des malades, la maladie aboutit à la mort.

TRAITEMENT. — Le traitement des manifestations cutanées de la lèpre est de peu d'importance. Toute l'attention du médecin doit se diriger sur la médication générale. Jusqu'à ce jour, aucun médicament ne s'est révélé avec des propriétés curatrices, et cependant le nombre est grand de tous ceux qui ont été préconisés : huile de noix d'acajou, baume de Gurjun, huile de Chaulmoogra, quinine etc.

Le traitement ne pourra donc être que symptomatique, palliatif, tonique et reconstituant.

CINQUIÈME CLASSE

NÉVROSES CUTANÉES

Ce titre générique devrait comprendre les deux grandes altérations de la sensibilité cutanée : hyperesthésie et anesthésie. Mais qui ne sait que l'hyperesthésie et l'anesthésie sont le plus souvent consécutives aux lésions des troncs ou des centres nerveux et rentrent par conséquent dans la pathologie ordinaire. Les seules névroses qu'on puisse considérer comme spéciales sont le prurit et la dermalgie, ce sont aussi les seules que nous décrirons.

I. — PRURIT

Nous connaissons déjà le prurit, sensation qui porte à se gratter, pour l'avoir vu dans de nombreuses affections de la peau comme phénomène *secondaire*; mais celui qui nous occupe en ce moment est *idiopathique*, il existe indépendamment de toute maladie cutanée. Ce n'est pas à dire que le prurit idiopathique ne puisse pas être escorté de lésions visibles du côté de la peau, telles que: papules de prurigo, excoriations, érythème; mais ces lésions sont consécutives au grattage et leur présence assez fréquente rend le diagnostic très difficile entre le prurit symptomatique et le prurit idiopathique.

Il y a de très grandes variations dans l'intensité du prurit. Tantôt il ne consiste que dans des sensations modérées de brûlure, de picotements, de démangeaisons, qui cessent par un léger grattage ; tantôt, au contraire, les démangeaisons sont si fortes que le malade se laboure la peau avec les ongles, se déchire avec des corps durs, jusqu'à ce qu'une légère hémorrhagie s'étant produite, il éprouve un sentiment de bien être et un répit.

Le prurit n'est pas permanent, il se calme à certaines heures pour reparaître plus tard sans cause appréciable.

Le prurit est rarement généralisé à toute la surface du corps ; le plus souvent il se localise dans une région, et de préférence aux parties génitales (*pruritus pudendorum*) : vulve (*prurit vulvaire*), scrotum (*prurit scrotal*) et à l'anus (*prurit anal*).

Par suite de grattages réitérés la peau brunit, s'épaissit et est sillonnée de cicatrices linéaires.

Etiologie. — Le prurit idiopathique s'observe dans le cours de certaines maladies : mal de Bright, diabète ; d'où la nécessité d'examiner les urines d'un malade atteint de ce prurit.

L'ictère le produit souvent. Dans beaucoup de cas, il est lié au nervosisme et à l'arthritisme.

Duhring décrit un prurit qui revient à chaque automne et qui se manifeste quand le malade est au lit (*pruritus hiemalis*).

DIAGNOSTIC. — Le diagnostic du prurit s'impose, mais ce qui ne s'impose pas, c'est le diagnostic des causes que l'on devra rechercher avec soin.

TRAITEMENT. — On calmera l'hyperesthésie cutanée par le bromure de potassium, l'atropine, le sulfate de quinine, le salicylate de soude. A l'extérieur, on emploiera les poudres isolantes : camphre, sousnitrate de bismuth, oxyde de zinc, l'enveloppement par le caoutchouc, les lotions et bains de sublimé, d'alcool camphré, les bains de son, de gélatine, de vinaigre (un à deux litres pour un bain).

Le malade évitera toutes les boissons et mets excitants : thé, café, liqueurs, épices, truffes, mollusques, crustacés, charcuterie.

Dans quelques cas de prurit ferox, Vidal a obtenu de bons résultats par les scarifications quadrillées.

II. — DERMALGIE

(NÉVRALGIE DE LA PEAU)

La dermalgie diffère du prurit par la nature des sensations subjectives, et de l'hyperesthésie en ce que la douleur se montre spontanément.

Cette douleur est variable dans son intensité, les malades les comparent à de la brûlure, des élancements, des picotements, des secousses électriques. Elle survient spontanément par accès, mais elle est augmentée par les frottements, les attouchements.

On l'observe particulièrement dans les régions velues.

Le rhumatisme, l'arthritisme, le froid, les maladies du cerveau et de la moelle, le nervosisme, l'hystérie sont les causes ordinaires de la dermalgie.

L'électricité, les anesthésiques locaux sont les moyens que l'on emploiera de préférence. Nous avons guéri en trois jours une dermalgie datant de plusieurs mois avec des frictions et un pansement au liniment suivant :

Huile de jusquiame	30 grammes.
Extrait de ciguë	10 —
Acide cyanhydrique	10 gouttes.

PARASITES VÉGÉTAUX. — DERMATOPHYTIES

FAVUS

Le favus (*teigne faveuse, porrigo favosa*) est une affection contagieuse de la peau, caractérisée par la présence d'un champignon, l'Achorion Schönleïnii, lequel s'amasse sous forme de pseudo-croûtes jaunes, ombiliquées, traversées habituellement par un ou plusieurs poils, ayant une odeur de souris.

Le favus se développe le plus souvent dans les follicules pileux et les poils (*favus pilaire*), rarement on le voit dans les régions dépourvues de poils (*favus épidermique*). Son siège le plus habituel est le cuir chevelu.

Symptômes. — Le *début* de l'affection est insidieux, il échappe le plus souvent à l'observation médicale. Bazin ayant inoculé le favus à la jambe d'un enfant, vit apparaître une tache érythémateuse cerclée qui s'agrandit excentriquement, et au centre de laquelle se développa le godet favique.

Si, après l'épilation d'un malade atteint de favus, on examine les premiers phénomènes de la récidive, on voit se produire souvent à l'orifice du follicule pileux une pustule qui se dessèche et se confondra avec le godet favique.

Quoi qu'il en soit, le favus est caractérisé à sa période d'état par deux symptômes principaux: le godet favique et les altérations des cheveux.

Le *godet favique* se forme tout autour du poil, et est situé entre la couche épidermique cornée et le corps muqueux de Malpighi. Il débute par un point jaune, centré par un poil, qui, au bout de quelques jours, atteint les dimensions d'une lentille concave à sa face supérieure, convexe à sa face inférieure. La concavité de la face supérieure tient, d'après Kaposi, à ce que la couche cornée de l'épiderme qui passe au-dessus du godet est adhérente au poil, et ne peut par conséquent se soulever en même temps que le godet grossit. Pour observer le corps favique, il faut déchirer l'épiderme, le détacher à sa base et le faire glisser le long du poil qui le traverse.

Ce corps a une couleur jaune, mélicérique, il ressemble à une croûte sèche, et l'on peut le briser facilement. La peau dans laquelle il est enclavé est normale ou hyperémiée.

Les godets faviques sont généralement isolés (*favus urcéolaire, tinea lupinosa*); ils peuvent être *discrets* où *confluents*.

D'autres fois, les godets se fondent et forment des placards plus ou moins volumineux, plus ou moins irréguliers (*favus nummulaire, scutiforme, favus squarreux* ou en *galette*). Dans ce cas, le godet favique est méconnaissable, c'est à peine si l'on voit sur les bords du placard un bourrelet qui rappelle sa concavité. De plus, par suite de l'épaisseur des placards, l'épiderme qui les recouvrait est tombé et l'on se trouve en présence d'une croûte jaunâtre ou platreuse, traversée par des poils.

Les *poils* sont ternes, d'une couleur gris-souris ou rougeâtre, fauve, on les arrache en entier avec la plus grande facilité sans qu'ils se cassent. Ce n'est que plus tard que leur fragilité augmente et qu'ils se cassent près de la racine.

L'évolution du favus est très lente; la maladie peut durer vingt et même trente ans. Il est rare qu'elle guérisse spontanément et la guérison laisse des cicatrices punctiformes, dues à l'atrophie des follicules pileux; la calvitie est donc définitive.

Habituellement localisé dans une région, le favus peut néanmoins envahir la face, la barbe, les membres, les ongles, le gland, le tronc (*favus généralisé*).

Dans les régions glabres, dans les ongles (*onychomycose faveuse*) le favus forme des croûtes jaunes, enchâssées dans l'épiderme, qui ne peuvent pas avoir la forme de godet, mais qui conservent leur odeur caractéristique de souris.

ANATOMIE PATHOLOGIQUE. — L'achorion Schönleinii est composé de spores et de tubes de mycélium.

Les *spores* ou gonidies sont rondes ou ovales, leurs dimensions sont très variables, elles ont un noyau et une enveloppe; on assiste souvent à la segmentation du noyau.

Les *tubes* sont formés d'une série d'articles placés bout à bout, leur intérieur est cloisonné, leur paroi est amorphe. Ils renferment soit des spores complètes, soit des spores sans noyaux, soit des granulations.

L'achorion peut être cultivé dans un milieu peu acide, à température égale et à l'abri de l'air.

Si on examine un favus à son début, le parasite ne se trouve que dans le godet, lequel est formé d'un amas de spores, de tubes et de leucocytes. Après avoir vécu un certain temps dans la loge du godet, le parasite s'étend et on le trouve alors dans le poil, dans la gaîne interne et au fond du follicule pileux. Il pénètre le poil tantôt directement, au niveau du godet, en traversant sa cuticule; tantôt indirectement, après être descendu dans le follicule en suivant la gaîne interne et s'infiltrant au-dessous du bulbe (théorie de détour).

La gaîne radiculaire externe est aplatie par compression, mais est exceptionnellement envahie par le parasite. Malassez a montré que le champignon pouvait franchir le follicule et se répandre dans le derme.

Le parasite détermine dans le follicule pileux et la peau adjacente une inflammation qui se traduit par de l'érythème et des pustules.

ÉTIOLOGIE. — La contagion est la cause indispensable du favus. Elle provient de l'homme lui-même ou de certains animaux, souris, chiens, chats, lapins, coqs, poulets, qui sont fréquemment atteints de cette maladie. On comprend dès lors que le favus s'observe principalement chez les enfants, les pauvres, les gens de la campagne. La phtiriase est la compagne ordinaire du favus. Le favus est commun en Pologne ét en France, rare aux États-Unis, en Autriche, en Angleterre.

PRONOSTIC. — Le favus n'a aucune influence fâcheuse sur l'état général, mais le pronostic local est assez grave, puisque la maladie abandonnée à elle-même amène une calvitie définitive.

DIAGNOSTIC. — Lorsque les godets sont isolés, il est facile de reconnaître le favus, mais s'il existe des placards croûteux, l'affection peut être confondue avec l'*eczéma impétigineux*, la *séborrhée huileuse*, le *lupus érythémateux*. Le diagnostic se fera alors par l'odeur particulière de souris ou de moisissure qui s'exhale des parties malades, par l'aspect terne et gris des cheveux, par les croûtes qui, sèches dans le favus, sont graisseuses dans les autres affections. Au surplus, il suffira de faire tomber les croûtes pour voir que l'on n'a pas affaire à une affection vraiment inflammatoire, bien que la peau soit, par points, suintante et exulcérée.

TRAITEMENT. — Il consiste d'abord à faire tomber les godets ou les croûtes. Besnier débute ainsi : 1° couper au ciseau tous les cheveux qui dépassent ou débordent les groupes faviques ; 2° couvrir pendant deux ou trois heures la surface malade avec un mélange à parties égales de savon mou de potasse et d'axonge, puis laver à l'eau chaude. Le soir, application durant toute la nuit d'un cataplasme bien humide et bien graissé de cérat ; le pansement est recouvert d'un morceau de toile imperméable. Le lendemain, les croûtes s'enlèvent facilement, entraînant les cheveux, et le pansement à appliquer dépend du degré inflammatoire de la peau. Si l'inflammation est intense, on emploie la médication émolliente, cataplasmes, lotions chaudes, poudres ; si au contraire elle est négligeable, on s'adresse de suite aux *parasiticides* : sublimé : 0 g. 05 p. 100, sulfure de sodium : 3-5 sur 30, sulfate de cuivre : 1-3 sur 30, créosote, acide phénique, acide salicylique, pétrole, baumes divers, etc.

Au bout de quelque temps les cheveux repoussent, et dès qu'il est possible de les saisir avec une pince on pratique l'*épilation* de tous les cheveux de la région malade, plus un ou deux centimètres sur la bordure. L'épilation est la partie importante, indispensable du traitement, elle doit être faite jusqu'à ce que le poil repousse libre, brillant et adhérent, qu'il ne se reforme plus de godets, que la peau soit complètement saine. Entre temps, l'on continue les pansements parasiticides.

La durée du traitement dépend de l'étendue du favus et de la sévérité avec laquelle le traitement est suivi. Il faut six mois au moins pour un favus étendu.

TRICOPHYTIE

Le champignon de Malmsten, *tricophyton tonsurans*, détermine dans la peau des altérations variables suivant qu'on les observe dans le cuir chevelu, dans la barbe, et sur les parties glabres ou garnies de poils follets.

Le nom d'*herpès tonsurant*, appliqué longtemps à cette maladie est défectueux, d'abord parce qu'il n'existe pas toujours de vésicules, en second lieu parce que le parasite n'a rien à tonsurer dans les régions glabres. Le mot de *tricophytie* que lui a donné Hardy convient à tous égards.

Dans les régions glabres, la tricophytie se manifeste principalement par de l'*érythème*, au cuir chevelu par des tonsures, *teigne tondante*, dans la barbe par le *sycosis*.

I. Érythème tricophytique. — L'érythème tricophytique (*herpès tonsurant maculeux* ou *squameux* d'Hébra et Kaposi) débute par un point rouge généralement arrondi ; ce point ne tarde pas à s'agrandir et à acquérir les dimensions d'une lentille (*érythème tricophytique papuleux*) puis d'une pièce de vingt centimes et plus (*érythème tricophytique nummulaire*). Ces taches sont légèrement saillantes, prurigineuses, et sont le siège d'une desquamation furfuracée. Quelquefois elles se recouvrent de vésicules (*érythème tricophytique vésiculeux*). Ces vésicules se montrent surtout quand la peau a été irritée par le grattage ou des médicaments intempestifs.

La tache érythémateuse ne tarde pas à guérir au centre, on a alors l'*érythème annulaire* qui a une tendance à s'étendre excentriquement, jusqu'à acquérir les dimensions d'une pièce de cinq francs en argent.

Si des plaques voisines se fusionnent par leurs bords, la dermatose prend un aspect circiné, festonné (*érythème tricophytique circiné*). Des vésicules développées sur ces segments de cercle érythémateux forment l'*érythème vésiculeux circiné* ou *herpès circiné*.

L'érythème tricophytique peut s'observer partout, mais ses lieux d'élection sont la face, le cou, le dos des mains, la poitrine. Il peut guérir spontanément au bout de plusieurs mois. Sa marche est habituellement lente, mais quelquefois, elle prend une allure aiguë et se promène rapidement sur de vastes surfaces. La récidive est fréquente.

. Le tricophyton se loge souvent dans les ongles (*onychomycose tricophytique*). Il les rend ternes, secs, cassants, striés. Ces altérations sont également produites par l'eczéma, le psoriasis et le lichen des ongles, aussi le diagnostic ne peut-il se faire que par le microscope.

Le parasite de l'érythème tricophytique se trouve dans la couche cornée de l'épiderme ; les spores sont plus nombreuses que les tubes de mycélium et parfois très volumineuses. Il faut les chercher à la périphérie des plaques. Le professeur Bouchard s'étant inoculé le tricophyton tonsurans vit apparaître la tache érythémateuse dix jours après l'inoculation.

Diagnostic. — L'érythème tricophytique peut être confondu avec l'érythème polymorphe, l'eczéma, la roséole syphilitique, le pityriasis rosé, le pityriasis versicolore.

L'*érythème polymorphe* est papuleux, nummulaire, annulaire, circiné, vésiculeux, comme l'érythème tricophytique ; mais il a une marche aiguë ; il est souvent symétrique, accompagné de douleurs rhumatismales ; sa coloration est d'un rouge foncé, livide, sa durée est de quelques semaines.

L'*eczéma squameux* n'a pas de configuration particulière, il est plus prurigineux, il peut, d'un moment à l'autre, devenir suintant et croûteux ; sa durée est plus longue. (Pour l'eczéma marginé, voyez plus loin.)

La *roséole syphilitique* se reconnaîtra facilement à l'absence de desquamation.

Le *pityriasis rosé* a une marche plus aiguë, sa couleur est rosée, et non rouge vif ; lorsque les parties malades guérissent elles ont une teinte bistrée qui n'existe pas dans la tricophytie.

(Pour le diagnostic du *pityriasis versicolore*, voyez plus loin.)

II. — **Teigne tondante.** — Au cuir chevelu, la tricophytie débute comme dans les régions glabres, par de l'érythème ; mais les poils ne tardent pas à être profondément altérés. Ils se cassent spontanément à à quelques millimètres de la peau, et forment ainsi des plaques de tonsure. Ces plaques sont uniques ou multiples, arrondies ou ovales, de la dimension d'une pièce de cinquante centimes ou de cinq francs en argent. La peau de ces plaques est érythémateuse, squameuse, souvent œdématiée et chagrinée par la saillie des follicules pileux. Les poils sont ternes, friables, dissociés, se cassent quand on veut les arracher, et s'écrasent facilement sur la lame porte-objet du microscope.

D'après Besnier, on constate rarement des phénomènes inflammatoires tels que vésicules, pustules d'impétigo et, quand ils existent, on doit les attribuer soit au jeune âge des sujets, soit aux remèdes intempestifs, soit au grattage.

Les plaques tonsurées n'ont pas une durée indéfinie comme celles du favus, leur guérison spontanée est constante; elles ne laissent ni cicatrices, ni alopécie définitive.

La teigne tondante ne détermine pas toujours la formation de plaques, elle peut être disséminée dans le cuir chevelu, atteignant des cheveux isolés ou réunis en petits groupes. Le cuir chevelu atteint de teigne tondante peut être quelquefois affecté de sycosis. On a donné à cette complication le nom de *teigne kerion*.

ANATOMIE PATHOLOGIQUE. — Dans la tricophytie, le cheveu est toujours plus altéré que dans le favus. Au début, l'infiltration est surtout constituée par des tubes de mycélium ; lorsque le cheveu est devenu tout à fait friable, ce sont les spores qui prédominent. Les gaînes radiculaires sont toujours moins malades et renferment plus de mycélium que de spores.

DIAGNOSTIC. — Le diagnostic de la teigne tondante est facile si l'on porte son attention sur les cheveux qui sont tondus, dissociés, en balai. Ce caractère la fera distinguer de l'*eczéma* dans lequel les cheveux peuvent tomber, mais ne sont ni dissociés, ni cassants. La *teigne faveuse* ramollit et quelquefois casse les cheveux, mais la présence des godets lèvera tous les doutes.

Dans la *pelade*, les plaques sont blanches, luisantes, absolument glabres ou recouvertes de poils follets non dissociés.

III. **Sycosis parasitaire**. — La tricophytie de la barbe se montre sous trois aspects ou degrés différents.

Dans un premier degré, l'affection consiste uniquement dans l'érythème, sans altération des poils.

Dans le second, on trouve l'érythème et l'altération des poils, tout comme dans la teigne tondante.

Dans le troisième, enfin, qui constitue vraiment le sycosis, le parasite a déterminé une périfolliculite pilaire. Cette périfolliculite se traduit par une papule ou par un tubercule qui aboutit rapidement à la pustulation. Le poil présente les altérations de l'infiltra tion tricophytique. La maladie siège particulièrement au menton et au cou.

Le sycosis tricophytique a une marche plus aiguë que le sycosis non parasitaire, il s'étend plus rapidement, il est plus tenace. Abandonné à lui-même, il dure des mois et des années. Il se complique souvent d'inflammation sous-cutanée comme le sycosis non parasitaire. (Pour le reste de la symptomatologie et pour le diagnostic, voyez *sycosis non parasitaire*, p. 258.)

ETIOLOGIE DE LA TRICOPHYTIE. — La contagion est la cause de la tricophytie, et si on la compare à celle du favus on reconnaît qu'elle est infiniment plus active. L'âge paraît avoir une grande influence sur la forme de la maladie, car la tricophytie des parties glabres est rare chez le vieillard, le sycosis se voit à tout âge, mais la teigne tondante ne s'observe pas après vingt ans et sévit plus sur les garçons que chez les filles. La teigne tondante est la forme la plus fréquente, le sycosis est la plus rare. Il y a encore un rapprochement intéressant à faire entre le favus et la tricophytie : tandis que le premier est une maladie des campagnes, le dernier est au contraire une maladie de la ville. Les chevaux et les bêtes à cornes, les chiens, les chats sont souvent les agents de transmission.

TRAITEMENT DE LA TRICOPHYTIE. — Dans l'*érythème tricophytique* l'indication est de favoriser l'élimination du parasite par une exfoliation épidermique active. On emploiera dans ce but les irritants légers que l'on choisira particulièrement dans les parasiticides : goudron, savon mou de potasse, teinture d'iode, glycérine iodée (iode pur, 5 ; hydriodate de potasse, 5 ; glycérine, 10), etc.

Dans la *teigne tondante*, il ne faut pas oublier que le parasite est dans le cheveu, mais malheureusement le cheveu ne peut être avulsé à cause de sa friabilité. Dans tous les cas, on doit s'opposer à l'envahissement du parasite en arrachant au pourtour de la plaque les cheveux les moins malades et même une couronne de cheveux sains, car, dit Besniers, là où le poil est avulsé n'ayez pas grand'crainte de l'envahissement du tricophyton. Cette épilation doit être renouvelée aussi longtemps que les cheveux ne repoussent pas sains sur la plaque. On cherche ensuite à éliminer le poil altéré et son parasite, en ayant soin toutefois de ne pas déterminer de dermite véritable. On usera pour cela des médicaments précités ou encore de la teinture de cantharides mitigée, de pulvérations d'éther et de chloroforme. « Aucune des substances, dites parasiticides, que l'on a coutume d'ajouter, ne nous a paru avoir d'action spéciale. » (Besnier.)

Le traitement de la teigne tondante est toujours plus long et plus incertain que celui du favus en raison de la difficulté d'élimination du parasite.

Dans le *sycosis* l'élément inflammatoire joue un grand rôle et c'est à lui qu'il faut s'adresser tout d'abord. On aura recours à la médication émolliente : douches de vapeur, cataplasmes, application de toile caoutchouctée. Si ces moyens ne suffisent, pas les scarifications sont indiquées.

Puis on pratiquera l'épilation des poils malades et même des voisins, et l'on favorisera l'élimination du parasite par les médicaments cités plus haut.

PITYRIASIS VERSICOLORE

Le pityriasis versicolore (*crasse parasitaire*) est une maladie causée par le *microsporon furfur*, champignon d'Eichstedt.

Symptomes. — Cette affection est très simple. Elle débute par un nombre variable de petites taches arrondies, bien délimitées, de la grosseur d'une tête d'épingle, de la couleur du café au lait, prurigineuses ou non, finement desquamantes. Un coup d'ongle détache un lambeau épidermique.

Lentement ces taches augmentent de volume en restant arrondies (*pityriasis en gouttes*), ou en formant des placards irréguliers. Il est exceptionnel que le pityriasis versicolore prenne une disposition annulaire ou circinée.

Son siège habituel est la face antérieure du thorax, le cou, le côté de la flexion des membres supérieurs. On le voit rarement à la face, jamais aux mains ni aux pieds.

L'évolution de la maladie est très lente, elle n'a aucune tendance à la régression et par conséquent il est rare qu'elle guérisse spontanément. Dans quelques cas exceptionnels, elle évolue comme une maladie aiguë en se généralisant rapidement. Le microsporon furfur se trouve dans les lamelles de la couche cornée, il ne pénètre jamais dans le follicule pileux et le poil. Ses spores sont disposées en grappes, entre les grappes se trouvent les tubes du mycélium qui sont courts, peu ramifiés.

ETIOLOGIE. — Le microsporon furfur est le moins contagieux de tous les parasites végétaux dermatophytiques. Il a besoin pour se développer d'une peau particulière, celle des arthritiques. L'affection est rare avant vingt ans et après soixante ans.

DIAGNOTIC. — On distinguera facilement le pityriasis versicolore des *taches pigmentaires*, de la *roséole syphilitique* et de la *syphilide pigmentaire*, car celles-ci ne desquament pas ; un coup d'ongle donné sur la tache décèlera la desquamation du pityriasis.

L'*eczéma squameux* est rouge ou rosé, mais non de couleur café au lait, il est plus prurigineux.

Le *pityriasis rosé* a les allures d'une fièvre éruptive analogue à l'érythème polymorphe, sa couleur est rose.

L'érythème tricophytique a également une évolution plus rapide, ses taches sont rouges et habituellement circinées, la forme circinée est exceptionnelle dans le pityriasis versicolore.

Du reste, l'épreuve microscopique est si facile que le diagnostic sera bientôt fait.

TRAITEMENT. — On peut expulser en quelques jours le microsporon furfur avec des frictions avec le savon mou de potasse, la pierre ponce. La teinture d'iode, les bains sulfureux, les pommades au soufre, au calomel 1 à 2 sur 30 sont également employés avec avantage.

APPENDICE

Nous voulons parler dans cet appendice de deux affections dont la place nosologique n'est pas encore trouvée, l'*eczéma marginé* et l'*érythrasma*. Beaucoup d'obscurités les enveloppent encore et le lecteur devra comme nous attendre que la solution soit faite.

Eczéma marginé. — L'eczéma marginé se présente sous forme de placards isolés ou confluents, de dimensions variables, de forme très irrégulière, à contours déchiquetés, géographiques, mais nettement délimités. L'aspect général du placard est rose-jaunâtre, mais la coloration peut se décomposer. Le centre légèrement déprimé a des reflets jaunes, brunâtres; en dehors la teinte est rose-jaunâtre, c'est la plus étendue; à la périphérie existe un liseré rougefeu bordé par une petite fissure et recouvert de croutelles.

Autour des placards existent souvent quelques satellites de papules eczémateuses avec croutelles au sommet.

L'éruption est prurigineuse comme l'eczéma. Elle s'étend excentriquement et par confluence des placards voisins.

Son siège habituel est le sternum et le dos, le scrotum, l'aine, la face interne des cuisses, les aisselles.

Abandonnée à elle-même, l'affection dure indéfiniment; bien traitée, elle guérit au contraire rapidement. La guérison est plus facile sur la poitrine et le dos que dans les régions génitales, où la peau est le siège d'une irritation plus vive. (Besnier.)

La contagion de l'eczéma marginé ne fait aucun doute pour Besnier qui en a observé de petites épidémies de famille.

Pour Pick, Kobner et Kaposi, le parasite est analogue au tricophyton tonsurant. D'après Besnier c'est une sorte de parasite intermédiaire qui se rapprocherait beaucoup plus du microsporon furfur que du tricophyton. En effet, les tubes et les spores sont excessivement ténus. Enfin, il faut ajouter que d'autres auteurs n'admettent pas sa nature parasitaire.

Le *diagnostic* de l'eczéma marginé s'établira principalement par la fente fissuraire qui borde les placards et qui fera éliminer les *pityriasis*, l'*érythème tricophytique*, les *syphilides circinées*. On le distinguera de l'*eczéma circiné* par la délimitation brusque de ses contours et la facilité de sa guérison au moyen d'un traitement approprié.

Le *traitement* consiste à expulser le parasite par des frictions au savon noir, des badigeonnages de teinture d'iode, des bains sulfureux.

Erythrasma. — L'érythrasma de Bârensprung est caractérisé par des cercles ou segments de cercle rosés, d'un rayon étendu, vivement prurigineux. Le siège de cette affection est le même que celui de l'eczéma marginé ; sa ténacité est grande, sa récidive fréquente, sa contagiosité peu active, sa durée indéfinie.

Son parasite est analogue au microsporon furfur mais beaucoup plus petit, aussi a-t-il été appelé par Burchardt *microsporon minutissimum.*

Enfin Besnier a décrit une affection parasitaire encore non classée. Elle consiste en vastes plaques pigmentées, à contours géographiques, très légèrement desquamantes, notablement prurigineuses, siégant symétriquement sur les deux aisselles et les régions inguinales qu'elles débordent largement.

Les plaques diffèrent des *dyschromies* par le prurit et les squames, de l'*érythème tricophytique* par l'égalité de sa teinte, du *pityriasis versicolore* par l'absence de lambeau épidermique pouvant être enlevé par le coup d'ongle.

Le parasite (*parasite de Besnier*) siège dans les couches cornées de l'épiderme et quelquefois dans le corps muqueux. Il respecte les poils et les follicules pileux. Les tubes et les spores ne sont visibles qu'avec les plus forts grossissements.

PARASITES ANIMAUX. — DERMATOZOONOSES

GALE

La gale est une affection de la peau essentiellement polymorphe, prurigineuse, produite par l'*acarus scabiei*, et qui a pour caractéristique des sillons dans lesquels on trouve le parasite.

SYMPTÔMES. — La gale débute par des démangeaisons d'intensité variable qui s'exaspèrent la nuit, car l'acare est un travailleur de nuit.

On peut bientôt constater la présence des sillons dans les régions préférées de l'acarus, savoir : le pénis chez l'homme, le mamelon chez la femme, le bord antérieur du creux de l'aisselle, la face antérieure des avant-bras et des poignets, la face interne des doigts, des cuisses, les fesses. La face n'est jamais atteinte.

Le *sillon* se présente sous la forme d'une petite ligne grise, droite ou courbe, de deux millimètres à deux centimètres de longueur, se dirigeant obliquement de la surface de l'épiderme vers le corps muqueux de Malpighi. On lui considère deux extrémités. L'extrémité superficielle, extérieure, l'entrée, est une éraillure circulaire de l'épiderme, c'est la partie la plus large. Elle conduit dans le sillon, galerie couverte creusée dans l'épiderme ; la voûte de la galerie manque souvent près de l'entrée, elle peut du reste manquer complètement ayant été enlevée par le grattage ou un frottement.

L'extrémité profonde se termine en cul-de-sac dans la couche de Malpighi. C'est là qu'est l'acare qui forme une légère saillie blanc jaunâtre, brillante, puncti-forme. On peut facilement l'extraire au moyen d'une épingle.

Indépendamment des sillons, on trouve, sur les régions envahies par le parasite, des éruptions de toute nature qui se succèdent dans l'ordre chrono-logique suivant :

Des vésicules miliaires (*miliaire acarienne*), arron-dies, isolées, discrètes, du volume d'un grain de millet ou de chènevis, renfermant un liquide transparent, reposant sur la peau normale. Ces vésicules s'ob-servent fréquemment à côté des sillons.

Des papules de *prurigo* avec leurs croûtes sanguines noirâtres, dont les lieux d'élection sont l'avant-bras, la face antérieure du tronc, les faces interne et anté-rieure des cuisses.

Des papulo-vésicules recouvertes de croûtes jaunes (*strophulus* de Hardy).

Des éruptions d'*eczéma* vésiculeux ou pustuleux, siégeant principalement aux avant-bras, coudes, espaces interdigitaux, fesses, jarrets et pieds.

Des pustules d'*ecthyma* qui se voient surtout aux mains, aux fesses et aux pieds.

Quelquefois il survient de l'*urticaire* sur les épaules et le tronc.

Enfin, lorsque la gale dure depuis longtemps, des furoncles, des abcès dermiques, des lymphadénites,

une hyperchromie cutanée viennent s'ajouter à l'é-
numération.

On voit que la gale justifie bien son caractère de
polymorphisme.

Le prurit persiste, bien entendu, pendant toute la
durée de la maladie. Il est des cas cependant où il
fait complètement défaut : lorsque le malade est
atteint d'une anesthésie quelconque (*gale aprurigineuse*).

Les diverses éruptions acariennes ont une intensité variable, mais d'autant plus grande cependant
que la maladie est plus ancienne. Suivant la prédominance de l'une ou de l'autre, on a les variétés de
de gale *papuleuse, miliaire, ecthymateuse, eczémateuse.*

Quelle est l'origine de toutes ces lésions ? On sait
parfaitement que les sillons sont produits par l'a-
care qui les creuse à la manière d'une taupe; quant
aux autres, Hébra les rapporte toutes au grattage.
Cette opinion exclusive n'est pas acceptable, car il
suffit de jeter les yeux sur un sujet atteint de gale
aprurigineuse pour voir que si quelques-unes des
éruptions font défaut, les autres sont à peu près constantes. La distinction est absolument nette chez une
malade atteinte d'hémianesthésie (Jouannaud)[1]. Du
côté où la sensibilité est intacte, on les trouve toutes.
Du côté anesthésié, où il n'y a parconséquent ni
prurit, ni grattage, on ne voit ni les excoriations
épidermiques linéaires recouvertes de sang desséché,
ni les papulo-vésicules recouvertes de croûtes jaunes,

---

[1] Thèse de Paris, 1883.

ni les papules de prurigo, ni la mélanodermie du grattage, ni l'urticaire.

Les autres éruptions sont donc produites par l'irritation occasionnée par le venin de l'acare, venin non démontré, mais très probable.

MARCHE. — La marche de la gale est progressive et son intensité s'accroît avec le temps. Chez les gens soigneux de leur personne, les progrès de la gale sont lents et la maladie reste habituellement localisée dans quelques régions. Mais, chez les gens malpropres, la généralisation se fait en quelques semaines, les complications inflammatoires (furoncles, abcès, lymphangites) arrivent et le corps du malade est couvert de croûtes, d'excoriations, de vésicules, de pustules. Dans ces conditions la santé s'altère, un état cachectique s'établit.

En Norwège, en Allemagne, à Constantinople, la gale acquiert une intensité remarquable. La face palmaire des mains et des pieds est envahie de productions épidermiques épaisses et dures comme du cuir, sous forme d'excroissances jaunes, cornées. La face se recouvre d'un masque de croûtes impétigineuses, dans lesquelles on trouve des quantités considérables d'acares morts ou vivants (*gale norwégienne*). D'après Mégnin et Fürstenberg, le sarcopte de la gale norwégienne serait le sarcopte des carnassiers.

L'*acarus scabiei*, sarcopte de l'homme, est un insecte de la famille des acariens, ordre des arachnides. La femelle, qui seule creuse les sillons, a une forme ovalaire; sa longueur est d'environ un tiers de millimètre. Son dos convexe est garni d'épines, sa face ventrale convexe également est nue. L'animal a quatre pattes de chaque côté, deux antérieures munies de ventouses, deux postérieures se terminant par un poil. A l'extrémité antérieure se trouve la tête pourvue de mandibules, à l'extrémité postérieure sont l'anus et les organes sexuels. C'est au moyen de ses mandibules que l'acare femelle creuse son sillon, dans lequel elle dépose ses œufs, au nombre de quinze à vingt. Ces œufs produiront cinq fois plus de femelles que de mâles. Après avoir pondu ses œufs, la femelle meurt dans son sillon et s'y dessèche. Sa vie a duré trois semaines environ.

L'œuf éclot dans le sillon et sa larve remonte à la surface de la peau où elle vit quelques jours pendant lesquels elle subit trois mues.

C'est à la surface de la peau que l'accouplement a lieu avec le mâle. Une fois fécondée, la femelle creuse son sillon en s'aidant de ses mandibules, de ses épines dorsales, de ses poils.

Le mâle est plus petit que la femelle, il vit à la surface de l'épiderme qu'il entame légèrement de ses mâchoires, pour faire sourdre la sérosité dont il se nourrit, dit-on. Sa profession est de se promener à la recherche des femelles pubères et de les féconder. Sa vie est moins longue que celle de la femelle.

Etiologie. — La contagion est seule cause de la gale. Elle se produit de l'homme à l'homme, avec le sarcopte hominis. Mais beaucoup d'animaux : cheval, loup, chiens, chats, porcs, chameaux, moutons, peuvent la lui transmettre. L'acare de ces *gales animales* est d'une variété différente de celle de l'homme, mais il vit parfaitement sur la peau de l'homme. Toutefois ces gales animales guérissent spontanément et cèdent au plus léger traitement.

La gale n'est pas une maladie que l'on prenne facilement ; il faut, pour que la contagion se produise, un contact intime, prolongé et plus particulièrement nocturne.

PRONOSTIC. — La gale ne guérit pas spontanément, ou du moins c'est très rare. Elle n'a pas habituellement de retentissement fâcheux sur l'état général. Cependant lorsque le prurit est très intense, il devient un vrai supplice, produit la mélancolie, provoque des idées sombres, des préoccupations constantes qui finissent par faire perdre l'appétit et altèrent conséquemment la santé.

Lorsqu'il survient chez un galeux une maladie fébrile quelconque, les démangeaisons disparaissent, les éruptions s'effacent et la gale paraît guérie. Il n'en est rien le plus souvent, car vienne la convalescence et la gale n'en reparaîtra que de plus belle.

DIAGNOSTIC. — Le diagnostic de la gale est habituellement facile quand on en a vu un certain nombre de cas. La *polymorphie* de l'éruption doit attirer d'abord l'attention du médecin ; ce n'est guère que dans cette maladie que l'on trouvera une pareille association d'éruptions variées.

Le *siège* des lésions est de la plus haute importance. Ainsi, pour Hardy, l'ecthyma des mains, et l'eczéma des seins chez la femme (en dehors de la grossesse et de la lactation), sont des signes presque certains de la gale. Enfin la découverte d'un *sillon* incontestable et, à plus forte raison, de l'acare, devient un signe pathognomonique. Les sillons doivent être cherchés surtout dans les espaces interdigitaux, aux poignets, sur le pénis et sur les fesses.

(Pour le diagnostic avec le *strophulus prurigineux*, voyez p. 197.)

TRAITEMENT. — La peau peut être débarrassée de son parasite en une demi-journée par le traitement de Hardy, à l'hôpital Saint-Louis.

Premier temps. — Vingt minutes. — Friction générale, et surtout dans les régions des sillons, avec du savon mou de potasse.

Deuxième temps. — Bain d'une heure, à température chaude, pendant lequel le malade sera frictionné.

Troisième temps. — Friction générale pendant quinze à vingt minutes avec la pommade d'Helmerich modifiée par Hardy :

Axonge	300 gr.
Fleur de soufre	50
Sous-carbonate de potasse. .	25

Le malade garde la pommade sur son corps pendant une demi-journée, puis prend un bain.

Si, après ce traitement, la peau est débarrassée de l'acare, les éruptions persistent encore ; mais, n'étant plus entretenues, elles disparaîtront au bout de quelques jours au moyen d'un traitement émollient. L'eczéma seul est plus tenace et doit être traité comme d'ordinaire.

Si les éruptions sont intenses, si la peau est très enflammée, on ne peut songer à la cure rapide. Dans ces cas, Besnier emploie d'abord la médication émolliente, et dès que l'inflammation s'est dissipée sur un point, il fait faire des frictions parasiticides locales, et il termine par des frictions générales quand l'état de la peau le permet.

En ville, Besnier procède ainsi : Avant de se coucher le malade prend un bain dans lequel il se frictionne avec du savon ordinaire; rentré chez lui, il se frictionne une demi-heure avec la pommade de Hardy, ou de Wilkinson[1] et garde la pommade pendant la nuit. Le lendemain matin, bain de propreté.

Dans tous les cas, les vêtements doivent être désinfectés à l'étuve ou à la vapeur de soufre.

PHTHIRIASE OU PÉDICULOSE

La phthiriase est une affection parasitaire, contagieuse, produite par les *pédiculi*. Trois espèces de pédiculi s'attaquent à l'homme :

Le *pou de tête* habite le cuir chevelu.

Le *pou du corps* ou des vêtements qui habite les vêtements et ne les quitte que de temps en temps pour

Pommade de Wilkinson, modifiée par Hébra :

Fleur de soufre.... ....
Huile de fragon... ..... } ā à 40

Savon vert............
Axonge................. } ā à 80

Craie blanche en poudre...... 5

Beaucoup d'autres substances parasiticides peuvent réussir dans la gale. Nous ne croyons pas utile de les énumérer.

se rendre sur la peau qu'il pique afin d'y suçer sa nourriture.

Le *pou du pubis*, morpion, qui habite les régions velues, sauf le cuir chevelu, et qui se voit le plus habituellement sur le pubis.

Ces divers animaux vivent à la surface de la peau où ils occasionnent un prurit plus ou moins intense. Par suite de ce prurit, le grattage vient à son tour déterminer du prurigo, des excoriations, de la mélonodermie, de l'urticaire, de l'ecthyma, de l'eczéma même, si le sujet y est prédisposé.

Le *diagnostic* de la phthiriase est uniquement dans la constatation du parasite.

Le traitement consiste d'abord à nettoyer les parties malades et les vêtements, si besoin est, puis à employer des lotions ou pommades parasiticides : pétrole, baume du Pérou, pommade mercurielle, sublimé à 0 gr. 03 p. 30, etc.

La peau peut être visitée accidentellement par un grand nombre d'autres parasites : *puces*, *punaises*, *moustiques*, *cousins*, *rougets* ou *punaises des moissons*, *puces chiques*, *œstres*, *poux du bois*. Ces animaux ne produisent pas à la peau de lésions spéciales. Nous ne croyons donc pas utile d'en parler plus longuement et nous renvoyons le lecteur, pour leur description, leurs mœurs, aux ouvrages spéciaux.

TROISIÈME PARTIE

RAPPORTS DES DERMATOSES AVEC LES DIATHÈSES

Parmi les dermatoses, il en est un grand nombre qui sont des affections purement locales ou qui, du moins, ne se rattachent à aucune maladie générale nettement déterminée. D'autres, au contraire, contractent avec les diathèses des liens qu'il est impossible de méconnaître.

Ces liens sont de diverse nature.

Tantôt la diathèse est la cause unique, obligée, de la dermatose à laquelle elle imprime un cachet *spécifique*, sinon dans la nature des lésions, au moins dans sa symptomatologie, son évolution, sa durée, son traitement, si bien que la constatation de celle-ci suffit pour affirmer la diathèse. C'est le cas de la syphilis. Tantôt la diathèse n'ayant pas, pour ainsi dire, de représentant attitré, se contente pour ses manifestations cutanées des dermatoses vulgaires, lesquelles ne peuvent pas, par conséquent, indiquer la diathèse par le seul fait de leur existence. Mais ces dermatoses n'ont-elles pas au moins des caractères particutiers qui leur seraient donnés par la diathèse et qui permettraient de remonter à l'origine, de distinguer, par exemple, un érythème de cause externe d'un érythème arthritique et celui-ci d'un érythème scrofuleux ? On sait les efforts considérables qui ont été tentés dans cette voie par Bazin. Cet observateur éminent voulait en effet remonter de la dermatose à la diathèse et il a, dans ce but, accumulé détails sur détails. Mais l'effort a été trop grand, le but a été dépassé et l'on reconnaît aujourd'hui que le diagnostic de la diathèse par le diagnostic de la dermatose n'est pas possible dans la plupart des cas.

Est-ce à dire que la diathèse n'a aucune influence particulière sur la dermatose qu'elle a choisie? Assurément non, et pour donner la mesure de cette influence, nous citerons les paroles de Besnier à propos des arthritides : « Il est difficile de contester « que ces affections cutanées offrent certains carac- « tères particuliers, *mais non exclusifs*, et auxquels il « est aussi inexact de refuser toute valeur relative que « d'accorder une signification absolue. »

Donc, en présence d'une dermatose non spécifique, quand on voudra savoir si elle est liée à une diathèse, on cherchera celle-ci dans ses autres manifestations morbides, dans les antécédents personnels ou héréditaires, et si on la trouve, on conclura à la nature diathésique de la dermatose. Bazin faisait de l'induction, nous ferons une déduction et nous serons ainsi moins sûrs de nous tromper.

Les diathèses dermatogénétiques que l'on décrit habituellement sont :

La syphilis ;

La scrofule ;

L'arthritis ;

L'herpétis.

La syphilis est nettement établie ; la scrofule, grâce aux récents progrès de l'histologie pathologique, doit être considérée sous un nouveau jour et rapprochée de la tuberculose. Celle-ci doit prendre rang à son tour dans les diathèses dermatogénétiques. L'arthritis est également bien définie ; quant à l'herpétis, nous ne la considérons pas encore comme ayant droit de cité, et nous dirons pourquoi.

SYPHILIDES

De toutes les diathèses la syphilis est celle qui montre le plus de prédilection pour la peau et les membranes muqueuses. En effet, il est exceptionnel de voir une syphilis évoluer sans manifestations cutanées ou muqueuses, à moins que ce ne soit une syphilis héréditaire tardive, tandis que l'arthritisme, la scrofule, la carcinose, la lèpre, peuvent parfaitement suivre leur cours sans aucune localisation tégumentaire.

Malgré leur nombre et leur variété, les syphilides, procédant d'une même cause, ont des caractères communs qu'il est indispensable de bien connaître pour arriver à un diagnostic aussi exact que possible. Ces caractères se retrouvent dans le siège, la forme, la coloration, la marche des éruptions, la nature des lésions, dans l'absence de prurit et de phlegmasie, dans les ulcérations, les croûtes et les cicatrices. Nous allons passer en revue chacun de ces caractères et nous terminerons en examinant les circonstances qui modifient les syphilides, le pronostic et le traitement de ces éruptions

Siège. Les syphilides affectionnent principalement la face (front, tempes, pourtour de la bouche) et le cuir chevelu, puis viennent le tronc, les régions génitales, et les membres. Etant donné une lésion de la tête, disent Barthélemy et Balzer[1] c'est à la syphilis que l'on doit tout d'abord songer à l'attribuer.

Forme. Elle varie suivant l'âge de la syphilis. Au début, les syphilides sont disséminées sur tout le corps et les éléments éruptifs (érythème ou papules) sont jetés sans ordre et sans dessin (syphilides disséminées). Plus tard, vers la fin de la période secondaire, les syphilides se cantonnent dans une région (syphilides régionales) et les éléments éruptifs se groupent (syphilides groupées) de manière à former des figures : disques, anneaux, croissants, festons, lignes serpentines. La forme hémicerclée est plus habituelle que la forme cerclée, elle constitue un signe important dans le diagnostic des syphilides.

Coloration. La syphilis imprime à ses manifestations cutanées une coloration spéciale qui se présente sous deux nuances différentes : la coloration cuivrée (cuivre rouge) et la coloration jambonnée (maigre de jambon). Toutefois il faut bien se rappeler que ces nuances sont variables suivant l'âge des malades, leur tempérament, l'âge et le siège des lésions.

---

[1] Art. *Syphilides,* in *Dict. de Jaccoud.*

Chez les sujets jeunes, à peau fine et blanche, l'élément congestif des syphilides est beaucoup plus apparent et la teinte de celles-ci est d'un rouge plus vif. Chez les vieillards, dont la peau est généralement riche en pigment, la congestion est moins sensible et les éruptions sont ternes. Il en est de même chez les sujets à peau brune ; chez les nègres, les taches sont plus foncées que le reste de la peau.

Les syphilides présentent leur maximum de coloration à leur période d'état. Lorsque la résolution commence, la teinte rouge s'atténue et passe au jaune qui persiste comme macule longtemps aprèsla guérison.

Le siège des lésions influe beaucoup sur leur coloration ; c'est ainsi qu'aux membres inférieurs la couleur est violacée par suite de la stase sanguine habituelle à ces régions ; qu'aux parties génitales et périgénitales elle est plus terne, grâce à l'excès de pigment normal en ces lieux.

Chez les alcooliques et les cachectiques les syphilides sont livides.

La coloration cuivrée appartient surtout aux syphilides superficielles, la couleur jambonnée aux syphilides néoplasiques.

Fournier a appelé l'attention sur la teinte fleur de pêcher des syphilides érythémateuses à leur début.

Si l'on comprime une syphilide pour en chasser le sang, la coloration pâlit, devient jaunâtre, fauve, *mais ne disparaît pas complètement*. On peut déduire de cela que la coloration cuivrée ou jambonnée des syphilides est formée de deux éléments : congestion et hyperpigmentation.

Absence de prurit et de phlegmasie. Les syphilides ne sont pas prurigineuses, ne produisent ni cuisson ni douleur, c'est là un excellent caractère pour le diagnostic. Toutefois, chez les alcooliques et dans les régions velues, le prurit est quelquefois assez marqué pour dérouter le médecin.

En même temps que l'absence de prurit on note l'absence de chaleur, ce qui témoigne d'une phlegmasie très lente dans ses allures et légère dans son intensité.

Marche. La syphilis imprime à ses éruptions une marche qui présente deux principales particularités :

1° La succession des syphilides n'est pas continue ; il existe entre l'apparition de leurs diverses variétés des temps d'arrêt, des entr'actes, selon l'expression de Fournier, qui durent plus ou moins longtemps, suivant la gravité de la syphilis et les conditions spéciales à chaque syphilitique.

D'ordinaire, la filiation des syphilidesest la suivante. Les syphilides érythémateuses, les premières en date, apparaissent quarante cinq jours après le début du chancre. Puis simultanément, ou après un temps de repos, se montrent les syphilides papuleuses qui apparaissent et disparaissent à plusieurs reprises, sous l'aspect de syphilide papuleuse ordinaire ou de syphilide papuleuse modifiée (syph. papulo-érosive, squameuse, papulo-pustuleuse).

On sait enfin qu'après la période secondaire ou des syphilides cutanées, il existe un long entr'acte après lequel s'ouvre la période tertiaire.

2° La syphilis ne revient jamais sur ses pas. Ainsi il est très rare (car il y a toujours des exceptions) de voir une syphilide érythémateuse chez un malade ayant eu des syphilides papuleuses, de même les syphilides papuleuses ne se voient guère après l'éclosion des gommes.

Nature des lésions. Les syphilides, malgré leur grande diversité de forme, ont une lésion anatomique unique : la papule[1].

La papule syphilitique est une lésion d'ordre inflammatoire. En effet, le microscope y décèle l'hyperémie des vaisseaux superficiels et même profonds, une infiltration œdémateuse et cellulaire et la prolifération des cellules épidermiques. L'histologie ne montre aucun caractère pouvant différencier la papule syphilitique d'une papule ordinaire.

L'évolution de la papule syphilitique n'est pas cependant semblable aux autres. Elle se caractérise par une marche centrifuge, soit dans son développement, soit dans sa régression. Ce fait explique la tendance des syphilides à prendre des formes annulaires ou hémi-circulaires.

La papule syphilitique est le siège de certaines modifications anatomiques qui changent assez sa morphologie pour la faire méconnaître. C'est ainsi qu'une sécrétion épidermique abondante s'opérant à sa surface en fait une papule psoriasiforme, que l'hypertrophie des papilles en fait des papules végétantes, que l'exsudat liquide peut être assez abondant pour se collecter au-dessous de la couche cornée de l'épiderme et donner lieu à la formation d'une vésicule ou d'une bulle (syph. vésiculaire, bulleuse). De même la transformation purulente de l'exsudat produit les syphilides pustuleuses.

---

[1] Exception est faite pour les syphilides érythémateuses.

Telles sont les lésions de la période secondaire. Mais à la période tertiaire la syphilis s'affirme par un produit spécial, la gomme, véritable tumeur dont nous nous sommes occupé ailleurs avec détails.

Ulcérations. La syphilis a de la tendance à produire des ulcérations et cette tendance est d'autant plus marquée que la syphilis est plus ancienne. Les ulcérations syphilitiques succèdent aux syphilides pustuleuses et tuberculeuses. Leurs bords sont taillés à pic, sans décollement, leur fond est grisâtre, anfractueux, bourgeonnant, leur base est indurée, leur forme est circulaire ou hémi-circulaire. Leur évolution est rapide, comparativement à celle des ulcérations scrofuleuses et elles se guérissent plus rapidement que ces dernières, même sans traitement spécifique. Le phagédenisme les complique beaucoup plus souvent que toute autre espèce d'ulcération.

Croûtes. Les croûtes syphilitiques sont ovalaires ou arrondies, épaisses, bien enchâssées, dures, brunâtres ou verdâtres. Elles présentent souvent la forme d'écailles d'huître (rupia), parce que l'ulcération syphilitique s'agrandissant en largeur et en profondeur produit les croûtes par couches successives d'autant plus larges et plus inférieures qu'elles sont plus récemment formées. En vieillissant, les croûtes deviennent jaunâtres ou grisâtres, se dessèchent et perdent leur adhérence.

Cicatrices. On sait de quelle importance est le diagnostic de la syphilis tertiaire en vue du traitement; or, en l'absence de commémoratifs, les cicatrices que l'on peut observer sur le corps sont une précieuse ressource et souvent le seul moyen de reconnaître la syphilis. Il est donc important de les bien connaître. Les cicatrices syphilitiques ont exactement la forme des lésions qui les ont produites. Arrondies ou ovalaires quand elles succèdent à des syphilides isolées, elles recouvrent de vastes surfaces et ont des bords festonnés en arcades quand les ulcérations se sont fusionnées.

Elles sont déprimées, nettement délimitées, lisses, unies, gaufrées comme les cicatrices vaccinales et mobiles sur les tissus sous-jacents.

La coloration varie suivant l'âge de la cicatrice. Les cicatrices récentes ont une coloration uniformément rosée ou d'un rose livide. A mesure qu'elles vieillissent, le centre pâlit et devient blanc; la décoloration du centre s'agrandit excentriquement de sorte qu'il ne reste plus à la périphérie qu'un cercle fortement pigmenté qui se fond insensiblement avec la peau saine.

Quelquefois les cicatrices deviennent entièrement blanches, comme il arrive aussi qu'elles restent indéfiniment pigmentées sur toute leur surface.

Modifications des syphilides

L'*âge* des individus exerce une certaine influence sur l'évolution des syphilides. Chez l'enfant les syphilides sont atténuées, elles évoluent et guérissent plus rapidement; chez les vieillards, elles sont au contraire plus tenaces, deviennent facilement ulcéreuses et sont rebelles au traitement. On sait que la syphilis produit des lésions d'autant plus profondes qu'elle est plus âgée.

Le *siège* des syphilides les modifie considérablement. La syphilide papuleuse qui est sèche sur la peau, devient humide sur les muqueuses et dans les régions où la peau est humide.

Sur les muqueuses les syphilides érosives ou ulcéreuses ne pouvant pas former de croûtes, se recouvrent d'une pellicule, sorte de fausse membrane grisâtre, semblable pour la couleur à la tache que produit le nitrate d'argent sur les muqueuses. On trouve du reste sur les muqueuses les mêmes syphilides que sur la peau. La bouche et la muqueuse génitale en sont fréquemment atteintes.

Le *sexe*, les *professions*, une mauvaise hygiène, la misère physiologique n'ont pas d'autre influence que de placer l'organisme dans de mauvaises conditions pour soutenir la lutte contre le virus syphilitique. Mais une telle influence doit être prise en sérieuse considération, car si, comme il n'est pas douteux, il y a des syphilis plus ou moins graves, il est encore plus certain que cette gravité est la plupart du temps subordonnée à l'état général du malade.

L'alcoolisme exerce une double influence sur la syphilis. Elle l'aggrave en détériorant l'état général du sujet et, d'autre part, elle favorise l'éclosion des syphilides, car l'alcool est un puissant provocateur de dermatoses en général et de syphilides en particulier. Aussi, chez les alcooliques, les syphilides sont-elles plus nombreuses, plus fréquentes en même temps que plus profondes et plus rebelles au traitement.

Les *maladies chroniques* : scrofule, tuberculose, impaludisme, etc., ont généralement une influence fâcheuse sur les syphilides, toujours par la raison qu'elles débilitent l'état général.

Les *maladies aiguës fébriles* font momentanément disparaître les syphilides. Celles-ci pâlissent, s'affaissent, mais reprennent leurs premiers caractères lorsque la fièvre est tombée. L'*érysipèle* est capable de guérir une éruption syphilitique et même de cicatriser des ulcérations phagédéniques. Toutefois il ne faudrait pas croire que cette action salutaire se manifeste dans tous les cas.

Les *irritations de la peau* par le traumatisme, les vésicatoires, le frottement, etc. peuvent être des causes occasionnelles qui feront éclore une syphilide au point d'irritation de préférence à un autre.

PRONOSTIC. — Les syphilides doivent être envisagées à deux points de vue : au point de vue de leur pronostic personnel en tant que lésion locale, et comme signification d'une maladie infectieuse.

Les syphilides érythémateuses sont celles qui comportent le pronostic le plus favorable comme lésion locale. En effet, elles durent moins longtemps que les autres, n'entraînent aucune destruction de la peau, et laissent seulement après elles des macules pigmentaires.

La syphilide papuleuse simple, quoiqu'ayant une durée plus longue, a encore un pronostic local favorable ; mais les syphilides papulo-pustuleuses, papulo-bulleuses entraînent généralement avec elles une ulcération qui laissera toujours une cicatrice. Ces syphilides se compliquent aussi de phagédénisme, auquel cas le pronostic local devient beaucoup plus sérieux.

Quant aux syphilides gommeuses, ce sont les plus graves de toutes, car elles produisent presque toujours des ulcérations et des ravages, si on ne les arrête en chemin par une thérapeutique active.

En résumé, le pronostic local des syphilides est d'autant plus grave que les lésions sont plus profondes.

Les syphilides ont-elles quelque signification relativement à la gravité future de l'infection syphilitique ?

Les auteurs répondent par la négative. Il n'est pas rare en effet de voir des malades ayant eu une période secondaire très riche en syphilides, devenir indemnes de toute lésion tertiaire (et l'on ne peut nier que le pronostic de la syphilis réside dans la période tertiaire) ; comme aussi il arrive que des syphilitiques qui n'ont eu que des accidents secondaires très légers sont frappés à mort par les lésions tertiaires.

TRAITEMENT. — Il n'est pas douteux que beaucoup de syphilides puissent guérir sans aucun traitement mais il n'est pas moins certain que la médication hydrargyrique est nécessaire dans l'immense majorité des cas, et cela pour deux motifs :

1° Parce qu'elle atténue les éruptions, diminue leur durée, éloigne et affaiblit les récidives ;

2° Parce qu'elle prévient ou affaiblit les accidents redoutables de la période tertiaire.

Il faut qu'en présence de syphilides, le médecin se pénètre bien de ceci : que l'éruption n'est qu'une manifestation d'une maladie générale grave pour le sujet lui-même et ses descendants, dangereuse pour la société, dont la durée est très longue, dont les allures sont capricieuses et, par conséquent, que le traitement doit être institué non seulement en vue des accidents observés, mais encore et surtout en prévision des accidents futurs.

Le traitement des syphilides est général et local.

TRAITEMENT GÉNÉRAL. — Les indications sont fournies par la syphilis elle-même et par l'état général du sujet.

La syphilis à la période secondaire réclame la médication hydrargyrique ; l'observation démontre en effet que les accidents tertiaires les plus redoutables sont l'apanage de ceux dont la vérole n'a pas été traitée ou l'a été d'une manière insuffisante. Ce fait d'observation nous dispense de discuter l'opinion des anti-mercurialistes, dont le nombre du reste diminue de jour en jour.

Le mercure sera administré soit par la voie stomacale, soit par la peau (frictions, injections sous-cutanées).

Les préparations les plus usitées sont : le *protoiodure de mercure* qui se donne en pilules (pilules de Ricord) de 0 gr. 05 ; on en donne une à deux par jour ; le *bichlorure* (sublimé) se donne généralement sous forme de liqueur de Van Swieten. Elle renferme un gramme de sublimé pour mille parties d'eau ; la dose est de 10 à 30 gr.

Les préparations mercurielles irritent souvent l'estomac, produisent de la diarrhée; c'est pourquoi il est préférable dans certains cas de s'adresser à la peau comme surface d'absorption.

On emploie, dans ce but les frictions avec l'onguent mercuriel double (onguent napolitain) composé de mercure et d'axonge à parties égales.

Les doses à employer pour chaque friction sont de

4 à 10 gr. Dans les cas de syphilide ulcéreuse il faut agir rapidement et énergiquement; on porte alors les doses jusqu'à 15 et 20 gr., en ayant soin bien entendu de surveiller attentivement l'état des gencives.

Les frictions se font dans les régions où la peau est fine et peu épaisse; le creux de l'aisselle, la face antérieure de l'avant-bras, la face interne des cuisses; on doit frotter jusqu'à ce que la dose de pommade soit absorbée. Le mercure est un irritant de la peau, ces frictions produisent fréquemment de l'érythème, des vésicules; aussi est-il bon de ne pas faire les frictions deux jours de suite au même endroit.

Les frictions mercurielles sont assurément le moyen le plus commode, le plus rapide et le plus sûr de faire absorber le mercure.

Les *bains* de sublimé ne doivent inspirer aucune confiance pour l'absorption du médicament; ils n'ont d'utilité que comme traitement local.

Injections sous-cutanées. — Les injections sous-cutanées de préparations mercurielles ne paraissent pas avoir d'avantage marqué sur les autres méthodes. Toutefois, il peut se rencontrer des malades dont l'estomac et la peau soient rebelles au contact du mercure; dans ce cas, les injections sont indiquées. Mais il faut se rappeler que ces injections produisent souvent des abcès.

Les préparations employées en injection sont: le sublimé dans l'eau distillée à 1 p. 1000, la dose quotidienne doit correspondre à 0,005-0 gr. 01 de bichlorure, soit 5 à 10 injections par jour.

Cette solution a été remplacée par une solution albumineuse (Hepp, Staub), par le peptonate de mercure (Bamberger), par la peptone mercurique ammonique (Delpech) [1]; le bi-cyanure de mercure : dose 0,005-0,015 ; le calomel en suspension dans de la glycérine ou dans un mucilage, dose 0,05 à 1 gr. Quelle que soit la méthode d'absorption employée, la dose et la continuation des doses doivent être réglées sur l'état de la bouche du malade. Si la stomatite survient, il faut immédiatement arrêter la médication et donner du chlorate de potasse. C'est là le manomètre qui doit régler la médication hydargyrique.

Cette médication convient seule aux syphilides secondaires et qui évoluent normalement. Mais pour les syphilides gommeuses, pour les syphilides compliquées d'ulcération phagédénique, il faut la médication mixte : *mercure* et *iodure de potassium*. On peut alors donner les deux médicaments séparément : frictions mercurielles et iodure de potassium en solution à la dose de 1 à 5 gr. On emploie aussi l'iodure double de mercure et de potassium (iodhydrargyrate de potassium) à la dose de 0 gr. 01 à 0 gr. 03. Il entre dans le sirop de Gibert dont chaque cuillerée à bouche renferme 0 gr. 01 de biiodure de mercure et 0 gr. 50 d'iodure de potassium ; dose 1 à 3 cuillerées à bouche.

[1] Voici sa formule :

Peptone en poudre de Gatillon...........	9 gr.
Chlorure d'ammonium pur.............	9 —
Sublimé.............................	6 —

Faire dissoudre dans :

Glycérine pure......................	72 gr.
Eau distillée......................	24 —

Filtrez.

Un gramme de cette solution renferme cinq centigrammes de sublimé.

État général. Mais la syphilis n'est pas toujours tout chez un syphilitique, car elle a pu se développer sur un sujet entaché d'autres diathèses : scrofule, arthritisme. Or, il est bien évident que ces diathèses, diminuant la somme de résistance que l'organisme peut opposer à l'infection syphilitique, doivent être l'objet d'un soin spécial dans la thérapeutique.

Nous exposons plus loin le traitement applicable à ces diathèses.

Traitement local. Le traitement local des syphilides est assez restreint.

Dans les syphilides sèches la médication émolliente représentée par les poudres siccatives, les bains, sera suffisante. Si l'éruption siège dans des régions où la peau est fine et humide (syphilides humides) on fera de fréquents lavages avec une solution désinfectante, telle que la liqueur de Labarraque très étendue d'eau (Ricord, Fournier).

Les lésions secondaires, squames et croûtes, seront enlevées par des cataplasmes, l'enveloppement caouchoucté, les bains de vapeur.

Les syphilides ulcéreuses et végétantes doivent être traitées par les caustiques. Le nitrate d'argent, le nitrate acide de mercure, la teinture d'iode, le pansement au taffetas de Vigo, sont les plus employés.

Eaux minérales. Les eaux minérales sulfureuses sont utiles dans le traitement de la syphilis, parce qu'elles permettent de faire absorber rapidement de fortes doses de mercure, grâce à la prompte élimination qu'elles provoquent.

SCROFULE ET TUBERCULOSE

I. — SCROFULIDES

Les manifestations cutanées de la scrofule peuvent
être divisées en superficielles et profondes. Les premières n'ont jamais été considérées comme pathognomoniques de la scrofule, mais il n'en n'est pas de
même des secondes (lupus, gomme scrofuleuse) dont
la présence suffit, d'après beaucoup d'auteurs, pour
affirmer la diathèse. Nous verrons tout à l'heure si
cette opinion doit être modifiée.

Quoi qu'il en soit, les scrofulides ont un air de famille important à connaître pour le diagnostic de
ces affections.

Siège. La scrofule aime la face et le cou. C'est
presque toujours dans ces régions que l'on trouvera
l'impétigo et le lupus.

Coloration. Les scrofulides ont une coloration
rouge livide, vineuse, qui témoigne d'une oxygéna-
tion insuffisante des régions malades.

Absence de réaction. Les lésions de la scrofule cutanée sont indolentes, elles ne provoquent ni prurit
ni douleur ; l'inflammation est torpide, sourde, ne
s'accompagne pas de phénomènes fébriles. D'autre
part, les altérations les plus hideuses de la scrofule
n'ont pas de retentissement sur l'état général.

Fixité. Quand une scrofulide s'est fixée dans une
région, elle s'y cantonne, y prend racine et s'étend
tout autour, mais sans se promener comme font les

syphilides et les arthritides qui peuvent en quelque temps faire le tour de la peau.

Tendance à la suppuration. De toutes les dermatoses diathésiques les scrofulides sont celles qui ont le plus de tendance à suppurer. C'est ainsi qn'un eczéma devient un impétigo chez un scrofuleux. Cette tendance s'observe, du reste, dans les manifestations ganglionnaires, osseuses, articulaires, etc., de la scrofule.

Tendance à l'ulcération. Comme la syphilis, la scrofule tend à détruire la peau, mais elle le fait moins vite. Pour elle, la plus minime lésion cutanée (papule, vésicule) est une occasion de détruire.

Les ulcérations scrofuleuses se reconnaissent à leur pourtour livide, à leurs bords décollés, mâchés, surplombant le fond, à leur fond terne et fongueux, à leur base mollasse, à leur sécrétion ichoreuse et séro-purulente.

Croûtes. Les croûtes scrofuleuses sont grisâtres, molles, peu adhérentes comparativement à celles de la syphilis.

Cicatrices. Elles sont habituellement déprimées, rosées ou livides et adhérentes aux parties sous-jacentes. Très fréquemment elles s'hypertrophient ou deviennent le siège d'une kéloïde.

(Comparez ces caractères avec ceux de la syphilis.)

Scrofulides superficielles ou bénignes. — Les scrofulides superficielles sont des maladies de l'enfance. Leur dénomination ne doit pas faire supposer qu'elles soient toujours bénignes et superficielles car elles peuvent parfaitement, dans certains cas, aboutir à l'ulcération.

Les affections cutanées, qui sont considérées comme des manifestations possibles de la scrofule sont d'après Bazin : l'érythème pernion (*scrofulide érythémateuse*), le strophulus, les diverses formes d'acné (*scrofulides boutonneuses*).

L'eczéma impétigineux, l'acné sébacée (*scrofulides exsudatives*).

Scrofulides malignes ou profondes. — Elles n'apparaissent guère qu'au moment de la puberté et peuvent s'observer ensuite à tous les âges.

Elles comprennent :

Le lupus érythémateux (scrofulide érythémateuse), le lupus tuberculeux (scrofulide tuberculeuse), la gomme scrofuleuse (scrofulide phlegmoneuse). La scrofulide pustuleuse, *ulcéro-crustacée*, n'est qu'un eczéma, un impétigo ou un ecthyma devenus ulcéreux.

II. — SCROFULE ET TUBERCULOSE

Une question aussi vaste que celle des rapports de la scrofule et de la tuberculose ne peut évidemment être traitée ici avec tous les développements qu'elle comporte. Nous nous contenterons donc d'exposer les faits qui tendent à fondre ces deux diathèses en une seule, au profit de la tuberculose.

L'observation avait depuis longtemps reconnu les rapports qui unissent la scrofule à la tuberculose, et chacun sait que la phthisie est la fin ordinaire des scrofuleux, à tel point que les cliniciens ont cru pouvoir affirmer que la phthisie est toujours d'origine scrofuleuse.

La clinique a donc commencé par vouloir faire absorber la phthisie par la scrofule.

Mais on sait, depuis Laennec, que la phthisie a un représentant anatomique, le tubercule, et la découverte de ce produit morbide que l'on trouvait toujours dans la tuberculose, jamais dans la scrofule, fut cause d'une différenciation anatomique bien tranchée entre la scrofule et la tuberculose.

La tubercule de Laennec (granulation grise, tuberbercule miliaire, tubercule adulte) fut d'abord considéré comme un tout indivisible, formé, au centre, par un détritus caséeux, à la périphérie, par une zone de cellules embryonnaires. Bientôt Grancher vint démontrer que ce tubercule n'était qu'un agglomérat des nodules plus petits, au nombre de quarante ou cinquante, chacun composé, au centre, d'une cellule géante et d'un détritus granulo-caséeux, à la périphérie, d'une zône de cellules embryonnaires. Ce sont ces nodules que l'on appelle *follicule tuberculeux, tubercule embryonnaire, tubercule élémentaire, tubercule primitif, tissu de granulation* (Virchow), *scrofulome* (Grancher).

Or, si la granulation grise, demi-transparente, de Laennec n'a été trouvée que rarement dans les produits pathologiques de la scrofule, il n'en est pas de même du tubercule embryonnaire qui a été constaté dans l'adénite scrofuleuse, la tumeur blanche, le lupus, a gomme scrofuleuse, etc.

Cette constatation tendait à rien moins qu'à faire

passer dans la tuberculose les manifestations les plus indiscutables de la scrofule.

Toute la question est donc de savoir si le tubercule embryonnaire et le tubercule adulte sont absolument spécifiques de la tuberculose.

Or, il n'est plus douteux aujourd'hui que le tubercule embryonnaire et le tubercule adulte peuvent parfaitement exister sans que l'on soit en droit de dire que l'organisme est tuberculeux, au sens clinique du mot. En effet, le follicule tuberculeux a été vu dans les séreuses enflammées par Langhans, dans le chancre syphilitique par Köster, dans les gommes syphilitiques par Baumgarten, dans les bourgeons charnus par le professeur Cornil. On le produit du reste expérimentalement en injectant des poudres inertes dans le tissu cellulaire (Baumgarten), dans les vaisseaux et dans les séreuses (Martin).

Il en est de même du tubercule adulte que Talma produit localement en mettant de la moelle de sureau sous la peau des chiens, que Martin fait naître dans le poumon par des injections d'huile de croton diluée dans les veines jugulaires.

Un premier fait constaté par les expérimentateurs sépare la tuberculose vraie de la tuberculose expérimentale, c'est que celle-ci ne se généralise jamais. Le criterium anatomique est donc insuffisant pour établir la tuberculose. Cherchons ailleurs ce caractère, ensuivant la voie tracée par Martin[1].

Cet expérimentateur injecte sous la peau du ventre

---

[1] *Archives de physiologie*, 1881.

24.

d'un cobaye adulte du poivre de Cayenne. Quinze jours après, l'autopsie démontre un gros nodule caséeux dans la paroi abdominale; rien ailleurs. Ce nodule tuberculeux inoculé à un autre cobaye ne produit absolument rien. Trois expériences du même genre donnent le même résultat. Donc le tubercule expérimental ne reproduit pas le tubercule, second caractère qui, ainsi que nous l'allons voir, distingue la tuberculose expérimentale (pseudo-tuberculose) de la tuberculose vraie.

En effet, depuis Villemin l'inoculabilité de la phtisie ne fait aucun doute, d'autant plus que les expériences de Villemin ont été confirmées par un nombre considérable de médecins, soit avec de la matière tuberculeuse, soit avec des crachats de phtisiques. La tuberculose consécutive à l'inoculation de produits tuberculeux se généralise habituellement; quelquefois elle reste localisée; dans tous les cas, *elle se reproduit en séries indéfinies*. La tuberculose inoculée produit une tuberculose qui à son tour en produit une autre, et ainsi de suite (Toussaint).

Cette reproduction est le seul critérium qui sépare les tuberculoses vraies des pseudo-tuberculoses.

Nous arrivons enfin à la découverte du virus qui seul pouvait expliquer la reproduction en séries. Ce virus soupçonné depuis longtemps, fut découvert par Klebs en 1877, isolé et cultivé par Koch en 1882. Il est constitué par des microbes en batonnets (bacilles) qui ont la propriété de se teinter en bleu par la vésuvine.

Ces microbes isolés et cultivés ont été inoculés par Koch à treize animaux différents et leur ont donné

la tuberculose. Cette tuberculose était-elle du genre
de celle que l'on peut produire par l'injection de corps
étrangers, de pus phlegmoneux, de carcinome, etc.
c'est-à-dire une pseudo-tuberculose, ou bien était-elle
une tuberculose vraie. Pour décider la chose il fallait
examiner si la matière tuberculeuse provenant de
l'inoculation des bacilles renfermait ces mêmes bacilles. Or Koch les a en effet reconnus et cultivés. Il
fallait encore savoir si ces bacilles de seconde
main reproduiraient la tuberculose (critérium de l'i-
noculation en série). C'est ce qui n'a pas manqué de
se produire. Toussaint, d'un autre côté, est arrivé
au même résultat. Ces expériences toutes récentes ont
besoin d'être répétées, contrôlées, pour que la démonstration de la virulence du bacille soit indiscutable.

Revenons à la scrofule. On a trouvé dans ses lésions
le follicule tuberculeux, or nous savons que le critérium anatomique est tout à fait insuffisant.

Mais tout récemment Leloir a trouvé dans les follicules tuberculeux du lupus le bacille de la tuberculose.

Ce bacille inoculé a donné une tuberculose. Etait-ce
une pseudo-tuberculose ou une tuberculose vraie?

Il fallait pour le savoir chercher le bacille des tubercules expérimentaux, et, s'il existe, le réinoculer
en série. La démonstration eût été complète. Cette
dernière partie du programme n'a pas, que nous
sachions, été remplie. Si on la réalise on ne pourra
plus douter de la nature tuberculeuse du lupus, manifestation essentiellement scrofuleuse, et il est fort
probable que la plupart des scrofulides malignes passeront dans le camp de la tuberculose. Mais n'antici-
pons pas et posons ici une pierre d'attente.

INDICATIONS THÉRAPEUTIQUES. — Si la scrofule est inconnue dans son essence, si nous savons peu de chose sur sa pathogénie, il n'en est pas moins certain que c'est un dystrophie constitutionnelle.

Quinquaud[1] a constaté que dans la scrofule le nombre des hématies était sensiblement le même qu'à l'état normal, mais que leur hémoglobine était diminuée. L'hémoglobine ayant pour mission de fixer l'oxygène, l'absorption de l'oxygène diminuera, les oxydations seront ralenties et le taux d'exhalation de l'acide carbonique sera abaissé. A l'état physiologique ce taux est 2 gr. 30 pour 50 litres d'air inspirés en dix minutes, chez une personne de vingt ans ; chez les scrofuleux il descend à 1 gr. 50 et 1 gr. (Quinquaud). Une conséquence de même ordre est la surcharge de l'azote des tissus que Quinquaud a trouvé en quantité trois à quatre fois supérieure à la normale.

Il résulte de ces observations que, dans la scrofule, l'organisme a besoin d'être stimulé, que les mutations nutritives doivent être accélérées.

L'hygiène est certainement le moyen le plus sûr de remplir ces indications. La vie au grand air, l'air marin, les promenades, la gymnastique, l'hydrothérapie, une nourriture reconstituante, doivent être ordonnés.

En fait de médicaments, les ferrugineux et l'huile de foie de morue tiennent la première place. L'huile de foie de morue doit être donnée à haute dose (six à douze cuillerées à soupe dans la journée, au moment

---

[1] Thèse d'agrégation, Paris, 1883.

des repas) et l'on prescrira en même temps l'exercice pour la faire digérer et brûler. L'iode et l'iodure de potassium rendront quelques services.

Le quinquina sera employé comme stimulant du système nerveux, les amers comme apéritifs, etc., etc.

Eaux minérales. Certaines eaux minérales jouent un grand rôle dans le traitement de la diathèse scro-fuleuse. Les eaux chlorurées sodiques sulfurées et les chlorurées sodiques donnent souvent des résultats inattendus. Le chlorure de sodium et le soufre sont en effet des stimulants énergiques de la nutrition. (Voyez p. 72, 73, 74.) Si l'on ajoute à cela les pratiques balnéaires : bains, douches, on comprendra facile-ment les modifications heureuses que l'on peut appor-ter dans un organisme en torpeur nutritive. Les suc-cès que l'on obtient à Uriage ne sont plus à compter.

ARTHRITIDES

Avant de parler des manifestations cutanées de l'arthritis, il nous paraît indispensable d'exposer comment cette maladie constitutionnelle doit être comprise, et cela en raison des déductions thérapeu-tiques qui découlent de la pathogénie.

ARTHRITIS

Bazin identifiant la goutte et le rhumatisme a fait de ces deux affections une seule maladie constitutionnelle qu'il a appelée arthritis. Il est certain que la goutte et le rhumatisme ont entre eux de nombreux points de contact; mais il est impossible de les confondre. C'est ce qu'a très bien compris Pidoux qui en fait deux branches se rattachant à un tronc commun, l'arthritis.

Ce tronc représente une disposition particulière de l'organisme à créer, d'un côté comme de l'autre, des manifestations morbides de nature semblable, au premier rang desquelles se placent les polyarthrites.

Si, laissant de côté les symptômes, nous remontons à la pathogénie de la goutte et du rhumatisme, nous constatons dans la première de ces affections un produit morbide, l'*acide urique*, qui se trouve en excès dans le sang et dans les tissus.

Dans le rhumatisme on n'est pas encore arrivé à trouver un corps du délit certain, cependant on doit tenir grand compte des deux faits suivants : Lépine a trouvé de l'*acide lactique* en excès dans le sang des rhumatisants; l'acide lactique administré à trois diabétiques a donné à chacun une attaque de rhumatisme articulaire aigu.

En admettant que ce ne soit pas l'acide lactique qui doive être incriminé, la plupart des auteurs s'accordent à admettre dans le rhumatisme une adultération du sang par des matières extractives.

Voilà donc deux maladies dans lesquelles nous trouvons une surcharge des produits de la nutrition. Cette constatation vient encore resserrer les liens de parenté qui existaient entre elles.

Mais n'y a-t-il pas dans la nosologie d'autres maladies où l'on trouve une surcharge de produits semblables? Assurément. Dans la gravelle c'est encore l'acide urique; dans le diabète, le sucre ; dans l'obésité, les graisses; dans la lithiase biliaire, la cholestérine, autre matière grasse.

On pouvait donc à première vue supposer des relations entre ces dernières affections et les maladies arthritiques précitées, la goutte et le rhumatisme. C'est à la démonstration de ces rapports que le professeur Bouchard a consacré son livre magnifique sur les *Maladies par ralentissement de la nutrition*.

Nous engageons vivement nos lecteurs à lire et à méditer cet ouvrage pour acquérir la preuve des faits que nous ne pouvons que très brièvement analyser.

Il fallait d'abord montrer que les produits de la nutrition qui caractérisent chacune de ces maladies, s'accumulent par un même mécanisme. Cette accumulation peut se produire en dernière analyse, soit par un excès d'apport, soit par un défaut de sortie.

Or, ni dans la lithiase biliaire, ni dans l'obésité, ni dans le diabète, ni dans la gravelle et la goutte, ni dans le rhumatisme, la surcharge de cholestérine, de graisse, de sucre, d'acide urique, d'acide lactique, ne peut être attribuée à un excès d'apport [1]. Si donc ces substances s'accumulent, c'est qu'elles ne sont pas utilisées ou brûlées par les tissus, ce qui indique de la part de ceux-ci une paresse fonctionnelle, un vice de nutrition.

Ce vice, c'est la diathèse arthritique qui préside à

[1] Voyez, dans Bouchard, les arguments employés à la démonstration de ce fait.

la pathogénie des maladies par ralentissement de la
nutrition.

Mais il fallait encore à cette nouvelle conception
de l'arthritis la consécration de la clinique, sans
laquelle on ne peut bâtir que sur le sable. Cette dernière preuve nous est fournie par le professeur Bouchard. Il nous montre en effet dans ses statistiques
comment les maladies par ralentissement de la nutrition se succèdent ou coexistent chez le même individu,
et comment aussi elles se retrouvent dans les antécédents héréditaires.

Un diabétique donne indifféremment naissance à un
diabétique, un goutteux, un obèse ou un rhumatisant,
et ce rejeton peut fort bien, dans le cours de son existence, être atteint simultanément ou successivement
de diabète, de goutte, d'obésité ou de rhumatisme.

Ces observations montrent d'une manière péremp-
toire que ces maladies ont une origine commune de
laquelle elles procèdent comme les branches d'un
arbre procèdent d'un même tronc. Et quand un
enfant naît d'un goutteux, ce n'est pas de la goutte
qu'il hérite, mais de la diathèse, du vice constitutionnel, qui prendra soit la direction de la goutte,
soit celle du diabète, du rhumatisme, de la gravelle,
de l'obésité ou de la lithiase biliaire.

Mais ce n'est pas tout. On sait que les rhumatisants
et les goutteux (les seuls qui fussent considérés autrefois comme arthritiques) sont sujets à des maladies
diverses dont les plus importantes sont *l'asthme*, la
migraine, la *dyspepsie* et l'*eczéma*. Le professeur
Bouchard a cherché si ces mêmes affections ne se
trouvaient pas aussi dans les antécédents personnels

ou héréditaires des diabétiques, des obèses, des graveleux, des gens atteints de lithiase biliaire, et il a constaté qu'en effet des relations d'étroite parenté existent entre l'asthme, la migraine, la dyspepsie, l'eczéma, d'un côté, le diabète, l'obésité, la gravelle, la lithiase biliaire, de l'autre. Ses statistiques en font foi.

Il résulte de cet exposé que l'arthritisme de Bazin est vrai, mais incomplet ; que la diathèse arthritique est un vice constitutionnel caractérisé par le ralentissement de la nutrition ; que ce ralentissement de la nutrition, portant sur les matières grasses, produit l'obésité et la lithiase biliaire ; sur les matières sucrées, le diabète ; sur les matières azotées, la gravelle, la goutte et le rhumatisme.

ARTHRITIDES

Les manifestations cutanées de l'arthritis n'ont pas une grande valeur au point de vue de la détermination de la diathèse. Car, ainsi que nous l'avons déjà dit, leurs caractères ne sont pas assez tranchés pour que l'on puisse, d'après eux, remonter à l'origine diathésique sans s'informer des autres manifestations de la diathèse. Les arthritides sont très fréquentes, d'abord par ce que l'arthritis est très répandue et ensuite par ce qu'elle aime la peau au moins autant que la syphilis.

Les arthritides sont des affections superficielles de la peau, franchement inflammatoires et se terminant sans ulcération et sans cicatrice notable.

Leur coloration est d'un rouge vif, le prurit est très marqué, le siège est indifférent, le début est souvent précédé ou accompagné des symptômes fébriles. L'éruption a de la tendance à s'étendre, sa forme est très irrégulière, son évolution se fait par poussées, les récidives sont habituelles.

Ces caractères sont bons pour distinguer une arthritide d'une syphilide et d'une scrofulide, mais ils perdent beaucoup de leur valeur en face d'une éruption non diathésique.

Les arthritides sont très nombreuses, car elles comprennent la plupart des dermatoses érythémateuses, vésiculeuses, pustuleuses, bulleuses et squameuses.

Voici l'énumération des plus ordinaires et leur ordre de succession.

Arthritides primitives. Erythème polymorphe, érythème noueux, urticaire.

Arthritides secondaires. Eczéma squameux, psoriasis, pityriasis rosé, rubra, pilaris, prurigo, lichen, acné, couperose, sycosis.

Arthritides tardives. Eczéma suintant, pemphigus, ecthyma.

Indications thérapeutiques. — Dans l'arthritisme l'indication est bien nette : il faut lutter contre le ralentissement de la nutrition Une bonne hygiène, l'exercice, une profession active, une alimentation bien proportionnée aux besoins de l'organisme, sont des conditions indispensables à remplir.

L'hydrothérapie doit être proscrite en raison de la susceptibilité au froid des arthritiques.

Les boissons alcooliques, les mets épicés, seront soigneusement évités.

La médication alcaline a joui des plus grands honneurs dans le traitement de l'arthritis et de la goutte en particulier. Dans la goutte il y a excès d'acide, dit-on, donc il faut alcaliniser le sang. L'indication est assurément formelle, car on peut ainsi neutraliser l'acide urique et l'empêcher de se précipiter ; mais il y a une indication supérieure : c'est d'empêcher la formation de cet excès d'acide. Or, les alcalins sont impuissants à produire ce résultat parce que ce sont des modérateurs de la nutrition. Ils sont palliatifs, nullement curatifs.

Il n'en est pas de même du chlorure de sodium, qui compte parmi les plus actifs accélérateurs de la nutrition. Les expériences que nous avons faites à Uriage (voy. p. 76), les observations que nous y avons prises sur, les malades ne nous laissent aucun doute sur l'efficacité de ces eaux dans l'arthritis.

DARTRE

Si l'on veut apprendre la dartre dans les auteurs qui ont traité la matière, on ne tarde pas à se convaincre de l'inutilité de ses efforts pour s'en faire une idée quelque peu précise. Cela nous indique tout au moins que la diathèse en question ne se présente pas avec des caractères tellement nets que son exis-

tence ne puisse être mise en suspicion, voire même
niée (Hillairet, Gailleton, Durand-Fardel).

En effet, pour qu'une maladie générale ait le droit
de cité, il faut ou qu'elle possède un caractère pathognomonique, ou que ses manifestations morbides
présentent dans leur évolution, leur succession, leurs
symptômes, un consensus tel que l'esprit soit forcé de
leur reconnaître une cause unique, une origine
commune, qui est la diathèse.

Or, la dartre, l'herpétis, est absolument dépourvue
de caractère pathognomonique ; pas n'est besoin de
le prouver, ses plus ardents défenseurs en conviennent.

Ses manifestations morbides ont-elles un air de
famille indiquant une souche commune ? Examinons
cette question.

La dartre se manifeste par des lésions cutanées et
extra-cutanées.

Ses lésions extra-cutanées consistent en : migraine, angine, dyspepsie, coryza, bronchite, diarrhée, blennorrhée, leucorrhée, névralgies, asthme,
ramollissement des centres nerveux, paraplégies,
affections cancéreuses, et même douleurs rhumatismales (Hardy). Observons en passant que ces affections
se rencontrent aussi bien dans l'athritis que dans
l'herpétis.

La migraine, l'asthme, la névralgie dartreuses
peuvent-elles se distinguer de ces mêmes maladies
tenant à une autre cause ? C'est en vain que l'on
cherche dans les auteurs quelque symptôme distinctif.
C'est également en vain que l'on cherche dans leur
évolution ou leur succession un lien qui les unisse.

A vrai dire, dans la dartre, les manifestations extra-cutanées ont toujours été relégués au second plan et ce sont les dermatoses qui représentent l'élément important. Je n'en veux pour preuve que la complaisance avec laquelle les auteurs s'étendent sur les particularités de siège, de disposition, de forme, de prurit, de symétrie, de coloration, etc., des éruptions dartreuses.

Et remarquez une chose, c'est que ces caractères sont toujours opposés à ceux des syphilides ou des arthritides, jamais à l'affection idiopathique.

Prenons un exemple : le psoriasis figure dans les éruptions idiopathiques, dans les arthritides et dans les herpétides. On aura grand soin de décrire les caractères qui distinguent le psoriasis arthritique du psoriasis dartreux, mais on ne s'inquiètera nullement du psoriasis idiopathique, et pourtant c'est lui qui devrait servir de point de comparaison. Le professeur Hardy a prévu l'objection, car il n'admet que deux herpétides : l'eczéma et le psoriasis qu'il considère comme des affections absolument spécifiques, pathognomoniques de la dartre, et qui ne peuvent par conséquent être ni idiopathiques ni arthritiques, ni syphilitiques ni scrofuleuses. Mais l'observation ne permet pas d'admettre cette opinion, car on voit chaque jour des eczémas chez des arthritiques et des scrofuleux, des psoriasis chez des arthritiques. Faut-il admettre dans ces cas une association de diathèses ? Nous tombons alors dans un imbroglio et nous nous déclarons incapable d'en sortir.

Rappelons encore ce que nous avons dit au sujet des dermatoses diathésiques non spécifiques : que leurs caractères isolés ou réunis sont impuissants à faire reconnaître la diathèse.

Donc la dartre ne possède, ni dans sa nature, ni dans sa pathogénie, qui est du reste absolument inconnue, ni dans ses manifestations morbides, aucun caractère qui puisse légitimer son admission dans la pathologie.

Il n'y a pas jusqu'au médicament antiherpétique par excellence, l'arsenic, qui vienne confirmer cette appréciation. L'arsenic réussit, en effet, aussi bien dans les dermatoses de cause externe ou arthritiques que dans les éruptions prétendues dartreuses ; il suffit pour cela que les indications locales soient nettement posées. (Voy. p. 65.)

FORMULAIRE

Poudres. — Elles doivent être très finement pulvérisées, inertes et ne pas fermenter.

Amidon, riz, vieux bois, talc, sous-nitrate de bismuth.

Lotions et bains locaux. — Eau tiède, eau de son; décoctions de mauve, de sureau, de pavot, de bouillon blanc, de pariétaire, de guimauve.

Lotion gélatineuse :

Colle de Flandre	15 gr.
Eau.	500

Faites dissoudre à chaud.

Fomentation huileuse :

Graines de lin	15 gr.
Eau	1,500

Faites bouillir un quart d'heure, et passez.

Cataplasmes. — Farines de lin, de seigle, d'orge. Cataplasmes de fécule. Ce cataplasme peut s'employer chaud ou froid. Il est bien supérieur au cataplasme de farine de lin.

Onguents, pommades, liniments. — Glycérolé d'amidon; vaseline; crême fraîche; coldcream; huiles d'olives, d'amandes douces, de morphine, de jusquiame, de belladone.

Extraits de belladone, de ciguë.

Liniment calmant :

Huile de jusquiame. . . .	30 gr.
Extrait de ciguë.	10
Acide cyanhydrique. . . .	10 gouttes.

Bains généraux. — Eau tiède pure ou avec addition de son, d'amidon, de gélatine, de colle de Flandre, de farines d'orge, de seigle.

Quantité : 250 à 1,000 gr.

Pansements. — Pansement ouaté; pansement caoutchoucté. Ce dernier est un des meilleurs agents de la thérapeutique émolliente, sédative.

Saignées locales. — Ponctions, scarifications.

MÉDICATION ASTRINGENTE, RÉSOLUTATIVE

Pommades, liniments. — L'excipient des pommades est habituellement formé soit par la vaseline, soit par le glycérolé d'amidon.

Tannin, 1 à 10/30.

Pommade contre acné (Rodet) :

Axonge lavée	50 gr.
Soufre sublimé.	4
Tannin	5
Eau de laurier-cerise. . .	5

Les extraits de monesia, de ratanhia, de bois de campêche, d'inga, de cachou, qui renferment du tannin en plus ou moins forte proportion, peuvent être employés comme astringents aux doses de 10 à 20/30.

Nitrate d'argent. Suivant les doses auxquelles on l'emploie, le nitrate d'argent est astringent, irritant ou caustique.

Dose astringente : 1 à 15 p. 100 (Nothnagel et Rossbach).

Dose irritante : 20 à 50 p. 100.

Dose caustique : nitrate pur.

Pommade astringente :

Nitrate d'argent	2 gr.
Tannin.	5
Vaseline	30

Oxyde de zinc, 1 à 8/30.

Pommade de Cazenave :

Oxyde de zinc.	20 gr.
Cérat.	20

Acétate de plomb, 1 à 10/30.

Pommade de Unna :

Glycérine.	10 à 15 gr.
Sous-acétate de plomb. . .	10
Bol d'Arménie pulvérisé. .	40

Alun, 5 gr. à 10/30.

Sulfates de fer, de zinc, de cadmium, 0 gr. 50 à 6/30.

Lotions. — Perchlorure de fer en solution Beaumé, mitigée d'eau par moitié.

Solution de tannin à **10-20 p. 100**.

Macérations de feuilles de noyer, de noix de Galle, de roses de Provins, de bistorte.

Eau froide fréquemment renouvelée.

Solutions de sulfate de fer, de zinc, de cadmium à **1-20 p. 100**.

Pulvérisations. — Eau pure, eau alcoolisée au dixième, eau éthérolée à **10-20 p. 100**; solutions, de tannin, de nitrate d'argent.

Solution pour pulvérisations :

Ether.	20 gr.
Alcool.	10
Eau	100

MÉDICATION IRRITANTE, SUBSTITUTIVE

Pommades, liniments. — Goudron, **5-15/30**.

Pommade de goudron camphrée (Baumès).

Axonge	30 gr.
Goudron.	4
Camphre.	0,50

Huile de cade pure ou mitigée avec de l'huile d'amandes douces.

Huile de bouleau.

Acide phénique, **0 gr. 50-2/30**.

Créosote, **5-10/30**.

Acides chrysophanique, pyrogallique, **5-10/30**.

Ammoniaque liquide, 1-5/30.

Chlorhydrate et carbonate d'ammoniaque, 2-5/30.

Pommade rubéfiante (Guépin) :

Axonge	30 gr.
Carbonate d'ammoniaque .	5
Camphre.	1

Soufre, 5-15/30.

Pommade soufrée (Biett) :

Soufre sublimé.	20 gr.
Charbon en poudre. . . .	40
Axonge benzoïnée. . . .	50

Pommade de Wilkinson, modifiée par Hébra :

Soufre sublimé. . . .	ââ 5 gr.
Huile de cade.	
Savon vert	ââ 30
Axonge.	
Craie préparée.	10

Sous-carbonate de soude, de potasse, 2-10/30.

Pommade alcaline (Biett) :

Sous-carbonate de potasse. .	10 gr.
Axonge balsamique	40

Savon mou de potasse.

Mélange d'Hébra :

Savon vert	
Alcool.	ââ parties égales.
Goudron végétal. . . .	

Sublimé, 0 gr. 10-1 gr. p. 30.

Lait antéphélique (Hardy) :

Sublimé corrosif. .   .   .   .   1 gr.
Sulfate de zinc. .   .   . ⎫
Acétate de plomb. .   . ⎬ â à 2
Alcool. .   .   .   .   q. s.
Eau distillée.   250

Calomel, 1-4/30.

Pommade contre l'acné érythémateuse (Bonnet) :

Colomel. .   .   .   .   . ⎫ â à 5 gr.
Soufre sublimé. .   .   . ⎭
Eau de laurier-cerise .   .   .   5
Axonge   40

Précipité blanc, 1-5/30.
Oxyde rouge de mercure, 1-3/30.
Biiodure de mercure, 0 gr. 50-2/30.
Iodure de chlorure mercureux, 0, 25-1/30.

Pommade contre l'acné (excepté l'acné punctata)
Devergie :

Iodure de chlorure mercureux.   0 g. 25-0 g. 75
Axonge.   30

Iodure double de potassium et de mercure, 0 gr. 30-
0 gr. 75/30.
Nitrate d'argent, 1 gr.-4/30.
Litharge.

Emplâtre diachylon de Hébra :

Litharge. .   .   .   .   .   .   105 gr.
Huile d'olive   450
Eau   93

Iode, 0 gr. 10-1/30.

Pommade iodurée (Devergie) :

Iode	0 gr.5-0 gr.10
Iodure de potassium . . .	4
Axonge	30

Pommade de Rochard :

Iode	0 gr. 50	
Calomel.	1	50
Onguent rosat.	75	

Glycéré d'iodure de potassium ioduré :

Iode	1 gr.
Iodure de potassium . . .	5
Glycérine.	40

Teinture de cantharides pure ou mélangée d'huile ou d'alcool.

Térébenthine (essence).

Alcoolat de Fioravanti.

Essences de romarin, de bergamote, de macis.

Liniment excitant (Goudard) :

Huile de ricin	â à 50 gr.
Alcool.	
Essence de romarin ou de bergamote.	Quelques gouttes.

Lotions. — Potasse caustique, 1 gr.-7 p. 100.

Solution de Bulkley :

Potasse caustique	3 gr.	
Goudron végétal.	7	
Eau distillée	17	50

Cette liqueur doit être diluée, suivant les cas, dans la proportion de 3 gr. 50 à 14 gr. pour un demi-litre d'eau.

Naphtol (Kaposi) contre eczéma lichénoïde, 1 gr. 50 à 2 gr. pour 100 gr. d'eau.

Acide phénique, 5-15 p. 100.

Thymol, 10-50 p. 100.

Carbonates de soude, de potasse, 5 p. 100.

Sublimé, 1 gr.-4 p. 100.

Chlorure de zinc, 2 gr.-5 p. 100.

Sulfure de potasse, 5 gr. p. 100.

Mélange pour lotions (Biett) :

Sulfure de potasse liquide. .	30 gr.
Alun.	12
Hydrochlorate d'ammoniaque.	4
Eau.	250

Polysulfure de potassium liquide, à 30°, 5 p. 100.
Sulfure de calcium.

Solution de Vlemincks :

Chaux vive.	500 gr.
Soufre-citrin	1 kil.
Eau	10 —

Faire bouillir et réduire à 6 kil., laisser refroidir et filtrer.

Perchlorure de fer (solution Baumé), 10 p. 100.

Nitrate d'argent, 5-10 p. 100.

Alcool pur.

Teinture d'iode pure.

Bains. — Sulfure de potasse, 100-150 gr.
Sulfure de soude.

Bain de Barèges artificiel :

Hydrosulfure de soude. . .	60 gr.
Carbonate de soude. . . .	30
Chlorure de sodium. . . .	60

Sublimé 15 gr.-30 gr.
Chlorure de sodium, 500 gr.-1000 gr.
Chlorhydrate d'ammoniaque, 20 gr.-30 gr.

MÉDICATION CAUSTIQUE

Nitrate d'argent.
Nitrate acide de mercure.
Acide azotique fumant.
Acide phénique en solution concentrée.
Pâte de Vienne.
Pâte de Canquoin.

MÉDICATION PARASITICIDE

Soufre 5 gr.-7/30.

Pommade d'Helmerich modifiée par Hardy :

Soufre sublimé	10 gr.
Carbonate de potasse . . .	5
Axonge	60

Baume du Pérou.

Pommade contre la gale (Duhring) :

Soufre sublimé	1 gr.	75
Baume du Pérou	1	75
Axonge	30	

Pommade contre la gale (Kaposi) :

Styrax liquide . . . . . 5 gr.
Pétrole du commerce . . ⎱ à à 15
Huile d'olive. . . . . ⎰
Baume du Pérou 10
Alcool de savon de potasse. 20 gr.

Naphtol, 3/30.

Formule contre la gale (Kaposi) :

Axonge . . . . 100 gr.
Savon médicinal 50
Craie blanche préparée . . 10
Napthol 15

Autre formule (Furbringer) :

Naphtaline . . . . . . 10 gr.
Huile de lin. 100

Sublimé, 0 gr. 5-1 p. 100.

Acide phénique, 1 p. 100.

Acide benzoïque, 1 p. 100.

Acide salicylique, 1 p. 100.

Thymol, 1 p. 100.

Eucalyptol, 1 p. 100.

Lotion contre la tricophytie (Kaposi) :

Huile de fragon. . . . . 15 gr.
Alcool de savon de potasse. 25
Lait de soufre. 10
Alcool de lavande. . . . 50
Baume du Pérou 1 50

Créosote, 1/30.

Pommade contre la tricophytie érythémateuse
(Tilbury Fox) :

Créosote.	1 gr.
Huile de cade	10
Soufre sublimé.	10
Bicarbonate de potasse. . .	3 50
Axonge	30

Pommade contre le favus :

Sublimé	0 gr. 20
Naphtol	1
Vaseline	30

FORMULES DIVERSES

Pâtes épilatoires.

Première formule :

Sulfure de sodium critallisé.	3 gr.
Chaux vive en poudre. . .	10
Amidon	10
Eau	q. s.

Deuxième formule :

Sulfure jaune d'arsenic . .	1 gr.
Chaux vive	8
Eau	q. s.

Teintures pour les cheveux.

Pour obtenir une coloration noire (Kaposi) :

Nitrate argent.	1 gr.
Carbonate d'ammoniaque. .	1 50
Onguent émollient. . . .	30

Autre (Kaposi) :

Nitrate ·d'argent . . . . 5 gr.
Acétate de plomb. . . . 1
Eau de roses. 100
Eau de Cologne. 1

Pour obtenir une coloration brune (Kaposi) :

Acide pyrogallique. . . . 1 gr.
Eau de roses. 40
Eau de Cologne. 2

TABLE DES MATIÈRES

PREMIÈRE PARTIE

PATHOLOGIE GÉNÉRALE

DEUXIÈME PARTIE

PATHOLOGIE SPÉCIALE

PREMIÈRE CLASSE. — AFFECTIONS NON INFLAMMATOIRES

Deuxième classe. — Affections inflammatoires

TROISIÈME CLASSE. — NÉOPLASMES

TROISIÈME PARTIE

TABLE ALPHABÉTIQUE

ERRATA

PAGES LIGNES.

10　　9. — Au lieu de : 10^{mm}, — *lire* : 0^{mm} 10.
18　　12. — Au lieu de : Tel sont, — *lire* : Tels sont.
21　　25. — Au lieu de : quelques-uns d'entre eux, — *lire* : quelques-unes d'entre elles.
29　　26. — Au lieu de : papille, — : *lire* papule.
38　　22. — Au lieu de : particulière, — *lire* : spéciale.
69　　7. — Au lieu de : potasse caustique, 10 à 50 p. 100, — *lire* : potasse caustique, 1 à 10 p. 100.
89　　24. — Au lieu de : squammeuse, — *lire* : squameuse.
100　　6. — Au lieu de Vital, — *lire* : Vidal.
108　　6. — Au lieu de : toute autre, — *lire* : tout autre.
193　　10. — Au lieu de : thérébentine, — *lire* : térébenthine.
199　　12. — Au lieu de : l'hydroa, — *lire* : hydroa.
211　　8. — Au lieu de : dysidrosis, — *lire* : dysidrose.
212　　1. — Au lieu de : dysidrosis, — *lire* : dysidrose.
—　　4. — Au lieu de : dysidrosis, — *lire* : dysidrose.
216　　7. — Au lieu de : gennitales, — *lire* : génitales.
234　　13. — Au lieu de : les pemphigus, — *lire* : le pemphigus.
237　　21. — Au lieu de thérapeuthique, — *lire* : thérapeutique.
336　　11. — Au lieu de : fougeuse, — *lire* : fougeux.

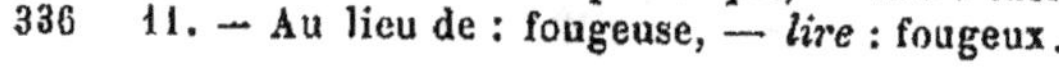

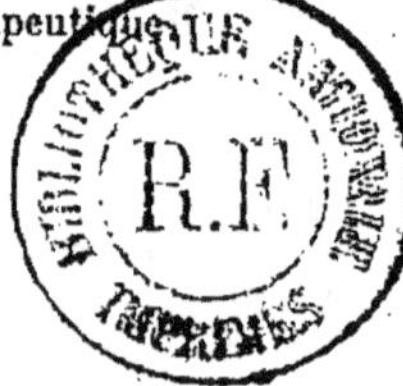

TRAITÉ THÉORIQUE ET PRATIQUE

DES

MALADIES DE LA PEAU

PAR

J.-B. HILLAIRET et E. GAUCHER

Membre de l'Académie de médecine,
Médecin de l'hôpital Saint-Louis.

Chef de clinique
à l'hôpital Necker.

2 volumes grand in-8° de 600 pages chacun, avec 150 figures dans le texte et 20 planches en couleur hors texte, représentant, d'après nature, les différentes affections de la peau observées à l'hôpital Saint-Louis par les auteurs.

Tome Ier, 1 volume grand in-8° de 650 pages avec figures dans le texte et 8 planches en couleur hors texte........ 17 »

Le 2e fascicule, qui complète le tome Ier, forme un volume de 450 pages avec figures dans le texte et 8 planches en couleur hors texte................ .... 12 »

Le Tome II est sous presse.

DICTIONNAIRE

DE

THÉRAPEUTIQUE

DE MATIÈRE MÉDICALE, DE PHARMACOLOGIE, DE TOXICOLOGIE

ET DES EAUX MINÉRALES

PAR

DUJARDIN-BEAUMETZ

Membre de l'Académie de médecine et du Conseil d'hygiène
et de salubrité de la Seine, médecin de l'hôpital Cochin

HUITIÈME fascicule petit in-4º de 180 pages avec figures dans
le texte .... 5 »

Le tome Iᵉʳ (fascicules 1 à 5) forme un beau volume de 900
pages, imprimé à deux colonnes, avec 250 figures dans le
texte.. 25 »

Le Dictionnaire de thérapeutique sera complet en 3 volumes.
Chaque volume est formé par cinq fascicules qui paraissent
très régulièrement de 3 mois en 3 mois.

TRAITÉ

DES

MALADIES DES YEUX

Par CH. ABADIE

Ancien interne des hôpitaux de Paris, Professeur libre d'ophthalmologie

Deuxième édition, revue et augmentée

Deux volumes grand in-8º de 500 pages chacun, avec 153
figures.. 20 »

ÉVREUX, IMPRIMERIE DE CHARLES HÉRISSEY.